普通高等教育“十一五”国家级规划教材

供高职高专临床医学及其他医学相关专业使用

皮肤性病学

（第4版）

主　　编　赵　邑
副主编　陶　娟　耿松梅　王志虹
编　　者　（按姓氏汉语拼音排序）
陈　典　北京清华长庚医院
董励耘　华中科技大学同济医学院附属协和医院
耿松梅　西安交通大学第二附属医院
胡铁中　安徽中医药高等专科学校
雷　鸣　廊坊卫生职业学院
刘　平　西安交通大学第二附属医院
陶　娟　华中科技大学同济医学院附属协和医院
田　姣　遵义医药高等专科学院
王文慧　北京大学第三医院
王照娟　山东医学高等专科学校
王志虹　重庆医药高等专科学校
谢　君　武汉大学中南医院
赵　邑　北京清华长庚医院
庄淑波　北京华信医院（清华大学第一附属医院）

科学出版社
北　京

内 容 简 介

本教材在第 3 版的基础上，保留原有的特色和亮点，参考最新的指南和研究进展，进行知识结构和内容的更新，力求保证内容科学、严谨、实用、创新。本教材在对皮肤性病学进行了全面、精练介绍的同时，对皮肤性病学的重点和难点（如皮肤病诊断学、治疗学，感染性皮肤病、变态反应性皮肤病等）进行了翔实的讲解。本教材内容逻辑清晰、语言精练，配合经典案例及典型的皮损图片，使读者能更直观地学习。

本教材适合高职高专临床医学及其他医学相关专业学生使用。

图书在版编目（CIP）数据

皮肤性病学 / 赵邑主编 . —4 版 . —北京：科学出版社，2023.1
普通高等教育“十一五”国家级规划教材
ISBN 978-7-03-074224-7

Ⅰ . ①皮⋯ Ⅱ . ①赵⋯ Ⅲ . ①皮肤病学 – 高等学校 – 教材 ②性病学 – 高等学校 – 教材 Ⅳ . ① R75

中国版本图书馆 CIP 数据核字（2022）第 235645 号

责任编辑：池 静 / 责任校对：杨 赛
责任印制：赵 博 / 封面设计：涿州锦晖

科 学 出 版 社 出版
北京东黄城根北街16号
邮政编码:100717
http://www.sciencep.com
三河市骏杰印刷有限公司印刷
科学出版社发行 各地新华书店经销
*
2003年8月第 一 版 开本：850×1168 1/16
2023年1月第 四 版 印张：10 1/2
2025年8月第十五次印刷 字数：309 000
定价：59.80元
（如有印装质量问题，我社负责调换）

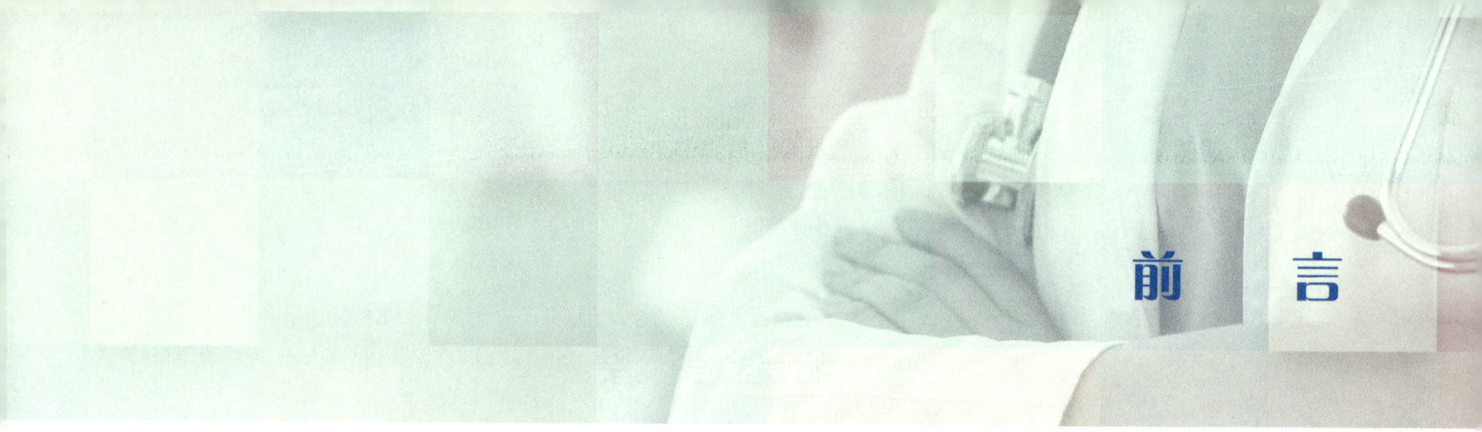

前　言

随着我国的经济水平发展，我国人民的健康水平也在逐渐提升。人们对皮肤疾病的诊疗需求和皮肤健康的维护需求都在迅速攀升。

皮肤性病学教材编写始于2003年，2006年被教育部评为普通高等教育“十一五”国家级规划教材。随着时间的推移，医学科学知识不断进步和更新，医学教材也必须进行与时俱进的修订完善。为了更好结合临床需求，本版教材的编写团队除了由院校一线优秀教师组成外，还特别邀请了临床一线的专家，我们的通力合作为本教材的高质量编写奠定了良好的基础。

在内容编写上，我们更加注重内容的实用性和新颖性。根据疾病病因与发病机制的最新研究和现代医学模式的转变，我们在知识结构上进行了一些调整和梳理，如将白色糠疹从红斑鳞屑性皮肤病章节中删除，仅作为特应性皮炎的合并表现做简单地介绍；肠病性肢端皮炎划入遗传性皮肤病介绍；取消营养与代谢障碍性皮肤病，增设系统性疾病的皮肤表现一章，契合目前医学模式。在内容上尽可能采用最新的诊疗指南，推广规范化诊疗的理念。皮肤科的教学中，图片是极为重要的直观教学资料，本教材对于图片也进行了较大的修订。

在本教材的编写过程中，得到了编者所在单位的大力支持，在此一并表示感谢。由于编者水平所限，书中若有不足之处，恳请广大师生斧正。

编　者

2022年9月

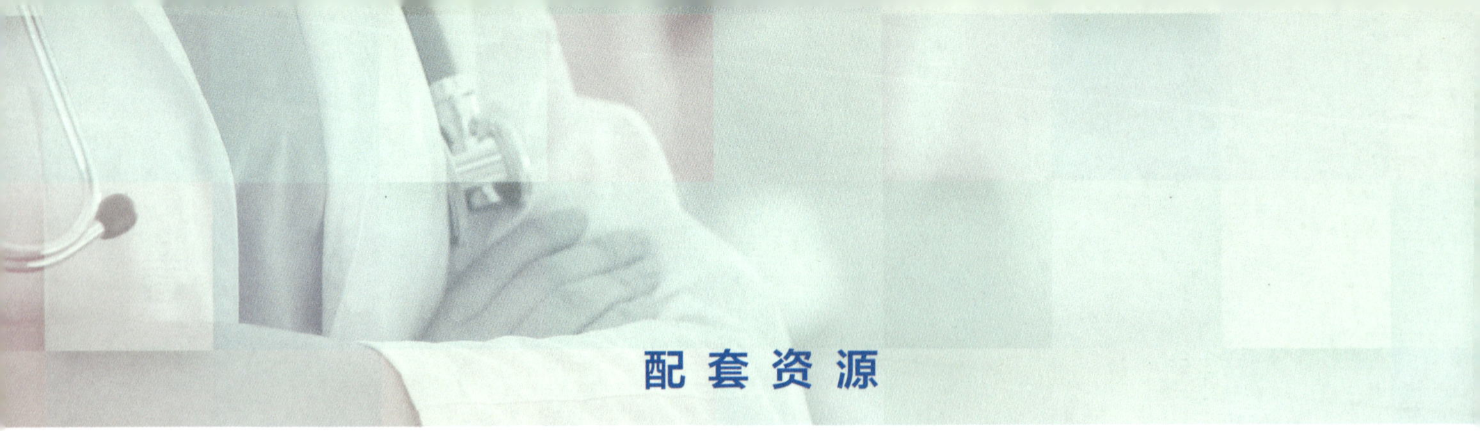

配 套 资 源

欢迎登录“中科云教育”平台，**免费**数字化课程等你来！

“中科云教育”平台数字化课程登录路径

电脑端

- 第一步：打开网址 http://www.coursegate.cn/short/Z0NK6.action
- 第二步：注册、登录
- 第三步：点击上方导航栏“课程”，在右侧搜索栏搜索对应课程，开始学习

手机端

- 第一步：打开微信“扫一扫”，扫描下方二维码
- 第二步：注册、登录
- 第三步：用微信扫描上方二维码，进入课程，开始学习

PPT 课件，请在数字化课程中各章节里下载！

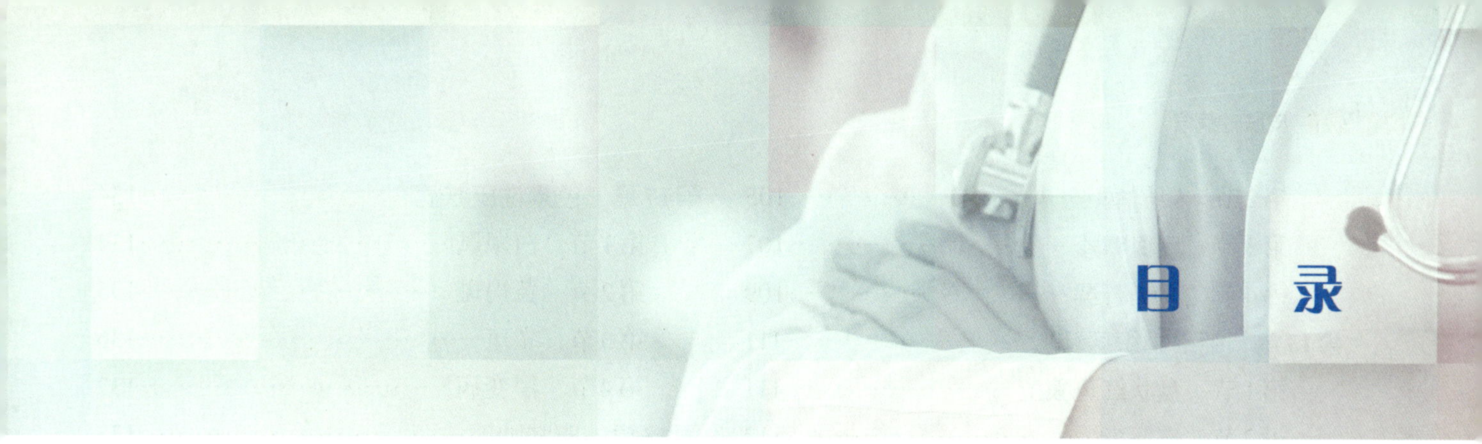

目录

第1章 皮肤的结构及生理功能

第1节 皮肤的结构

皮肤被覆于体表，与外界环境直接接触，在口、鼻、肛门、尿道口、阴道口等处，皮肤与黏膜相移行。皮肤由表皮、真皮、皮下组织和附属器、血管、神经、淋巴管及肌肉组成，是人体最大的器官之一（图1-1）。

成人皮肤的面积是1.5～2.0m^2，新生儿约为0.21m^2；皮肤（表皮和真皮）的重量占体重的5%～8%，若包括皮下组织可达体重的16%；皮肤的厚度是0.5～4.0mm，但因个体、年龄和部位的不同而差异很大，眼睑、外阴、乳房的皮肤最薄，厚度为0.5mm左右，掌跖部位的皮肤最厚，厚度为3.0～4.0mm；皮肤的颜色因种族、年龄、性别、营养状况、部位等因素而有差异；皮肤的表面有皮沟、皮嵴，较深的皮沟将皮肤划分为小块的皮野。

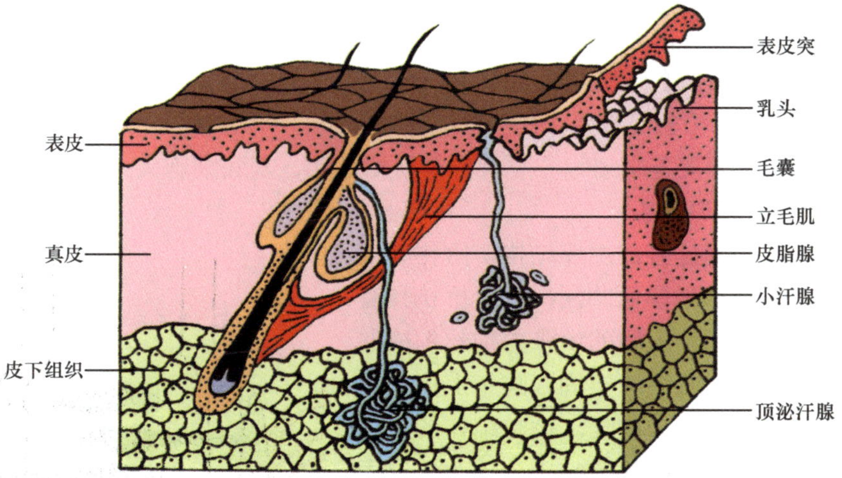

图1-1 皮肤结构

> 链接
>
> **指 纹**
>
> 指、趾端屈侧的皮嵴和皮沟平行排列形成特殊的涡纹状，称指纹，其形状由遗传因素决定，除同卵双生外，个体之间均有差异，这在法医学和遗传学上都有重要意义。

一、表 皮

表皮是皮肤最外面的一层组织，由外胚层分化而来，属于复层鳞状上皮，主要由角质形成细胞和非角质形成细胞组成。

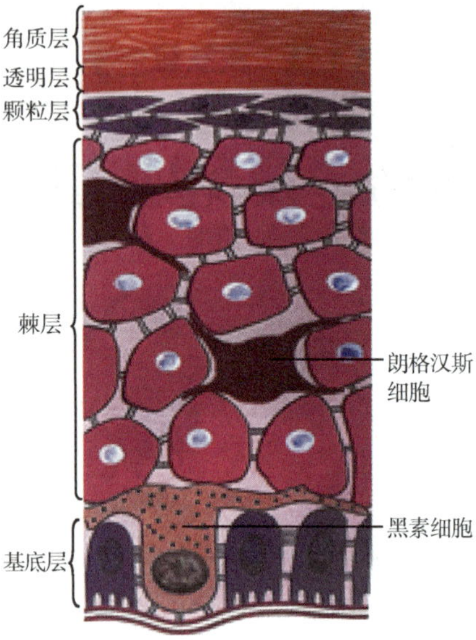

图1-2　表皮结构示意图

（一）角质形成细胞

角质形成细胞是表皮的主要构成细胞，数量占表皮细胞的80%以上，其特征为代谢活跃，不断进行更新分化，在分化过程中产生角蛋白。角蛋白构成细胞骨架张力丝，参与表皮分化、角化等生理病理过程。根据分化阶段和特点，角质形成细胞由深至浅可以分为5层：基底层、棘层、颗粒层、透明层、角质层（图1-2）。

1. 基底层　又称生发层，位于表皮细胞底层，由一层圆柱状基底细胞构成。正常情况下约30%基底细胞处于核分裂期，形成棘细胞，并逐渐向上移动形成表皮其他各层，最终由皮肤表面脱落，此过程受到精密调控。从棘细胞层下部达到颗粒层的最上部约需14天，再通过角质层脱落下来，又需要14天，共约28天，这个时间称为表皮通过时间或表皮更替时间。

2. 棘层　位于基底层上方，由4～8层多角形细胞构成，是表皮中最厚的一层。细胞表面的细小突起呈棘突状，相邻细胞的突起相互连接，形成桥粒。

3. 颗粒层　位于棘层上方，角质薄的部位由1～3层梭形或扁平细胞构成，厚的部位可厚达10层，细胞质内充满形态不规则的透明角质颗粒。

4. 透明层　仅见于掌跖等表皮较厚的部位，位于颗粒层和角质层之间，由2～3层扁平无核细胞构成，细胞界限不清，苏木精-伊红（HE）染色呈一条狭窄的红色均一带。

5. 角质层　由5～20层死亡的扁平细胞构成，细胞正常结构消失，细胞质中充满由张力细丝与均质状物质结合而形成的角蛋白，细胞间桥粒消失或形成残体，故易于脱落。角质层细胞间的脂质多为神经酰胺，有减少经表皮水丢失的重要作用。

表皮细胞的连结是指表皮各层细胞之间借桥粒互相连接，基底细胞借半桥粒和基膜相连，半桥粒仅具有桥粒（图1-3）的一侧结构。

桥粒是角质形成细胞间连接的主要结构，由相邻细胞的细胞膜发生卵圆形致密增厚而共同构成。桥粒具有很强的抗牵张力，加上相邻细胞间的由张力细丝构成的连续结构网，使得细胞间连接更为牢固，防止上皮细胞受到外力机械作用时过度变形或损伤。桥粒结构的破坏可引起角质形成细胞之间相互分离，临床表现为形成表皮内水疱或大疱。

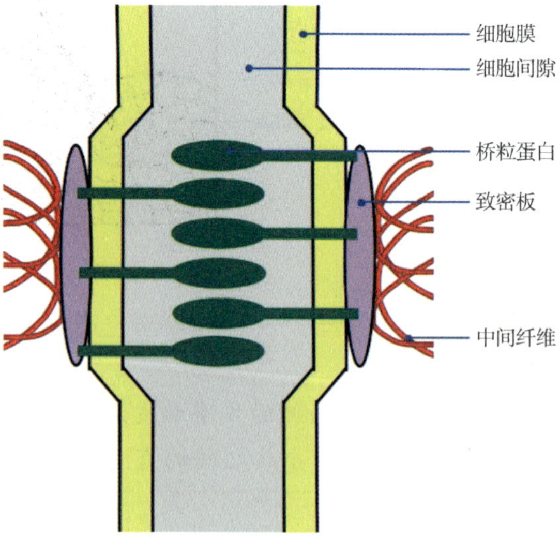

图1-3　桥粒结构

（二）非角质形成细胞

1. 黑素细胞　起源于外胚层的神经嵴，夹杂在基底细胞之间，数量约占基底细胞的10%。其数量与部位、年龄有关。黑素细胞胞质内含有黑素小体。黑素能遮挡和反射紫外线，保护真皮及皮下组织。每个黑素细胞向周围10～36个角质形成细胞输送黑素颗粒，形成表皮黑素单元（图1-4）。

2. 朗格汉斯细胞　起源于骨髓单核-巨噬细胞并通过循环通路进入表皮，主要位于表皮中部，占表皮细胞的3%～5%。朗格汉斯细胞有多种表面标记，有识别、处理入侵抗原的功能。在皮肤迟发性超敏反应、同种异体皮肤移植免疫和免疫监视等方面有重要作用。

3. 梅克尔细胞　一般认为起源于外胚层的神经嵴，夹杂在基底细胞之间，固定于基底膜，不随角质形成细胞向上迁移。梅克尔细胞在感觉敏锐部位（如指尖和鼻尖）密度较大。

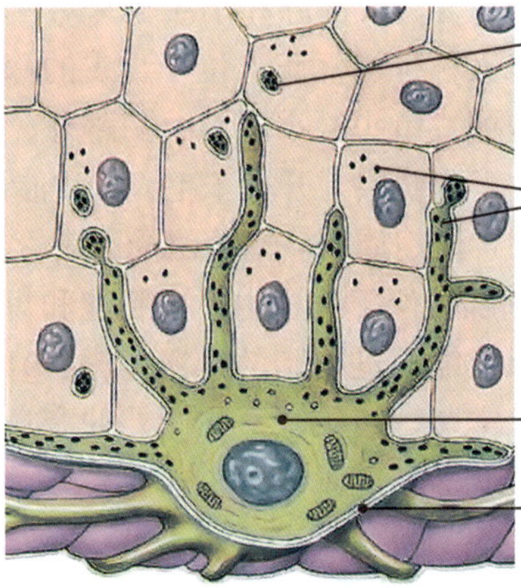

图1-4　表皮黑素单元

二、真　　皮

真皮起源于中胚层，位于表皮和皮下组织之间，由纤维、细胞、基质组成，含有血管、淋巴管、神经及皮肤附属器。真皮由浅至深可分为乳头层和网状层，两层之间没有明显的界线。真皮不仅能储备水分、电解质及血液，还是各种物质的代谢交换场所。

1. 纤维　真皮中纤维主要包括3种。①胶原纤维：是真皮内含量最丰富的成分，纤维韧性大，抗拉力强，但缺乏弹性；②弹力纤维：数量较少，具有较强的弹性，受牵拉后易恢复原状；③网状纤维：较细小，是一种未成熟的胶原纤维。

2. 细胞　真皮中有成纤维细胞、肥大细胞、巨噬细胞、真皮树枝状细胞、朗格汉斯细胞等，还有少量淋巴细胞和白细胞。

3. 基质　是一种无定形的、均匀的胶样物质，主要成分是蛋白多糖，填充于纤维、纤维束间隙和细胞间。基质具有许多微孔隙的分子筛立体构型，小于孔隙的物质如水、电解质、营养物质、代谢产物、激素等可自由通过；大于孔隙的物质如细菌、肿瘤细胞等不能通过，被限制于局部，利于吞噬细胞吞噬。

三、皮下组织

皮下组织位于真皮下方，由疏松结缔组织和脂肪小叶构成，含有血管、淋巴管、神经、汗腺、顶泌汗腺等。皮下组织具有储存脂肪、防止散热、抵御外来机械性冲击等作用。

四、皮肤附属器

皮肤附属器由外胚层分化而来，包括毛发和毛囊、皮脂腺、汗腺、甲等。

1. 毛发和毛囊　全身皮肤几乎均分布有毛发，称有毛皮肤；少数部位无毛，称无毛皮肤，如手掌、足跖、指（趾）屈面、指（趾）末节伸面、唇红区、乳头、龟头、包皮内侧、小阴唇、大阴唇内侧、阴蒂等处。毛发因生长周期的不同，形成长短不同的毛发，头发、胡须、阴毛及腋毛为长毛；眉毛、鼻毛、睫毛、外耳道毛为短毛；面、颈、躯干及四肢的毛发细软、色淡，为毳毛。

毛发由呈同心圆排列的角化的上皮细胞构成，由内向外分别为髓质、皮质（图1-5）和毛小皮。毛发位于皮肤以外的部分称毛干，位于皮肤以内的部分称毛根，毛根末端膨大部分称毛球，包含在由上皮细胞和结缔组织形成的毛囊内，毛球下端凹入部分称毛乳头，乳头内有结缔组织并有丰富的神经和血管，为毛球供给营养。毛囊位于真皮和皮下组织中，分内毛根鞘、外毛根鞘、结缔组织鞘。毛发长短根据毛发的生长期（3～4年）、退行期（3周）、休止期（3个月）的时间不同而不同。毛发的生长受遗传、健康状况、营养状况、激素水平、药物等多种因素影响。

立毛肌又称竖毛肌，属平滑肌，受交感神经支配。

2. 汗腺 分为大汗腺和小汗腺，两者均为管状腺，由腺体和导管构成。

小汗腺又称外泌汗腺，位于真皮的深层和皮下组织，直接开口于表皮。除鼓膜、唇红、乳头、甲床、包皮内侧、龟头、小阴唇、阴蒂外，小汗腺遍布全身，受交感神经系统支配。大汗腺又称顶泌汗腺，位于皮下脂肪层，开口于毛囊的皮脂腺入口上方，少数直接开口于表皮，主要分布于腋窝、乳晕、脐周、会阴、肛门周围。其分泌受激素影响，青春期分泌旺盛。

3. 皮脂腺 位于真皮内，由腺泡和短的导管构成，位于立毛肌与毛囊夹角之间，开口于毛囊口上部，竖毛肌收缩促进皮脂的排泄（图1-6）。皮肤黏膜处皮脂腺直接开口于表面，不与毛囊相连。皮脂腺分布于除掌跖、指（趾）屈侧外的全身。头皮、面、胸背上部和外阴等处皮脂腺较多，称为皮脂溢出部位。

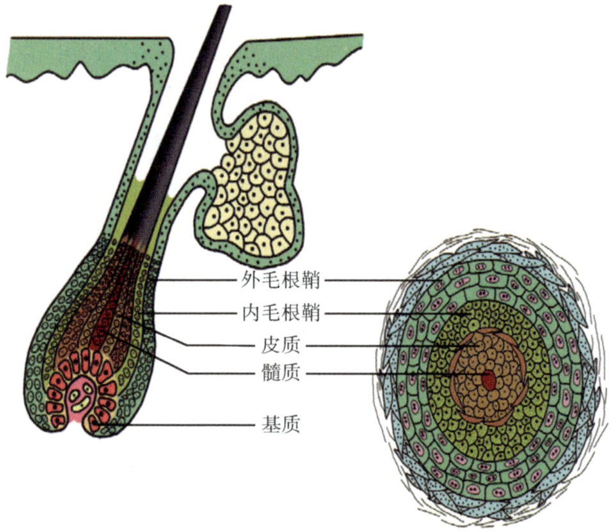

图1-5 毛发和毛囊结构

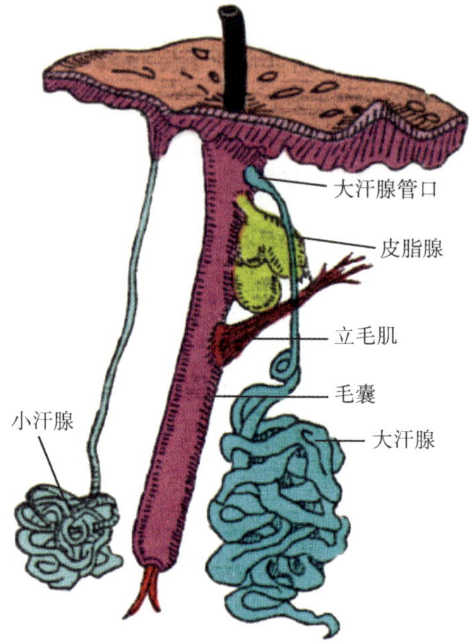

图1-6 皮脂腺与小汗腺、大汗腺的位置关系

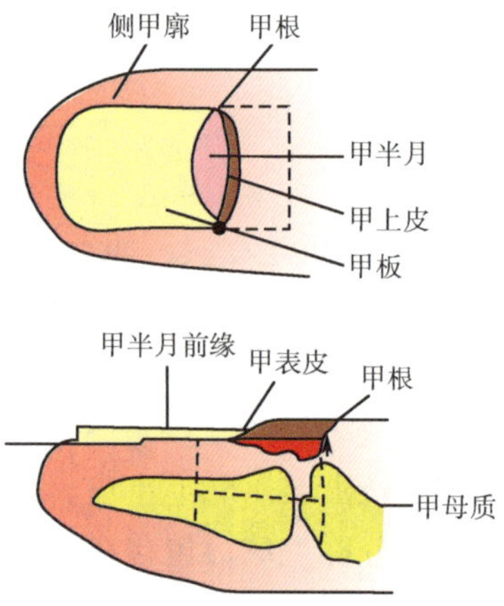

图1-7 甲的结构

4. 甲 位于指（趾）末端，由角质细胞构成。外露部分称为甲板，甲板近端半月状淡色区称为甲半月，甲板下的皮肤为甲床；深入近端皮肤部分称甲根，甲根下的基底组织称为甲母质（图1-7），是甲的生长区。甲板周缘的皮肤称为甲皱襞。甲的生长速度和性状与疾病、营养状况、环境及生活习惯等因素有关。

五、皮肤的神经、脉管和肌肉

1. 皮肤的神经 皮肤中有感觉神经（无髓）和运动神经（有髓）。神经纤维分布在真皮和皮下组织中。感觉神经有神经小体（麦氏小体、环层小体、克劳尼小体、鲁菲尼小体等）和游离神经末梢；运动神经有交感-肾上腺素能神经纤维支配竖毛肌、血管、大汗腺和小汗腺的肌上皮细胞，胆碱能神经纤维支配小汗腺的分泌细胞。

2. 皮肤的血管 皮肤自下而上主要有3个血管丛，分别为乳头下血管丛、真皮下血管丛和皮下血管丛。真皮中有许多动、静脉吻合，称为血管球，是调节体温的血管结构（图1-8）。

3. 皮肤的淋巴管 皮肤的毛细淋巴管盲端始于真皮乳头层，逐渐汇合为有瓣膜的淋巴管，形成乳头下淋巴管网和真皮下淋巴管网，与血管网伴行，再连接深部淋巴管。淋巴液经淋巴结到大淋巴管，然后进入体循环。

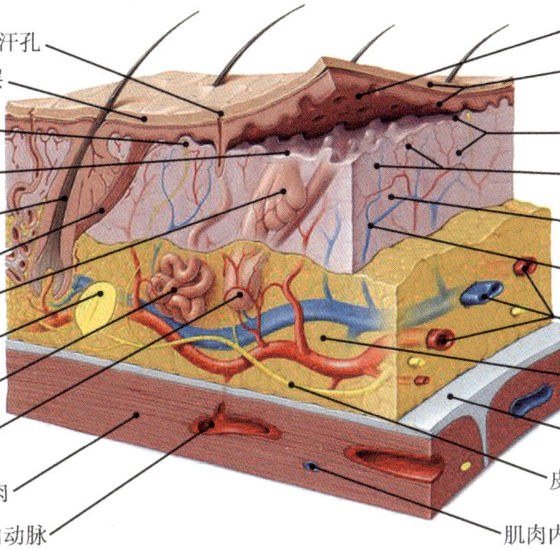

图1-8 皮肤的血管

4. 皮肤的肌肉 除面部表情肌是横纹肌外，其他大都是平滑肌，如竖毛肌、阴囊肌、乳晕平滑肌、血管平滑肌等。汗腺周围的肌上皮细胞也有平滑肌功能。

第2节 皮肤的生理功能

一、皮肤的屏障功能

皮肤完整地覆盖于身体表面，对外、对内都有着良好的屏障作用。

1. 对物理性损伤的防护 皮肤各层对外来的牵拉、冲撞、挤压和摩擦等机械性损伤有保护作用。角质层对电损伤有防护作用，电阻值的高低和角质层的含水量多少成反比。皮肤对光线有吸收能力，以保护机体内的组织和器官免受光的损伤。

2. 对化学性损伤的防护 正常皮肤表面呈弱酸性（pH 5.5～7.0），不同部位皮肤pH不同，对碱性物质和部分酸性物质具有一定的缓冲能力。

3. 对微生物的防护 表皮角质层的屏障和角质形成细胞不断脱落排泄部分微生物；皮肤干燥和弱酸环境也能阻碍微生物生长；表皮中的抗菌肽及皮脂中的游离脂肪酸等物质对真菌和细菌都有一定抑制作用。

4.对体内物质的保护 皮肤角质层可以防止体内的营养物质、水分、电解质丢失，从而保持机体内环境的稳定。

二、皮肤的吸收功能

皮肤主要通过3条途径吸收外界物质：角质层、毛囊及皮脂腺、汗腺。影响皮肤吸收的主要因素如下。

1. 皮肤的结构和部位 皮肤的吸收能力与角质层的厚度、完整性及通透性有关。婴儿和老年人皮肤吸收能力比成年人强，皮肤破损也能增加吸收能力。各部位皮肤吸收能力有明显差异：一般情况下阴囊＞前额＞大腿屈侧＞上臂屈侧＞前臂＞掌跖。

2. 角质层水合程度 角质层水合程度越高，其吸收能力越强。

3. 物质的理化性质 脂溶性物质和油脂类物质比水溶性物质容易吸收，如羊毛脂＞凡士林＞植物油＞液状石蜡。

4. 环境因素 环境温度增高、湿度增大，吸收能力增强。

> 链接
>
> **外用药如何促进吸收?**
>
> 临床上局部外用药后可进行薄膜封包处理，可以阻止局部水分蒸发，使角质层含水量增多，促进药物吸收。药物的剂型对物质吸收也有显著影响，如同一种药物的膏剂可促进吸收，霜剂可被少量吸收，粉剂和水溶剂吸收较少。

三、皮肤的感觉功能

皮肤的感觉可分为单一感觉和复合感觉。

1. 单一感觉 皮肤内多种感觉神经末梢和感受器将单一的刺激转换为神经动作电位，传入中枢产生不同性质的感觉，如触觉、痛觉、压觉和冷温觉。

2. 复合感觉 皮肤内不同类型感觉神经末梢共同感受的刺激传入中枢，经大脑皮质分析综合的感觉，如干燥、潮湿、平滑、粗糙、坚硬、柔软等。

> 链接
>
> **瘙痒是怎样发生的?**
>
> 瘙痒是皮肤黏膜的一种特有感觉，可引起强烈的搔抓欲望，由机械性刺激和热刺激直接激发或通过化学介质间接引起，还可以不依赖于外周刺激而在中枢神经系统中产生。其产生机制尚不清楚。瘙痒程度可受多种因素影响，如焦虑、烦躁、过度关注时痒觉加剧，精神安定或转移注意力可使痒觉减轻。

四、皮肤的分泌和排泄功能

皮肤的分泌和排泄功能是由汗腺和皮脂腺来完成的。

1. 小汗腺的分泌排泄 汗液主要由小汗腺分泌，呈酸性（pH 4.5～5.5），无色透明，水分占99.0%～99.5%，固体成分无机盐、有机物、乳酸、尿素等占0.5%～1.0%。小汗腺分布广泛，对维持体内电解质平衡有重要作用。

2. 大汗腺的分泌排泄 大汗腺在青春期后分泌旺盛，分泌和排泄与体温调节无关。新分泌的顶泌汗腺液呈黏稠奶样，被细菌酵解后可产生特殊异味。成分除水分外，还有脂肪酸、中性脂肪、胆固醇和类脂质。

3. 皮脂腺的分泌排泄 皮脂腺分泌皮脂，它是多种脂类的混合物，包括甘油酯、蜡脂、鲨烯、胆固醇脂、胆固醇和游离脂肪酸等。皮脂有润泽毛发，防止皮肤干裂和抑制皮肤表面细菌、真菌作用。其分泌受内分泌系统调控（图1-6）。

> 链接
>
> **人体是怎样出汗的?**
>
> 人体在低温环境中时，皮肤不断有水分渗出且被蒸发，无出汗的感觉，称为不显性出汗。环境温度高于31℃时，汗腺活动增加，皮肤水分渗出增加，称显性出汗。大脑皮质活动（如恐惧、兴奋等）引起掌、跖、前额等部位出汗，称为精神性出汗。吃辛辣、热、烫食物会引起口周、鼻、面、颈、背等部位出汗，称为味觉性出汗。

五、皮肤的体温调节功能

皮肤对机体的体温有重要的调节作用。一是作为外周感受器可向体温调节中枢提供环境温度信息，二是作为效应器使机体温度保持相对恒定。皮肤主要是以毛细血管的舒缩和发汗等形式调节体温。当外界温度升高时，皮肤毛细血管扩张，血流增加，散热加速；当外界温度降低时，皮肤毛细血管收缩，血流减少，散热减少。人体散热的途径包括辐射、传导、对流、蒸发，其中当外界温度等于或大于人体温度时，蒸发是人体散热的唯一渠道。

六、皮肤的代谢功能

皮肤内除大量水分和脂肪外，还有蛋白质、糖、电解质、维生素等，它们均参与全身的新陈代谢过程。糖尿病时，皮肤葡萄糖含量增高，容易发生细菌和真菌感染；表皮内丰富的花生四烯酸在日光作用下可合成维生素D，利于预防佝偻病；高脂血症可使脂质在真皮局限性沉积，形成皮肤黄瘤。

七、皮肤的免疫功能

皮肤是重要的免疫器官。皮肤免疫系统由免疫细胞及免疫分子构成。表皮的免疫细胞主要由角质形成细胞、朗格汉斯细胞等构成。角质形成细胞可以合成和分泌白介素、干扰素等细胞因子，趋化和激活白细胞，参与皮肤免疫功能调节。朗格汉斯细胞是重要的抗原细胞，能将抗原信息传递给$CD4^+$T细胞等免疫活性细胞，以启动免疫反应。真皮的免疫细胞主要是淋巴细胞、巨噬细胞、白细胞等，可以发挥特异性和非特异性免疫，对发生突变的恶性细胞还可发挥免疫监视作用。

（王照娟）

第2章 皮肤病诊断学

皮肤病诊断学包括皮肤病的病因、临床表现、诊断思路以及实验室检查技术等方面。

案例 2-1

患者，女，42岁，发现左小腿皮疹伴瘙痒1周余，查体：左侧踝部上方可见一片直径约5cm红斑，边界清楚，表面渗出，结痂，脱屑，少量脓疱。既往患者有荨麻疹、湿疹病史。

问题：1. 请分别描述原发皮损和继发皮损。

2. 可能的病因有哪些？

第1节 皮肤病的病因

皮肤病的病因相当复杂，很多皮肤病的病因和发病机制尚未完全阐明。但明确病因对皮肤病的诊断、鉴别诊断和治疗十分重要，因此在临床工作中应注意病因的询问和分析。

皮肤病的主要病因可分为外因和内因（表2-1），在目前皮肤病学的分类中，大部分病因及发病机制较为明确的疾病或病谱按病因和（或）发病机制分类，如感染性皮肤病、物理性皮肤病、性传播疾病、变态反应性皮肤病、自身免疫性皮肤病、遗传性皮肤病等，而部分病因、发病机制复杂或尚不完全明确的疾病，仍按受累结构、皮损形态进行分类，如红斑鳞屑性皮肤病、结缔组织病、血管性皮肤病、色素性皮肤病等。

表2-1 皮肤病的主要病因

病因分类	病因	示例
外因	微生物（细菌、病毒、螺旋体、真菌等）	毛囊炎、脓疱疮、疖、痈、丹毒、麻风和皮肤结核等
	寄生虫	钩蚴皮炎、猪囊虫病等
	动物	虫咬皮炎、疥疮、虱病、刺毛虫皮炎等
	植物	皮炎
	物理性	摩擦、压力导致的鸡眼、胼胝、压疮等 温度相关的烫伤、火激红斑、冻疮等 日光相关等日晒伤、光变态反应性皮炎
	化学性	化学原料或制成品引起的接触性皮炎、药物性皮炎等
内因	遗传	如鱼鳞病、家族性慢性良性天疱疮、毛囊角化病、大疱性表皮松解症等
	营养或代谢障碍	营养素缺乏，如维生素缺乏可导致相应的皮肤和系统表现 代谢障碍可引起黄瘤、皮肤淀粉样变、皮肤钙沉着症等
	内分泌紊乱	如高雄激素血症可引起痤疮、多毛症等表现 甲状腺功能减退可发生皮肤黏液性水肿

续表

病因分类	病因	示例
内因	血液循环障碍和淋巴循环障碍	肢端发绀、象皮肿
	神经和精神因素	人工皮炎、胆碱能性荨麻疹、斑秃、慢性单纯性苔藓等
	伴发于内脏疾病	如糖尿病相关的皮肤改变 内脏恶性肿瘤患者可发生黑棘皮病、皮肌炎等

第2节 皮肤病的临床表现

皮肤病的临床表现是诊断皮肤病的重要依据，也是皮肤病学学习中的重点。

一、症 状

皮肤病局部症状主要有瘙痒、疼痛及麻木感等。全身症状有畏寒、发热、乏力、食欲缺乏及关节疼痛等。症状的轻重与原发病的性质、严重程度及个体差异有关。

1. 瘙痒 是皮肤性病最常见的症状，程度上可轻可重，时间上分持续性、阵发性或间断性，范围上可分为局限性或泛发性。瘙痒是一种生理性的保护方式，又是皮肤病和某些系统性疾病的主要症状，常见于荨麻疹、慢性单纯性苔藓、湿疹、疥疮等，一些系统性疾病如恶性肿瘤、糖尿病、肝肾功能不全等也可伴发瘙痒。

2. 疼痛 常见于带状疱疹、结节性红斑、生殖器疱疹等，疼痛性质可为刀割样、针刺样、烧灼样等，多局限于患处。

3. 麻木感 常见于神经末梢受损疾病，如麻风病等。

二、体 征

体征主要表现为皮肤损害，简称皮损。皮损可分为原发性和继发性两大类，但有时两者不能截然分开，如脓疱可为原发性皮损，也可继发于丘疹或水疱。

（一）原发性皮损

原发性皮损是由皮肤病的组织病理变化直接产生的结果，对皮肤病的诊断具有重要价值。原发性皮损（图2-1）分类如下。

1. 斑疹和斑片 斑疹为皮肤黏膜的局限性颜色改变，直径＜1cm。直径≥1cm时，称为斑片。斑疹和斑片与周围皮肤平齐，无隆起或凹陷，不可触及。

根据发生机制和特征的不同，可分为红斑、出血斑、色素沉着及色素减退（或脱失）斑等。红斑是局部真皮毛细血管扩张、充血所致，分为炎症性红斑（如丹毒等）和非炎症性红斑（如鲜红斑痣等），前者可有局部皮温升高，有时肿胀，略高出皮肤，压之退色；后者多由毛细血管扩张、数量增多导致，局部皮温不高，压之退色。出血斑由毛细血管破裂后红细胞外渗所致，压之不退色，直径＜2mm称瘀点，2～5mm称紫癜，＞5mm时称瘀斑。色素沉着斑是表皮或真皮色素增加所致，色素减退（或脱失）斑是表皮或真皮色素减少（或消失）所致，两者压之均不退色，可见于黄褐斑、花斑糠疹和白癜风等。

2. 丘疹 为局限性、实质性的表浅隆起性皮损，直径＜1cm。丘疹可触及，形态可为扁平（如扁平疣）、圆形脐凹状（如传染性软疣）、多角形（如扁平苔藓）、粗糙不平呈乳头状（如寻常疣），颜色可呈紫红色（如扁平苔藓）、淡黄色（如黄瘤病）或黑褐色（如色素痣）。丘疹可由表皮或真皮浅层细胞增殖（如银屑病）、代谢产物聚积（如皮肤淀粉样变）或炎症细胞浸润（如湿疹）引起。

形态介于斑疹与丘疹之间的稍隆起皮损称为斑丘疹，丘疹顶部有小水疱时称丘疱疹，丘疹顶部有小脓疱时称丘脓疱疹。

3. 斑块 为局限性、实质性的表浅隆起性皮损，直径≥1cm。斑块可触及，可由丘疹扩大或多个丘疹融合而成。见于银屑病等。

4. 风团 为真皮浅层水肿引起的暂时性、隆起性皮损。皮损可呈红色或苍白色，周围常有红晕，一般大小不一，形态不规则。皮损发生快，此起彼伏，一般经数小时消退，消退后多不留痕迹，常伴有瘙痒。见于荨麻疹。

5. 水疱和大疱 水疱为局限性、隆起性、内含透明液体的腔隙性皮损，直径＜1cm。直径≥1cm者称大疱。血性内容物者称血疱。因水疱在皮肤中发生位置的不同，疱壁可薄可厚，位于角质层下的水疱，疱壁薄，易干涸脱屑，见于白痱等；位于棘细胞层的水疱，疱壁略厚不易破溃，见于水痘、带状疱疹等；位于表皮下的水疱，疱壁较厚，很少破溃，见于大疱性类天疱疮等。

6. 脓疱 为局限性、隆起性、内含脓液的腔隙性皮损，可由细菌感染（如脓疱疮）或非感染性炎症（如脓疱型银屑病）引起。脓疱的疱液可浑浊、稀薄或黏稠，皮损周围常有红晕。水疱继发感染后形成的脓疱为继发性皮损。

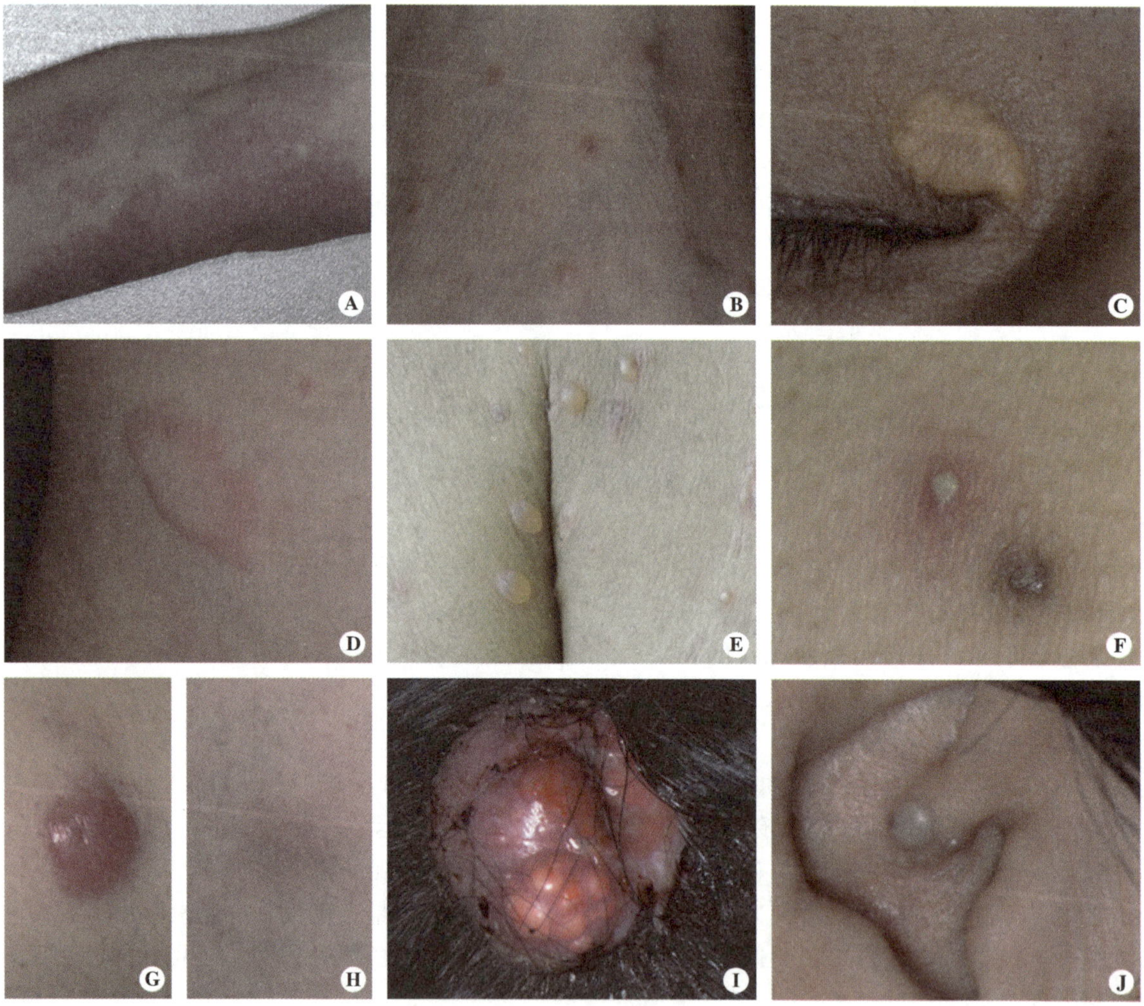

图2-1 原发性皮损

A. 鲜红斑痣患者紫红色斑疹（直径＜1cm）、斑片（直径≥1cm）；B. 丘疹（直径＜1cm）；C. 斑块；D. 风团；E. 水疱和大疱，大疱性类天疱疮患者的张力性水疱（直径＜1cm）、大疱（直径≥1cm）；F. 脓疱，白塞病患者的脓疱；G. 境界清楚的浅表性结节；H. 境界不清的深在性结节；I. 肿块（直径≥2cm）；J. 囊肿

7. 结节和肿块　为实质性、深在性、可触诊的皮损。直径≥2cm称为肿块。可隆起于皮面，亦可不隆起，呈圆形、椭圆形或不规则形。可由真皮或皮下组织的炎性浸润（如结节性红斑）、代谢产物沉积（如结节性黄色瘤）引起，也可由表皮或真皮、皮下组织的细胞增生引起（如角化棘皮瘤、皮肤纤维瘤、脂肪瘤等）。

8. 囊肿　为具有囊腔结构、内含有液体或半固体物质（液体、细胞及细胞产物）成分的囊性皮损。一般位于真皮或更深位置，可隆起于皮面或仅可触及。外观呈圆形或椭圆形，触之有囊性感，大小不等。见于毛鞘囊肿、表皮样囊肿等。

（二）继发性皮损

继发性皮损由原发性皮损自然演变而来，或因搔抓、治疗不当引起。继发性皮损（图2-2）分类如下。

1. 糜烂　局限性表皮或黏膜上皮部分或全部缺损形成的红色湿润创面。常由水疱、脓疱破裂或浸渍处表皮脱落所致。愈后一般不留瘢痕。

2. 溃疡　局限性皮肤或黏膜缺损形成的创面，深达真皮或更深位置。可由感染、损伤、肿瘤、血管炎等引起。愈合较慢且愈后可留有瘢痕。

3. 鳞屑　为肉眼可见的角质堆积。由表皮细胞形成过快或正常角化过程受扰所致。鳞屑的大小、厚薄、形态不一，可呈糠秕状（如花斑糠疹）、蛎壳状（如银屑病）或大片状（如剥脱性皮炎）。

4. 浸渍　皮肤角质层吸收较多水分导效表皮变软变白。常见于长时间浸水或处于潮湿状态下的部位。摩擦后表皮易脱落而露出糜烂面，容易继发感染。

5. 皲裂　为线状的皮肤裂口，可深达真皮。常因皮肤炎症、角质层增厚或皮肤干燥导致皮肤弹性降低、脆性增加，牵拉后引起。好发于掌跖、指（趾）及口角等部位。

6. 瘢痕　真皮及皮下组织缺损或破坏后，新生结缔组织增生修复而成，一般可分为增生性和萎缩性两种。

7. 萎缩　为皮肤的退行性变，因细胞及组织成分减少所致。表皮萎缩常表现为皮肤变薄，正常皮沟变浅或消失，有时表面呈半透明、羊皮纸样；真皮萎缩表现为局部皮肤凹陷，皮肤纹理可正常，毛发变细或消失；皮下组织萎缩则表现为明显的局部皮肤凹陷。

8. 痂　由皮损表面的液体（浆液、脓液、血液）与脱落组织等混合凝结而成。痂可薄可厚，质地柔软或脆硬，附着于创面。可呈淡黄色（浆液性）、黄绿色（脓性）、暗红或黑褐色（血性）。

9. 抓痕　为线状或点状的表皮或真皮浅层的剥脱性缺损。常由机械性损伤所致，如搔抓、划破或摩擦。皮损表面可有渗出、血痂或脱屑。愈后可留有色素沉着或瘢痕。

10. 苔藓样变　因反复搔抓、摩擦导致的皮肤局限性增厚。表现为皮嵴隆起处皮沟加深，皮损界限清楚，常伴剧痒。见于慢性单纯性苔藓、慢性湿疹等。

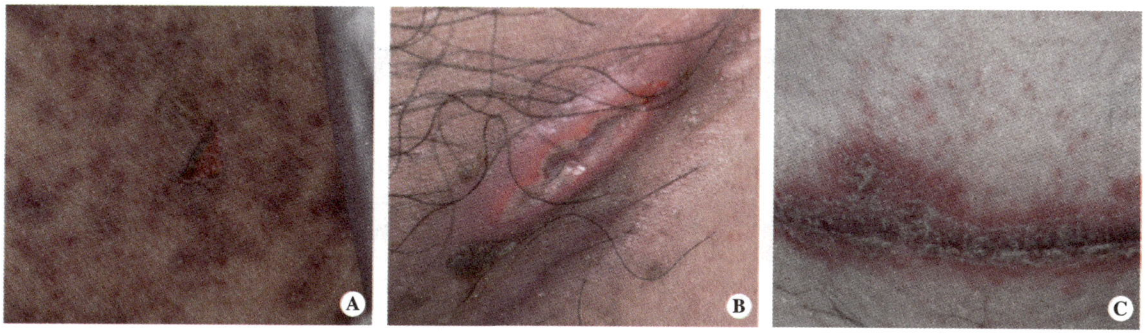

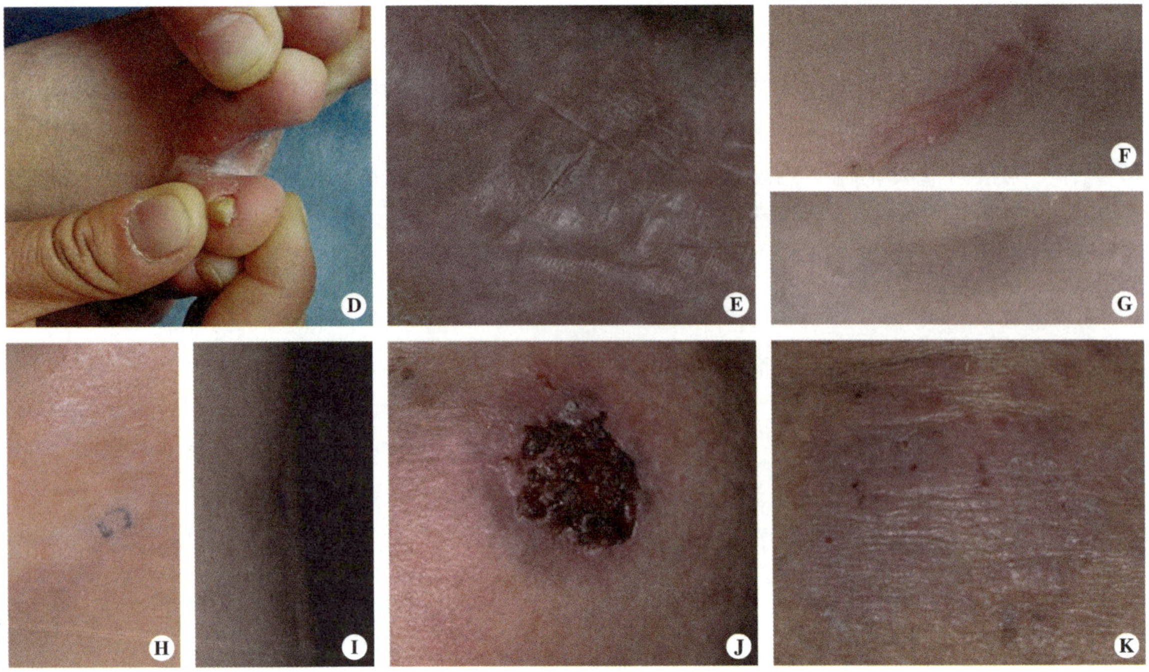

图2-2 继发性皮损

A. 糜烂，重症药疹患者的皮肤表皮糜烂；B. 溃疡；C. 鳞屑，银屑病患者红色薄斑块，上覆白色鳞屑；D. 浸渍；E. 皲裂；F. 增生性瘢痕；G. 萎缩性瘢痕；H. 萎缩，硬化性苔藓所致的浅表性萎缩；I. 脂膜炎所致的深在性萎缩；J. 痂；K. 抓痕、苔藓样变，慢性湿疹患者苔藓化肥厚性斑块上可见点状、短线状抓痕

皮损形态，见图2-3。

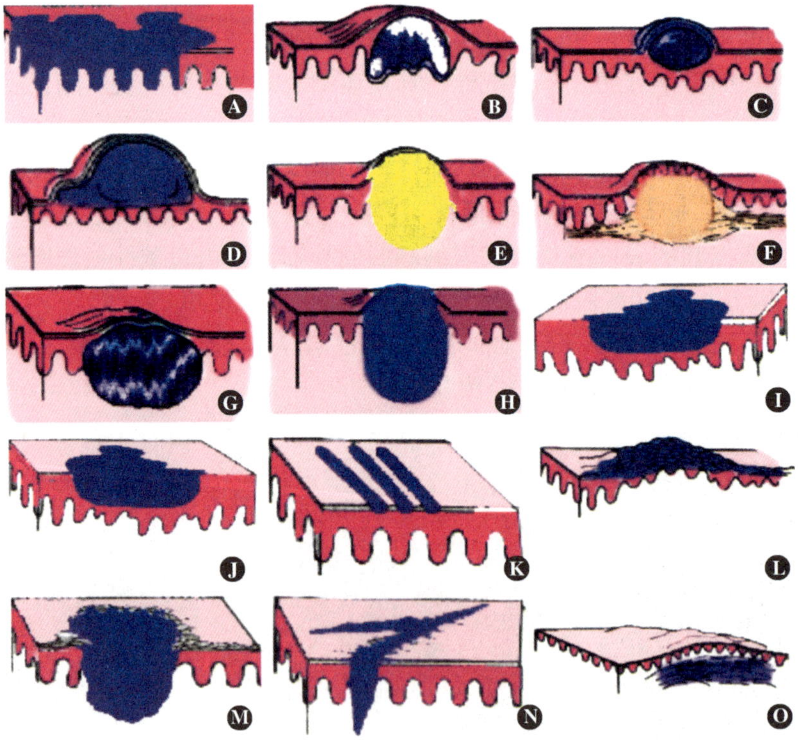

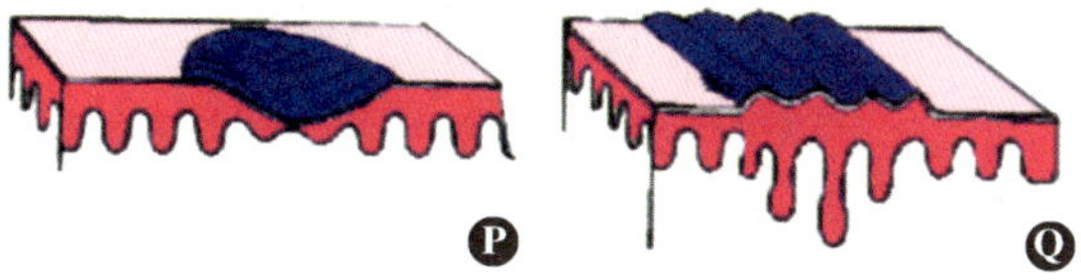

图2-3 皮损形态示意图

A. 斑疹；B. 丘疹；C. 水疱；D. 大疱；E. 脓疱；F. 风团；G. 结节；H. 囊肿；I. 浸渍；J. 糜烂；K. 抓痕；L. 鳞屑；M. 溃疡；N. 皲裂；O. 瘢痕；P. 萎缩；Q. 苔藓样变

第3节 皮肤病的诊断思路

皮肤病的诊断思路与其他学科一样，必须根据病史、体格检查和实验室检查等进行综合分析。

一、病史采集

详细全面的病史采集和记录是准确诊断和有效治疗的基础，包括如下内容。

（一）一般情况

一般情况包括姓名、性别、年龄、职业、种族、婚姻、籍贯及住址等。

（二）主诉

主诉是患者就诊的原因，简明扼要概括患者的主要症状、发病部位、伴随症状，以及疾病的发生和进展的时间。

（三）现病史

现病史是病情发生、发展及演变的过程，包括以下内容。

1. 可能的病因或诱发缓解因素 如食物、药物、接触物、感染等相关因素及改变的时间。

2. 皮损的部位、发生时间 皮损类型、形态、大小、数目和分布状况，发展及演变情况。发病缓急，有无自然改善和消退，以及消退后再发的间隔时间。

3. 患者的感觉 如疼痛、瘙痒、紧绷感、灼热感、异样感等。

4. 系统症状 如发热、头晕、头痛、腹痛、肌肉关节痛、大小便异常等。

5. 精神因素和环境因素 如皮损与季节、气候、特定食物、居住及工作环境、个人职业、生活作息有无相关。自然环境中某些因素，如日晒、季节改变等。

6. 诊治经过 既往对于该疾病作出的诊断和治疗，包括药物种类、剂量、用法和时间，治疗后的病情改变。

（四）既往史

既往史是指平素身体状态。主要包括既往皮肤病或可能相关的系统性疾病及其发病的相关因素和治疗情况。询问有无高血压、糖尿病、肝炎、肺结核等，有无过敏史及手术史。

（五）个人史

个人史包括出生地与居住地、吸烟史、饮酒史、嗜好、婚育史、月经情况。对性病患者应详细询问性生活史等。

（六）家族史

家族史指相关疾病家族聚集病史、遗传病史，有无近亲结婚史等。

二、体格检查

（一）全身检查

人是有机的整体，一部分皮肤病是系统性疾病的皮肤表现（如红斑狼疮、天疱疮、皮肌炎等），尤其是儿童及新生儿的皮肤改变往往可能是全身疾病的局部表现，因此必须有整体观念，必要时要做全身检查。

（二）专科检查

皮损检查注意光线、温度、暴露病损及对称部位。除皮肤外，还应检查毛发、黏膜、指（趾）甲。

1. 视诊 即肉眼观察患者全身或局部皮肤病表现的诊断方法，明确皮损性质。有时需借助放大镜、皮肤镜、滤过紫外线灯（Wood灯）等辅助工具。视诊应主要观察皮损：部位、大小、颜色、数目、形状、表面特点（粗糙、光滑、隆起、浸渍、渗液、鳞屑、结痂等）、边缘及界限（清楚、模糊、整齐、隆起等）、分布（局限性、泛发性、对称性等）、排列特征（线状、环状、群集性等）。

2. 触诊 皮损的大小、深浅、硬度、波动、边界是否清楚，能否推动，与周围组织是否粘连；鳞屑性质是否容易剥除；皮损有无感觉异常，如触痛、麻木、感觉过敏等；局部皮温；浅表淋巴结有无肿大、粘连、触痛等。

3. 其他

（1）玻片压诊法（diascopy） 用玻片压在皮损上10～20秒后观察皮损的变化。炎症性红斑、毛细血管扩张或血管瘤会在压力下消退，而瘀点、瘀斑、色素沉着则不会消失。寻常狼疮经玻片压诊后出现特征性的苹果酱颜色。贫血痣由于压迫周围血管，玻片压诊后也可消失。

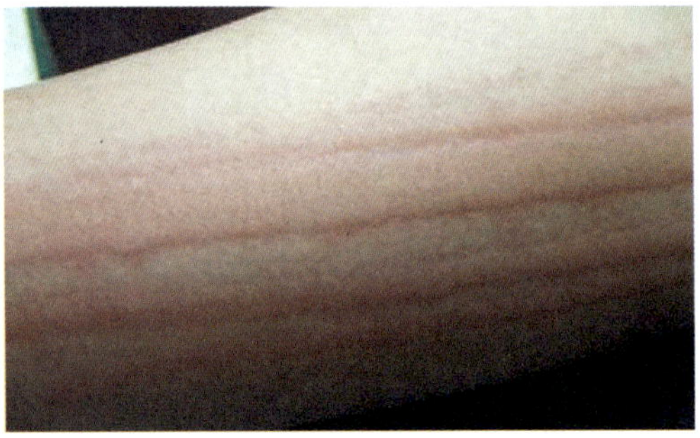

图2-4 皮肤划痕症

（2）皮肤划痕试验（dermatographic test） 用钝器划皮肤，正常情况下在1～3分钟内出现红色划痕。若出现白色划痕称为白色皮肤划痕，见于特应性皮炎。若钝器划过处出现风团，则称为皮肤划痕症，见于人工性荨麻疹（图2-4）。

用钝器轻轻摩擦色素性荨麻疹患者的棕色或棕红色斑后可出现风团，称为Darier征。

（3）同形现象（Koebner现象） 是指外观正常的皮肤受到非特异性损伤后，发生与已存在的某一种皮肤病相同的皮损。见于银屑病、扁平苔藓、湿疹的急性期、白癜风等。

（4）尼氏征（Nikolsky sign） 又称棘层细胞松解征。体征阳性表现为牵扯患者破损的水疱壁时，可将疱壁向外剥离相当长的一段距离；推压或摩擦外观正常的皮肤时，可引起表皮的剥离；用手指压在水疱上时，可见水疱的内容物向周围扩散。尼氏征是诊断天疱疮和中毒性表皮坏死松解症等皮肤病的重要依据。

（5）针刺反应 又称病理反应，是指在针刺后，针刺部位24～48小时出现红色丘疹、脓疱性损害，见于白塞综合征和坏疽性脓皮病。

（6）感觉检查 包括：①温觉检查，用两支玻璃试管分别装500ml热水和冷水，交替接触皮肤，让被检查者回答；②痛觉检查，用大头针尖轻刺皮肤，让被检查者回答是否有疼痛感，双侧痛感是否对称；③触觉检查，用羽毛或棉签的纤维触划皮肤，让被检查者回答。用于诊断麻风、系统性血管炎的神经受累、糖尿病周围神经病等疾病。

（7）醋酸白试验 人类乳头瘤病毒感染的上皮细胞能被冰醋酸致白，用棉签蘸5%冰醋酸涂在皮损及周围皮肤及黏膜，2～5分钟后皮损变白为阳性。用于尖锐湿疣的辅助诊断。

第4节 皮肤病的实验室检查技术

一、皮肤组织病理学

皮肤组织病理学对于皮肤肿瘤、感染性皮肤病、肉芽肿性皮肤病、大疱性皮肤病、血管性皮肤病、代谢性疾病，以及其他具有相对特应性组织病理学改变的炎症性皮肤病（如银屑病、扁平苔藓、结缔组织病等）的诊断和治疗具有重要的指导意义。可使用刮匙刮除术、剪除活检、削刮活检、切开活检、环钻取材活检和全部切除活检等方法取皮损组织，进行病理检查，也可以对组织进行进一步的免疫荧光染色，以明确病理诊断。

二、病原体检查

（一）真菌检查

1. 直接镜检 将皮屑、甲屑、毛发等浅部真菌的标本置于载玻片上，加10%氢氧化钾溶液镜检（图2-5）。可以检查是否有菌丝及孢子，但不能确定菌种。

2. 墨汁染色 常用于检查隐球菌及有荚膜的孢子。

3. 涂片或组织染色 革兰氏染色白色念珠菌、荧光抗体染色等。

4. 真菌培养 主要用于确定菌种。在无菌条件下将标本接种于培养基上进行观察。

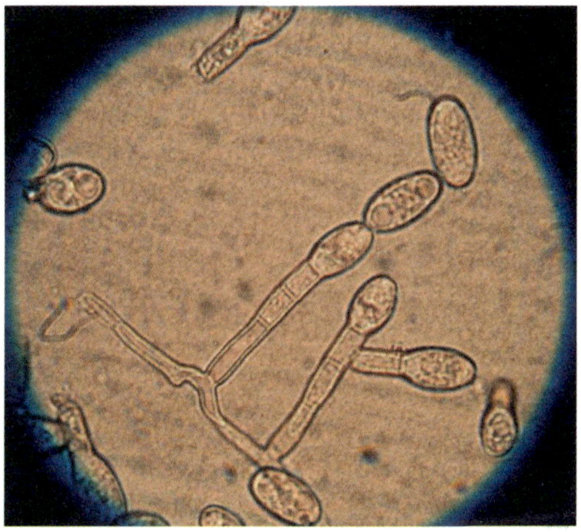

图2-5 真菌镜检
氢氧化钾直接镜检，无染色，糠秕马拉色菌菌丝、孢子（400倍）

（二）动物源性疾病检查

1. 蠕形螨 刮取鼻沟旁、面颊部皮损挤出物置于载玻片上，滴加1滴0.9%氯化钠溶液镜检（图2-6）。

2. 疥螨 在指缝或手腕屈侧或未经搔抓的丘疱疹、水疱或隧道处，用针头挑出灰白色小点置于载玻片上，滴加1滴0.9%氯化钠溶液镜检（图2-7）。

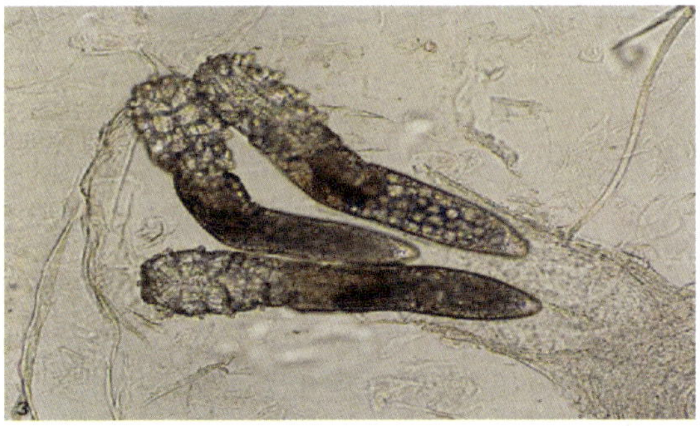

图2-6 蠕形螨镜检（400倍）

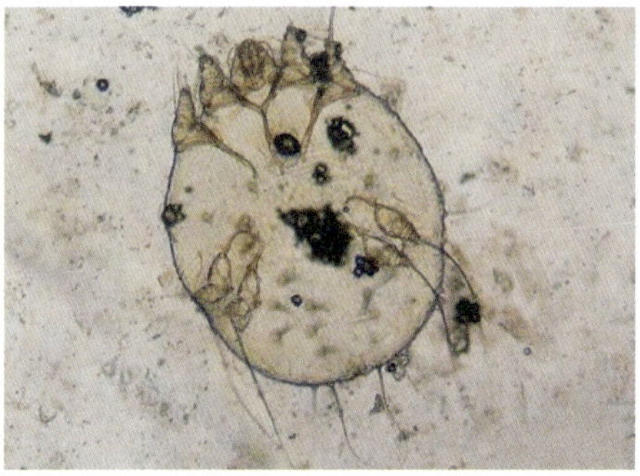

图2-7 疥螨（400倍）

3. 阴虱检查 用剪刀取阴毛，滴加75%乙醇溶液或5%～10%甲醛溶液固定，滴加10% 氢氧化钾溶液镜检（图2-8）。

4. 毛滴虫检查 女性取阴道后穹隆、子宫颈或阴道壁上分泌物，男性取前列腺液或尿沉渣置于载玻片上，滴加1滴0.9%的氯化钠溶液镜检。

（三）性病检查

1. 淋病奈瑟菌检查 直接涂片适用于急性感染患者。可见大量多形核细胞，细胞内外可找到成对排列、肾形革兰氏阴性链球菌（图2-9）；接种于血平板，孵育24～48小时培养，适用于慢性淋病患者和无症状感染者。

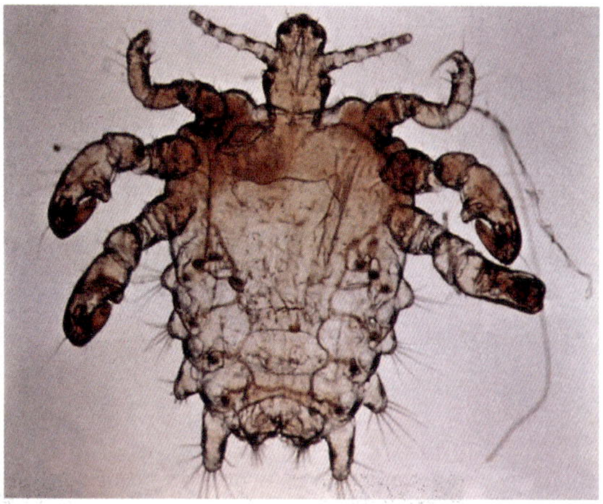

图2-8 阴虱（400倍）

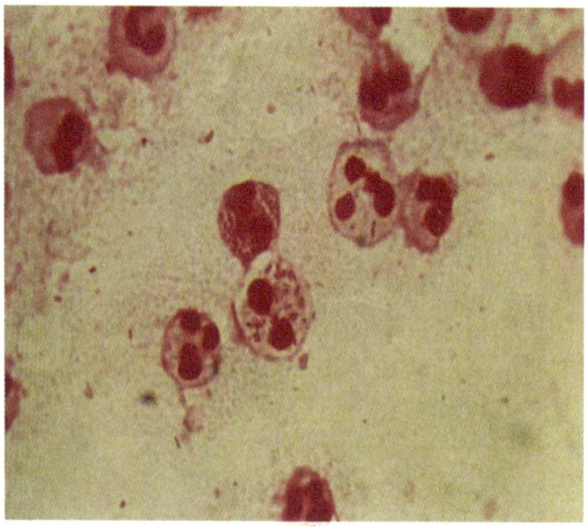

图2-9 淋病奈瑟菌（革兰氏染色，1000倍）

2. 梅毒螺旋体检查

（1）直接镜检 取病灶渗出液、淋巴结穿刺液或组织研磨液，用暗视野显微镜观察。也可用镀银染色、免疫荧光检查、吉姆萨染色和墨汁染色后显微镜观察。

（2）非梅毒螺旋体血清学试验 是用非梅毒螺旋体抗原检测血清中抗梅毒螺旋体类脂质抗原抗体，敏感性高而特异性低，可作为梅毒的筛选试验。属于半定量试验，抗体量通常反映感染活动性，可用于观察疗效、复发和再感染的情况。主要方法有快速血浆反应素环状卡片试验、性病研究实验室试验、不加热血清反应素试验。

（3）梅毒螺旋体血清学试验 是用梅毒螺旋体抗原检测血清中抗梅毒螺旋体类脂质抗原抗体，敏感性和特异性较高，用于梅毒确诊试验，不能作为疗效、复发和再感染的观察。一旦阳性，终身阳性。主要有梅毒螺旋体颗粒凝集试验、梅毒螺旋体血凝试验、荧光螺旋体抗体吸收试验。

三、变态反应原检测

（一）体内检测

1. 斑贴试验 临床用于检测Ⅳ型变态反应的主要方法。用于接触性皮炎、职业性皮炎、化妆品皮炎的诊断。使用受试物贴于脊柱两侧或前臂屈侧的健康皮肤，48小时祛除斑贴，间隔30分钟后，以及间隔24～48小时观察结果。

2. 点刺试验 用于检测Ⅰ型变态反应，适用于荨麻疹、药疹等过敏性疾病。一般取患者上肢屈侧，75%乙醇消毒后，将少量的测试液滴在皮肤上，用锐针垂直通过该液刺破表皮，2～3mm深，15分钟后观察结果，测量红斑大小与风团，与阴性对照相比较。有过敏性休克病史、妊娠期禁用。

3. 皮内试验 检测药物速发型超敏反应，如青霉素皮试。

（二）体外检测

体外特异性IgE检测 也用于IgE介导的Ⅰ型变态反应的检测，检测循环中的游离特异性IgE水平，尤其适用于幼童、皮肤划痕症以及有严重过敏反应病史的患者，且其检测的准确性不受抗组胺药的影响。但由于该方法检验的是游离的IgE，而并非肥大细胞表面的IgE，且抗交叉反应性糖类决定簇的循环IgE可能导致假阳性结果，因此，对于过敏原检测的结果应结合临床分析。

（庄淑波）

第3章
皮肤病治疗学

皮肤病治疗学主要包括内用药物、外用药物、物理治疗、皮肤外科治疗和其他疗法等。

案例 3-1

患者，男，73岁。躯干四肢泛发红斑、丘疹、结节伴痒。患者于5～6年前于躯干、双上肢开始出现散在红斑、丘疹，伴明显瘙痒，搔抓后可出现渗液。近2～3年，患者皮损逐渐加重，四肢伸侧、腰背部出现结节样损害，伴明显瘙痒不适。就诊于多家医院，口服中药、雷公藤多苷等，外用卤米松膏、他克莫司膏、氟米松膏等，皮损未缓解且部分皮损逐渐融合成条索状。瘙痒剧烈。血常规：外周血嗜酸性粒细胞计数正常，血清总 IgE ＞ 2500kU/L（正常＜ 100kU/L），其他辅助检查：X线检查、心电图、血液生化检查均正常。

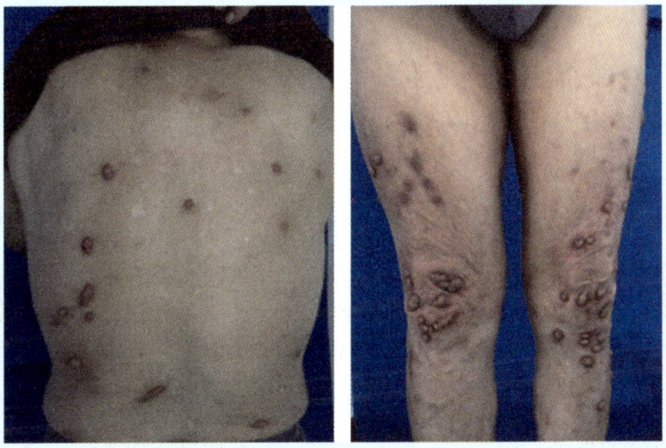

问题： 1. 患者目前最可能的诊断是什么？

2. 本病的治疗原则是什么？

第1节　皮肤病的药物治疗

药物治疗是皮肤病的主要治疗手段，包括内用药物治疗和外用药物治疗。在使用内用药物时应注意药物的适应证、药理、药代动力学特点和毒副作用。在使用外用药物时应掌握外用药物的治疗原则，注意根据皮损的类型、部位和病期选择合适的外用药物，应充分了解外用药物的化学和物理性能、剂型、浓度、赋形剂、作用机制和使用方法等。

一、内用药物治疗

皮肤病内用药物包括抗组胺药、糖皮质激素、抗感染药（抗细菌、真菌、病毒药）、维A酸类、免疫抑制剂、免疫调节剂、维生素类等。

（一）抗组胺药

1. H_1抗组胺药 H_1受体主要分布在皮肤、黏膜、血管及脑组织。H_1抗组胺药是H_1受体的反向激动剂，其主要功能是降低感觉神经和毛细血管后静脉内皮细胞上H_1受体的活性，对抗组胺引起的毛细血管扩张、血管通透性增高、平滑肌收缩、呼吸道分泌增加、血压下降等效应，还具有一定抗胆碱及抗5-羟色胺的作用。

第一代H_1抗组胺药易透过血-脑屏障，导致嗜睡、乏力、头晕、注意力不集中等，高空作业者、精细工作者、驾驶员、青光眼患者和前列腺肥大患者禁用或慎用。常用药物有氯苯那敏、酮替芬、苯海拉明、多塞平等。

第二代H_1抗组胺药最大的优点是不易透过血-脑屏障，对中枢神经系统影响较小，不产生或仅有轻微困倦作用，故也称非镇静抗组胺药，尤其适用于驾驶员、高空作业者及需长期使用者。一般口服吸收快，作用时间长。既可用于变态反应性皮肤黏膜疾病，如荨麻疹、接触性皮炎、湿疹和药疹等，也可以用于非变态反应性疾病，如皮肤瘙痒症、昆虫叮咬和慢性单纯性苔藓等。常用药物有西替利嗪、氯雷他定、咪唑斯汀、依巴斯汀、特非那定等。

2. H_2抗组胺药 H_2受体主要分布在消化道，皮肤微血管也有H_2受体存在。H_2抗组胺药可抑制胃酸分泌，抑制血管扩张。在皮肤科主要用于治疗慢性荨麻疹、皮肤划痕症等。不良反应有头痛、眩晕，长期应用可引起血清转氨酶升高、阳痿和精子数量减少等，孕妇及哺乳期妇女慎用。

（二）糖皮质激素

糖皮质激素具有抗炎、免疫抑制、抗细胞毒、抗休克和抗增生等多种作用。

1. 适应证 糖皮质激素常用于药疹、多形红斑、严重的急性荨麻疹、过敏性休克、接触性皮炎、系统性红斑狼疮、皮肌炎、天疱疮、类天疱疮和皮肤小血管炎等。

2. 常用糖皮质激素 见表3-1。

表3-1 常用糖皮质激素的种类、效能比较及计量换算表

药物		等效剂量	糖皮质激素作用	抗炎效价	钠潴留作用	生物学半衰期（小时）
短效	可的松	25mg	0.8	2	8～12	8～36
	氢化可的松	20mg	1	1.0	＞2	8～12
中效	泼尼松（强的松）	5mg	4	3.5	1	12～36
	泼尼松龙	4mg	4	4.0	1	12～36
	甲基泼尼松龙	4mg	5	5.0	0	12～36
长效	倍他米松	0.6mg	25	30.0	0	36～54
	地塞米松	0.75mg	25	30.0	0	36～54

3. 用法 应根据不同疾病及个体情况决定糖皮质激素的剂量和疗程，即强调激素使用的个体化。糖皮质激素剂量可分为小剂量、中等剂量和大剂量。一般成人用量泼尼松30mg/d以下为小剂量，用于较轻病症如接触性皮炎、多形红斑、急性荨麻疹等；泼尼松30～60mg/d为中等剂量，多用于自身免疫性皮肤病如系统性红斑狼疮、皮肌炎、天疱疮、大疱性类天疱疮等的治疗；泼尼松60mg/d以上为大剂量，一般用于较严重患者如严重系统性红斑狼疮、重症天疱疮、重症药疹、中毒性大疱性表皮松解症等。临床还有冲击疗法和皮损内注射疗法。

4. 不良反应 长期大量系统应用可导致满月脸、水牛背、向心性肥胖、萎缩纹、皮下出血、痤疮及多毛，严重者可诱发或加重糖尿病、高血压、并发或加重感染，出现消化道黏膜损害、水电解质紊乱、骨质疏松、神经系统性症状。在长期应用糖皮质激素过程中，如不适当停药或减量过快，可导致原发病反复或病情加重，称反跳现象。

（三）抗细菌药

皮肤科常用的抗细菌药的种类、常用药物、抗菌谱、适应证、不良反应及注意事项等，见表3-2。

表3-2 常用抗细菌药

种类	常用药物	抗菌谱	适应证	不良反应及注意事项
青霉素类	青霉素、氨苄西林、阿莫西林、氯苯西林、哌拉西林	G^+菌、螺旋体	G^+菌感染（丹毒、类丹毒、疖、蜂窝织炎）、梅毒、淋病、炭疽、放线菌	过敏反应，用前询问过敏史，做青霉素皮试
头孢菌素类 第一代 第二代 第三代 第四代	 头孢氨苄、头孢羟氨苄、头孢唑啉 头孢拉啶、头孢呋辛、头孢克洛 头孢噻肟、头孢他啶、头孢哌酮、头孢曲松 头孢匹罗、头孢吡肟、头孢匹胺	G^+菌和G^-菌*、螺旋体	原发性或继发性皮肤感染 主要用于耐青霉素的金黄色葡萄球菌和一些G^-杆菌的感染、梅毒、淋病、雅司、炭疽	过敏反应，对青霉素过敏者注意与本类药物的交叉过敏反应
氨基糖苷类	链霉素、庆大霉素、阿米卡星、小诺米星、奈替米星、大观霉素	G^-菌、部分G^+菌 非典型分枝杆菌	主要用于G^-菌引起的皮肤黏膜感染、淋病、皮肤结核	过敏反应，耳、肾毒性
大环内酯类	红霉素、琥乙红霉素、罗红霉素、克拉霉素、阿奇霉素	G^+和G^-菌、衣原体、支原体、厌氧菌、立克次体、螺旋体	治疗G^+菌感染，尤其对青霉素过敏者；淋病、非淋病性尿道炎、软下疳、红癣	胃肠道反应
四环素类	四环素、米诺环素、多西环素	G^+和G^-菌、衣原体、支原体、立克次体、螺旋体 非典型分枝杆菌 对铜绿假单胞菌无活性	痤疮、酒渣鼻 淋病、非淋病性尿道炎、梅毒、立克次体感染、莱姆病、坏疽性脓皮病#	光敏、色素沉着，儿童长期应用四环素可使牙齿黄染，米诺环素可引起眩晕
喹诺酮类	诺氟沙星、环丙沙星、氧氟沙星、莫西沙星等	G^+和G^-菌、衣原体、支原体	皮肤软组织感染，对G^-菌感染效果强 衣原体、支原体感染，脓皮病 氧氟沙星还可以用于治疗皮肤结核和麻风病	胃肠不适，光敏反应，含氟离子可能引起骨病变，18岁以下禁用
磺胺类	复方新诺明	G^+和G^-菌、衣原体、支原体、奴卡菌	作为替换药可用于化脓性皮肤黏膜感染，尤其是耐甲氧西林的金黄色葡萄球菌感染、软下疳、衣原体及奴卡菌感染	过敏反应，肝肾损害
利福霉素及其他抗结核药	利福平、利福喷丁、利福定、异烟肼、链霉素、氯法齐明、乙胺丁醇	结核杆菌和其他分枝杆菌	皮肤结核、结核疹、麻风病	恶心、呕吐、肝损害
抗麻风药	氨苯砜、沙利度胺	麻风分枝杆菌	除麻风、麻风反应外，由于其抗炎作用，上述药物也可用于红斑狼疮、血管炎、嗜中性皮病等炎症性皮肤病	氨苯砜：贫血、粒细胞减少、高铁血红蛋白血症等 氯法齐明：可逆性色素沉着、皮肤干燥和鱼鳞病样癌变 沙利度胺：致畸和周围神经炎，孕妇禁用
其他	甲硝唑、替硝唑	滴虫、蠕形螨、厌氧菌	滴虫病、蠕形螨病、淋菌性盆腔炎和厌氧菌感染	过敏反应，耳、肾毒性，胃肠道反应

*第一代头孢对革兰氏阳性（G^+）菌敏感，对革兰氏阴性（G^-）菌不敏感，第二代、三代对阴性菌效能逐步提高，而对阳性菌效能减弱，第四代对阳性菌、阴性菌，尤其是对产β-内酰胺酶的耐药菌有良好的抗菌作用。

#四环素类药物可抑制趋化作用和金属蛋白酶活性，具有抗炎活性，因此被应用于多种非感染性炎症性皮肤病中。

（四）抗真菌药

目前浅部真菌感染一般倾向于局部治疗，然而，部分免疫缺陷或全身广泛皮肤受累，或局部抗真菌药物耐药的患者需要系统性抗真菌治疗。深部真菌病首选系统性抗真菌治疗。表3-3介绍了目前皮肤病学相关的系统性抗真菌药。

表3-3 常用抗真菌药

药物类型	抗真菌机制	抗真菌谱及适应证	剂量	用法	主要不良反应及注意事项
灰黄霉素	干扰真菌DNA合成，同时可与微管蛋白结合，阻止真菌细胞分裂	皮肤癣菌（对念珠菌及马拉色霉菌属无活性） 治疗浅部真菌病，尤其是头癣	成人0.6～0.8g/d，儿童15～20mg/（kg·d） 头癣疗程6～12周	口服	胃肠道不适，头晕，光敏性药疹，白细胞减少及肝损害等
多烯类	与真菌胞膜上的麦角固醇结合，使膜上形成微孔，改变细胞膜的通透性，引起细胞内物质外渗，导致真菌死亡	制霉菌素：消化道念珠菌感染	成人200万U/d，分3～4次 儿童5万～10万U/（kg·d）	口服	可有轻微的胃肠道反应
		两性霉素：对深部真菌如隐球菌、念珠菌、着色真菌有明显抑制作用 常用于治疗严重的系统性真菌感染	0.1～1.0mg/（kg·d）	静脉滴注	寒战，发热，恶心，呕吐，肾损害，低血钾和静脉炎
唑类	抑制细胞色素P450依赖酶，干扰真菌细胞的麦角固醇合成，使真菌细胞生长受到抑制	酮康唑：用于皮肤癣菌、念珠菌及马拉色菌感染，对部分深部真菌病也有良好的疗效	200～400mg/d	口服	恶心，眩晕及肝功能异常，可致畸等
		伊曲康唑：是一种广谱抗真菌药，对皮肤癣菌、酵母菌、曲霉菌都有效	花斑癣：200mg/d，5～7天 体癣、股癣、足癣：100mg/d，2周或200mg/d，1周 甲癣：200mg，每日2次，每月1周，共2～3周	口服	偶有不良反应，如瘙痒、皮疹、恶心、腹痛、头晕和消化不良，长期服用时要注意肝功能变化
		氟康唑：有广谱抗真菌作用，主要用于念珠菌病、隐球菌病	50～250mg/d	口服	长期服用时应注意肝功能变化
丙烯胺类	抑制真菌细胞膜上麦角固醇合成中所需的角鲨烯环氧化酶	特比萘芬：主要用于甲癣和角化过度型手癣 对念珠菌及酵母菌效果较差	成人250mg/d	口服	胃肠道反应
其他	机制尚不明，碘化钾可能通过刺激吞噬细胞来抑制真菌	碘化钾：孢子丝菌病	10%碘化钾溶液30ml/d分3次，加量至60～90ml/d，2～3个月	口服	胃肠道反应，少数可发生药疹

（五）抗病毒药

本部分主要介绍治疗皮肤病最常应用的抗单纯疱疹病毒和抗水痘带状疱疹病毒感染的抗病毒药物，未涉及抗逆转录病毒药物和免疫调节药物。

1. 核苷类抗DNA病毒药 主要有阿昔洛韦及其同类药物。

（1）阿昔洛韦 为嘌呤核苷类似物，可在病毒感染的细胞内利用病毒胸腺嘧啶核苷激酶的催化生成单磷酸阿昔洛韦，进一步转化为三磷酸阿昔洛韦，竞争性抑制和灭活病毒DNA多聚酶，并不可逆地整合进病毒DNA，引起DNA链的终止，阻止病毒DNA合成。对抗单纯疱疹病毒、水痘带状疱疹病毒、EB病毒、巨细胞病毒、人疱疹病毒6型等均有活性，临床主要用于单纯疱疹、生殖器疱疹和水痘带状疱疹病毒感染等。不良反应有注射处静脉炎、暂时性血清肌酐升高，肾功能不全患者慎用。

（2）伐昔洛韦　口服吸收快，在体内迅速转化成阿昔洛韦，口服利用度较口服阿昔洛韦高3～5倍。

（3）泛昔洛韦　口服吸收快，在体内可转化成喷昔洛韦，后者作用机制与阿昔洛韦相似，但由于其不造成病毒DNA链的终止，功效较小。适应证类似于阿昔洛韦。

（4）更昔洛韦　为阿昔洛韦的衍生物，抗巨细胞病毒作用较阿昔洛韦强，可用于免疫缺陷并发巨细胞病毒感染患者的治疗。

（5）溴夫定　为嘧啶核苷衍生物，可在病毒感染的细胞内利用病毒胸苷激酶的催化，最终形成溴夫定三磷酸盐，抑制病毒DNA多聚酶，从而抑制病毒的复制。其口服生物利用度高，对病毒感染的细胞选择性高，对病毒抑制作用强。肾功能不全患者不需调整剂量。常见不良反应为恶心，禁止与5-氟尿嘧啶或同类药物同时使用，可能增加后者的毒性并导致致命的副作用。

2. 其他抗病毒药物　膦甲酸（为无机焦磷酸盐类似物），通过非竞争性方式阻断病毒DNA聚合酶的磷酸盐结合部位，防止DNA病毒链的延伸。对所有疱疹病毒均有效，适应证为人类免疫缺陷病毒（HIV）感者的巨细胞病毒视网膜炎或皮肤感染，以及对阿昔洛韦耐药的单纯疱疹病毒感染。口服吸收差，主要用于静脉滴注。不良反应有肾毒性、电解质紊乱、中枢神经系统表现、贫血等。

（六）维A酸类药物

维A酸类药物包括维生素A和在结构上或功能上与其类似的药物。

本组药物具有调节上皮细胞和其他细胞的增殖和分化，抑制肿瘤发展和癌细胞生长，以及调节免疫和炎症过程等功能；主要不良反应有致畸、高甘油三酯血症、骨毒性、皮肤黏膜干燥、肝功能异常等。根据分子结构的不同可分为3代。

1. 第一代维A酸　是维A酸的天然代谢产物，主要包括全反式维A酸、异维A酸和维胺脂。全反式维A酸外用可治疗痤疮；后两者口服对寻常型痤疮、掌跖角化病等有良好疗效。

2. 第二代维A酸　单芳香族维A酸，主要包括阿维A酯、阿维A酸及维A酸乙酰胺的芳香族衍生物。阿维A主要用于重症银屑病、各型鱼鳞病、掌跖角化病等。

3. 第三代维A酸　多芳香族维A酸，其中芳香维A酸乙酯可用于银屑病，尤其是阿维A抵抗的重症患者；贝沙罗汀可用于治疗皮肤T细胞淋巴瘤（CTCL）；阿达帕林和他扎罗汀为外用制剂，可用于治疗痤疮和银屑病。

（七）免疫抑制剂

免疫抑制剂为非特异性抑制机体免疫功能的药物，常与糖皮质激素联合治疗系统性红斑狼疮、天疱疮等，以增强疗效，有助于激素减量或减少激素不良反应。本组药物不良反应较大，包括胃肠道反应、骨髓抑制、肝损害、诱发感染、致畸等，故应在充分掌握各种药物的药理机制、不良反应等药理学特性后慎重使用，用药期间应定期监测。这类药物有甲氨蝶呤、硫唑嘌呤、环磷酰胺、霉酚酸酯、环孢素和他克莫司等。

（八）免疫调节剂

免疫调节剂能增强机体的非特异性和特异性免疫反应，使不平衡的免疫反应趋于正常。主要用于病毒性皮肤病、自身免疫性疾病和皮肤肿瘤等的辅助治疗，临床常用药物有干扰素、转移因子、胸腺肽、卡介菌和左旋咪唑等。

（九）维生素类

维生素A、维生素B、维生素C、维生素E及烟酸等，用于某些维生素缺乏或皮肤病的辅助治疗。

（十）其他药物

1. 氯喹和羟氯喹 能降低皮肤对紫外线的敏感性，稳定溶酶体膜，抑制中性粒细胞趋化、吞噬功能及免疫活性。主要用于红斑狼疮、多形性日光疹、扁平苔藓等。主要不良反应为胃肠道反应、白细胞减少、药疹、角膜色素沉着斑、视网膜黄斑区损害、肝肾损害等，羟氯喹不良反应较小。

2. 雷公藤多苷 为中药雷公藤提取物，其中萜类和生物碱为主要活性成分，有抗炎、抗过敏和免疫抑制作用。主要用于痒疹、红斑狼疮、皮肌炎、变应性皮肤血管炎、关节病型银屑病、天疱疮等。不良反应有胃肠道反应、肝功能异常、粒细胞减少、精子活动降低、月经减少或停经等。

3. 硫代硫酸钠 具有活泼的硫原子，除可用于氰化物中毒的治疗外，还具有非特异性抗过敏作用。主要用于花斑癣、湿疹等的治疗。

二、外用药物治疗

外用药物治疗是皮肤病治疗的重要手段，局部用药时皮损局部药物浓度高，系统吸收少，因而具有疗效高和不良反应少的特点。

（一）外用药物的分类

外用药物的分类，见表3-4。

表3-4 外用药物的分类

种类		主要作用	药物
清洁保护类	清洁剂	用于清除皮损上的渗出物、污物、鳞屑、结痂和残留药物	生理盐水、植物油或矿物油、高锰酸钾溶液、硼酸溶液
	保护剂	润滑、收敛、保护皮肤，减少摩擦，免受外界的刺激	氧化锌、炉甘石、滑石粉、淀粉、硅油、植物油
消毒防腐剂		具有消毒杀菌的作用	常用的药物有硼酸、高锰酸钾、过氧化氢、乳酸、聚维酮碘、苯扎溴铵
收敛、止汗与去味剂		对蛋白质有凝固作用，能消退水肿、减少渗液、减轻炎症反应，抑制皮脂和汗腺分泌	鞣酸、硝酸银、明矾、三氯化铝
腐蚀剂		用于破坏和去除增生的肉芽组织或赘生物	三氯醋酸、氢氧化钠、硝酸银
角质促成剂		促进表皮角质层正常化	0.5%～2.0%水杨酸、5%～10%黑豆馏油、3%～5%煤焦油、5%～10%鱼石脂
角质剥离剂		促进角质层脱落或变薄	5%～20%水杨酸、20%～40%尿素、5%～10%乳酸、0.01%～0.10%维A酸
抗病毒药		具有抗病毒作用	阿昔洛韦、喷昔洛韦、碘苷、鬼臼毒素等
抗细菌药	抗生素类	具有抗细菌作用	红霉素、新霉素、克林霉素、莫匹罗星、左氧氟沙星、夫西地酸、多黏菌素B等
	化学抗菌剂	具有抗细菌作用	聚维酮碘、呋喃西林、过氧苯甲酰等
	染料抗菌剂	具有抗细菌作用	甲紫、依沙吖啶等
抗真菌剂	多烯类	具有抗真菌作用	制霉菌素
	唑类	具有抗真菌作用	酮康唑、益康唑、联苯苄唑
	丙烯胺类	具有抗真菌作用	特比萘芬
	其他	具有抗真菌作用	吡啶酮类（环吡酮胺）和吗啉类（阿莫罗芬）等
抗寄生虫药		杀灭疥螨、虱、蠕形螨等	百部、六氯苯、苯甲酸苄酯、硫黄等
止痒剂		用于减轻局部瘙痒感	苯唑卡因、酚、薄荷脑、多塞平、苯甲醇、苦参、蛇床子等
外用非甾体抗炎药		具有抗炎、止痛的效果	氟芬那酸丁酯、吲哚美辛、双氯芬酸钠等

续表

种类	主要作用	药物
脱色剂	用于减轻色素沉着	氢醌、熊果苷、壬二酸、维A酸类药物
细胞毒类药物	干扰DNA的生物合成，具有抑制免疫和抗肿瘤、抗增殖的作用	氟尿嘧啶、氮芥、甲氨蝶呤
外用糖皮质激素	具有抗炎、抗过敏、抑制免疫及抗增生作用	详见表3-5
免疫调节剂	免疫促进或免疫抑制，或免疫双向调节作用	钙调磷酸酶抑制剂（如他克莫司、吡美莫司）、Toll样受体激动剂（咪喹莫特）
促进毛发生长剂	通过扩张头皮血管，改善毛囊周围微循环，刺激毛乳头细胞表达血管内皮生长因子，抑制T细胞等机制发挥作用	米诺地尔
皮肤软化剂	通过抑制成纤维细胞和瘢痕疙瘩增殖，促进纤维化组织发生水合作用，抗血栓、改善局部微循环等不同药理作用，软化、改善增生性瘢痕和瘢痕疙瘩、硬皮病等	积雪苷、肝素钠、类肝素（又称多磺酸黏多糖）
维A酸类药物	具有调节表皮角化、抑制表皮增生和调节黑素代谢等药理作用	维A酸、异维A酸、阿达帕林、他扎罗汀等
维生素D_3类似物	维生素D_3与其受体在细胞核中结合，启动维生素D反应元件，调节角质形成细胞增殖、分化和免疫功能	他卡西醇、卡泊三醇等

（二）外用糖皮质激素

糖皮质激素作为治疗皮肤病主要的化学药物，对多种炎症和瘙痒性皮肤病都有效，外用可减少系统的不良反应，但在临床使用中仍需要对药物的特性、强度（表3-5）、影响药物经皮吸收的因素等充分掌握，避免因药物使用不当出现的局部或系统不良反应。在外用糖皮质激素的使用中，应注意：

1. 初始强度选择 皮肤病的种类和皮损的性质是需要考虑的首要因素，用药的部位也需要考虑。原则上首先应选择足够强度的激素。一般角化、苔藓化或肥厚的皮损应首选强效激素；轻度的红斑、丘疹、鳞屑性皮损，尤其是身体柔嫩部位的皮损首选弱效激素。

2. 剂型选择 根据皮损性质及部位选择。软膏透气性差，润肤性强，适合肥厚、角化及脱屑性皮损，尤其是掌跖部位者。乳膏及凝胶可用于急性、亚急性、慢性各种皮损。凝胶、洗剂及溶液剂更适合头皮及毛发浓密部位。过度肥厚的皮损激素可以封包以增加疗效。

3. 使用方法和疗程 治疗开始时选择强度合适的激素连续应用，直至症状控制。皮炎湿疹类皮肤病多在1～2周控制症状。待病情控制，即瘙痒和皮疹明显消退以后，再换用强度较初始激素强度低的激素或使用非激素制剂维持一段时间。对于某些病因已经去除的皮肤病，如接触性皮炎可以停药，而其他慢性复发性疾病，如慢性湿疹、特应性皮炎等在皮损明显消退后，可以选择下述维持治疗：①长疗程间歇疗法：可在皮损消退后，每周间歇使用1～2天，疗程半年左右，可有效减少复发；②序贯疗法：每天使用激素与非激素制剂各1次至皮损完全消退，再使用非激素制剂间歇维持。

4. 药量 指尖单位（fingertip unit，FTU）指从一个5mm内径的药膏管中，挤出一段软膏，长度为由食指的指端至远端指间关节横线间的距离，约为0.5g，可以供双侧手掌均匀涂抹一遍，据此可以推算相应皮损的用药量。

表3-5 常用糖皮质激素外用制剂强度等级表

分级	药物
弱效	0.05%地奈德软膏、乳膏、凝胶、泡沫剂及洗剂 0.1%戊酸倍他米松洗剂 0.01%氟轻松乳膏及0.05%氟轻松溶液 0.025%曲安奈德乳膏 水剂以及外用各种剂型的氢化可的松、泼尼松和地塞米松制剂*

续表

分级	药物
中效	0.1%糠酸莫米松乳膏和洗剂 0.1%丁酸氢化可的松软膏、乳膏及洗剂 0.05%丙酸氟替卡松乳膏 0.1%曲安奈德乳膏及软膏、洗剂 0.12%戊酸倍他米松泡沫 0.025%氟轻松软膏及乳膏 0.2%戊酸氢化可的松乳膏 0.05%二丙酸倍他米松洗剂 0.1%戊酸倍他米松乳膏及洗剂 0.05%丁酸氯倍他松软膏等
强效	0.1%哈西奈德乳膏、软膏及溶液 0.05%二丙酸倍他米松凝胶及软膏 0.05%丙酸氯倍他索溶液 0.025%丙酸倍氯米松软膏 0.25%去羟米松软膏剂及乳膏 0.05%卤米松乳膏 0.05%二丙酸倍他米松乳膏或软膏 0.1%戊酸倍他米松乳膏 0.05%醋酸氟轻松软膏、乳膏或凝胶及溶液 0.1%糠酸莫米松软膏 0.005%丙酸氟替卡松软膏 0.1%曲安奈德软膏 0.5%曲安奈德乳膏
超强效	0.05%丙酸氯倍他索凝胶、软膏、乳膏及泡沫剂 0.05%醋酸双氟拉松软膏 0.1%氟轻松乳膏

*如0.5%醋酸氢化泼尼松软膏、0.05%醋酸地塞米松软膏、0.025%醋酸氟氢可的松软膏等

链接

治疗指数

治疗指数是用来评价外用糖皮质激素的疗效及全身不良反应的指标。治疗指数＝治疗21天后症状改善75%～100%的患者数/下丘脑-垂体-肾上腺轴（HPA轴）受抑制的患者数。治疗指数越高，全身吸收所造成的不良反应越少。

（三）外用药物剂型

外用药物剂型，见表3-6。

表3-6 外用药物剂型

剂型	药物组成	适应证	作用	代表药物
溶液	药物的水溶液	急性皮炎有大量渗液或脓性分泌物，主要用于湿敷	具有清洁、收敛作用 湿敷有减轻充血水肿和清除分泌物及痂皮等作用 如溶液中含有抗菌药物还可发挥抗菌、消炎作用	3%硼酸溶液、0.05%～0.1%黄连素溶液、1：8000高锰酸钾溶液、0.2%～0.5%醋酸铝溶液、0.1%硫酸铜溶液等
酊剂和醑剂	药物的酒精溶液或浸液 酊剂是非挥发性药物的酒精溶液 醑剂是挥发性药物的酒精溶液	慢性皮炎及瘙痒病	外用于皮肤后，酒精迅速挥发，其中所溶解的药物均匀地分布于皮肤表面，发挥其消炎、杀菌及止痒作用	2.5%碘酊、复方樟脑醑等

续表

剂型	药物组成	适应证	作用	代表药物
粉剂	粉+药物	急性皮炎无糜烂和渗出的皮损，特别适用于间擦部位	干燥、保护和散热作用	滑石粉、氧化锌粉、炉甘石粉等
洗剂（振荡剂）	粉剂（30%～50%）与水的混合物，二者互不相溶	急性皮炎无渗液或脓液者	有止痒、散热、干燥及保护作用	炉甘石洗剂
油剂	用植物油溶解药物或与药物混合	亚急性皮炎湿疹	有清洁、保护和润滑作用	25%～40%氧化锌油、10%樟脑油等
乳剂	油和水经乳化而成。分为油包水（W/O）、水包油（O/W，也称霜剂）	亚急性或慢性皮炎、瘙痒症	油包水（W/O）有轻度油腻感，主要用于干燥皮肤或在寒冷季节的冬季使用；水包油（O/W）容易洗去，适用于油性皮肤	维生素E乳
软膏	凡士林、单软膏（植物油加蜂蜡）或动物脂肪等作为基质的剂型	慢性湿疹、慢性单纯性苔藓等疾病	具有保护创面、防止干裂的作用，软膏渗透性较乳剂更好	各种糖皮质激素软膏
糊剂	含有25%～50%固体粉末成分的软膏	有轻度渗出的亚急性皮炎湿疹，毛发部位不宜用糊剂	作用与软膏类似，因其含有较多粉剂，因此有一定吸水和收敛作用	复方氧化锌糊
硬膏	由脂肪酸盐、橡胶、树脂等组成的半固体基质贴附于裱褙材料上（如布料、纸料或有孔塑料薄膜）	慢性局限性、浸润肥厚性皮损	可牢固地粘着于皮肤表面，具有作用持久，可阻止水分散失、软化皮肤和增强药物渗透性的作用	氧化锌硬膏、肤疾宁硬膏
涂膜剂	将药物和成膜材料（如梭甲基纤维素纳、梭丙基纤维素纳等）溶于挥发性溶剂（如丙酮、乙醚、乙醇等）中制成	慢性皮炎 职业病防护	外用后溶剂迅速蒸发，在皮肤上形成一均匀薄膜	
凝胶	以有机高分子化合物和有机溶剂如丙二醇、聚乙二醇为基质配成的外用药物	急、慢性皮炎均可使用	凝胶外用后可形成一薄层，凉爽润滑，无刺激性	过氧化苯甲酰凝胶、阿达帕林凝胶等
气雾剂/喷雾剂	由药物与高分子成膜材料（如聚乙烯醇、缩丁醛）和液化气体（如氟利昂）混合制成	急、慢性皮炎或感染性皮肤病	喷涂后药物均匀分布于皮肤表面，无刺激性	

（四）外用药物使用原则

1. 正确选用外用药物的种类 外用药物的种类应根据皮肤病的病因与发病机制等进行选择，如细菌性皮肤病宜选抗菌药物，真菌性皮肤病可选抗真菌药物，变态反应性疾病选择糖皮质激素或抗组胺药。

2. 正确选用外用药物的剂型 外用药物的剂型应根据皮肤病的皮损特点进行选择，原则为：①急性皮炎仅有红斑、丘疹而无渗液时可选用粉剂或洗剂，炎症较重，糜烂、渗出较多时宜用溶液湿敷，有糜烂但渗出不多时则用糊剂；②亚急性皮炎渗出不多者宜用糊剂或油剂，如无糜烂宜用乳剂或糊剂；③慢性皮炎可选用乳剂、软膏、硬膏、酊剂、涂膜剂等；④单纯瘙痒无皮损者可选用乳剂、酊剂等。

3. 详细向患者解释用法和注意事项 应当给患者详细解释使用方法、使用时间、部位、次数和可能出现的不良反应及其处理方法等。

第2节 皮肤病的物理治疗

一、电 疗 法

1. 电解术 用电解针对较小的皮损进行电化学治疗。适用于毛细血管扩张、蜘蛛痣、脱毛。

2. 电干燥术 也称电灼术，用较高电压、较低电流强度的高频电源对病变组织进行烧灼破坏。适用于较小的浅表性损害，如寻常疣等。

3. 电凝固术 用比电干燥术电压低、电流强度大的高频电源，可使较大、较深的病变组织发生凝固性坏死。适用于较大的良性肿物。

4. 电烙术 用电热丝对皮损进行烧灼损伤。

二、光 疗 法

1. 红外线 组织吸收后产生热效应，可以扩张血管、改善局部血运、促进炎症消退、加速组织修复。适用于慢性皮肤溃疡、冻疮、硬皮病等。

2. 紫外线 长波紫外线（UVA，波长320～400nm）和中波紫外线（UVB，波长290～320nm）具有加速血液循环、促进维生素D合成、抑制细胞过度生长、促进色素生成、促进上皮再生、免疫抑制、止痒等作用。

（1）窄谱UVB（narrow-band UVB，NB-UVB） 波长（311±2）nm的UVB，由于波长范围较窄，从而防止了紫外线的许多不良反应。可用于治疗稳定期白癜风、早期原发性皮肤T细胞淋巴瘤、银屑病及特应性皮炎等。

（2）308nm准分子激光 是窄谱UVB光疗应用的进一步拓展，对于小面积的银屑病、白癜风等局限性慢性炎症性疾病有更好的疗效。

（3）光化学疗法（psoralen-ultraviolet A，PUVA） 是内服、外用光敏性药物后加照UVA使之产生光毒性反应以治疗某些皮肤病的疗法。常用于银屑病、白癜风、蕈样肉芽肿及某些难治性皮肤病（如扁平苔藓、特应性皮炎、慢性湿疹等）的治疗。由于其操作较为复杂，且长期应用有光老化、皮肤癌和白内障风险，目前已较少应用于临床。

链接

新型光疗技术——UVA1光疗

长波长UVA1（340～400nm）光疗是一种较新的疗法，由于UVA1能够比短波长的UVA2（320～340nm）和UVB（290～320nm）穿透入更深的真皮，能对T淋巴细胞和B淋巴细胞、成纤维细胞、树突状细胞和肥大细胞等多种细胞产生生物效应，因此对蕈样肉芽肿、特应性皮炎、色素性荨麻疹、局限性硬皮病等有治疗作用。且由于UVA2在引起红斑、免疫调节和致癌性方面的作用更接近UVB，目前普遍认为UVA1光疗治疗慢性疾病的安全性优于补骨脂素光化学疗法（PUVA），但由于其致癌力尚未确定，长期应用仍有光老化和光致癌风险。

三、激光和强脉冲光疗法

激光是由激光器产生的单一波长的特殊光束，方向性好、相干性强和功率高。利用激光的光热效应和光机械效应使组织或靶目标发生凝固性坏死、炭化、气化，达到治疗目的。皮肤科常用的激光方法包括激光手术、激光理疗和选择性激光治疗等。

1. 激光手术 为组织的非选择性凝固和气化，如使用二氧化碳激光器等发生高功率激光破坏组织。适用于寻常疣、尖锐湿疣、跖疣、鸡眼、化脓性肉芽肿及良性肿瘤等。

2. 激光理疗　氦氖激光和砷化镓半导体激光可促进炎症吸收和创伤修复。适用于毛囊炎、疖肿、甲沟炎、带状疱疹、斑秃、皮肤溃疡等。

3. 选择性激光治疗　近年来根据选择性光热作用理论，激光治疗的选择性作用得到明显提高，通过控制波长、脉宽等参数，使光热效应的破坏作用局限于靶损害内部，达到选择性去除色素、血管等病变组织的目的。

4. 强脉冲光技术　也是选择性光热作用理论的一种应用，使用连续的强脉冲光技术的非剥脱性疗法，可消除细小皱纹，去除毛细血管扩张、色素斑。

链接

选择性光热作用

选择性光热作用理论指的是利用光能选择性破坏组织中的特定结构，同时尽量减少对其他组织的损伤。皮肤内有三种主要的色素基团：水、血红蛋白和黑色素。其原理主要包括：选择的光波长应优先被靶色基吸收且必须能穿透皮肤足够深；光作用时间足够短以避免过量的热能向邻近结构扩散；每单位面积传递的能量（能量密度）必须足够，以发挥治疗作用，但对周围组织的附带损伤也应最小。

选择性光热作用理论的应用促使人们开发了大量的选择性激光，如Q开关Nd：YAG激光治疗色素性疾病，脉冲染料激光治疗血管性疾病，长脉冲755nm紫翠玉激光脱毛等，扩充了激光治疗的适应证，提高了疗效，并保证安全性。

四、光动力疗法

光动力疗法（photodynamic therapy，PDT）是局部或系统性应用光敏剂后，使用可见光照射以激活该药物，从而破坏靶组织的治疗方法。光敏剂在病变组织中聚集，在特定波长激光的照射下被激发，产生单态氧或其他自由基，造成组织坏死。适用于肿瘤性疾病、痤疮、病毒疣等。应用较多的光敏剂是5-氨基酮戊酸（5-aminolevulinic acid，ALA），是一种卟啉前体，一般使用氦氖激光、氩离子染料激光、脉冲激光等作为光源。新型光敏剂海姆泊芬（hemoporfin）主要用于鲜红斑痣。

五、其　他

1. 冷冻疗法　是使用液氮或二氧化碳等制冷剂产生低温使病变组织坏死以达到治疗目的的方法。冷冻治疗后可见局部组织发白、肿胀，1～2天内可发生水疱，然后干燥结痂，1周左右脱痂，适用于病毒疣、皮肤肿瘤等。

2. 微波治疗　是使用特高频电磁波以特定的辐射器作用于人体以治疗疾病的技术。主要用于血管瘤、淋巴瘤、汗管瘤等的治疗。

3. 放射疗法　是使用射线照射治疗疾病的方法，目前常用的放射源有电子束和核素治疗。核素疗法主要用^{32}P和^{90}Sr做局部敷贴治疗，治疗瘢痕疙瘩、皮肤恶性肿瘤等。

4. 水疗法　是利用水的温热作用和药物的治疗作用来治疗某些皮肤病的方法。常用的有温泉浴、药浴、中药浴、高锰酸钾浴等。适用于银屑病、慢性湿疹、瘙痒症、红皮病等。

第3节　皮肤外科治疗

皮肤外科学广义的定义是指采用有创和微创手段诊治皮肤疾患或矫正系统缺陷的一门学科，包括冷冻、激光等物理治疗，化学剥脱术，皮肤活检，手术等治疗手段；狭义则仅指手术治疗。

开展皮肤外科治疗，要求术者对伤口愈合的过程和影响因素、局部解剖学、麻醉、无菌原则及手术技术有熟悉的掌握。常用的皮肤外科手术如下。

1. 皮肤活检术 可通过刮匙刮除术、剪除活检、削刮活检、切开活检、环钻取材活检和全部切除活检等方法，获取皮损组织以进行病理检查，应根据皮损的大小、性质、可疑的疾病进行正确的取材方法的选择。

2. 皮肤肿物刮除术 是使用半锐性刮匙刮除皮肤浅表性病变的一种检测及治疗方法。适用于病毒疣、脂溢性角化、老年粟丘疹、化脓性肉芽肿、较小的皮肤肿瘤等。

3. 皮肤良性肿物切除或剥离术 切除或剥离良性皮肤肿瘤、囊肿。

4. 皮肤恶性肿物切除术 根据皮肤恶性肿瘤的组织病理学类型、浸润深度等预后因素决定切除的范围和深度，术后应完整评估切缘。对低复发风险的基底细胞癌、鳞状细胞癌，标准切除术可获得类似的临床疗效，且耗时短、费用低。

5. Mohs 显微描记手术 将切除组织立即冷冻切片进行病理检查，以决定进一步切除的范围。是高复发风险基底细胞癌、鳞状细胞癌的首选治疗方法，能对100%的肿瘤切缘进行评估，同时尽量减少对正常组织的切除。

6. 皮肤缺损的成形修复 包括单纯闭合，皮瓣、游离皮片移植等成形技术。

7. 皮肤磨削术 是使用电动磨削器或微晶体磨削皮肤，达到消除皮肤凹凸性病变的目的。适用于小范围烧伤或创伤后的瘢痕、雀斑、皮肤皱纹、表浅的皮肤良性肿瘤等。

8. 白癜风手术治疗 包括表皮移植和黑素细胞移植，适用于美观部位的稳定期白癜风皮损。

9. 毛发移植术 常用方法包括钻孔法、条状头皮法、带蒂皮瓣法和组织扩张术等，适用于雄激素性脱发。

第4节 皮肤护理

皮肤病患者的护理在治疗皮肤病的过程中起着重要的作用，良好的护理可以促进疾病尽早恢复。

一、一般护理

1. 心理护理 帮助患者消除对疾病的恐惧、忧虑及自卑心理，树立治愈的信心，积极配合治疗。

2. 饮食护理 根据患者的皮肤病及基础病的情况，适当限制部分食品的摄入，并补充治疗所需的营养素。如变态反应性皮肤病的患者，应根据其可疑的过敏原及过敏反应的强弱、性质，限制其摄入食物过敏原；酒渣鼻的患者应避免饮酒、避免辛辣刺激食物；剥脱性皮炎的患者，由于大量的蛋白质经皮屑流失，应补充蛋白质摄入。但应该注意的是，应合理、个体化地限制饮食，避免由于过度限制食物的摄入，导致营养素缺乏、贫血、儿童生长发育迟缓等。

3. 重症护理 对于重症患者应严密监测患者生命体征和皮损变化，如记录24小时液体出入量，维持水电解质平衡等。

二、局部护理

1. 患处的清洁和护理 去除坏死的痂皮、污物，厚痂不易脱落时使用凡士林或其他油剂封包，软化后轻轻剥离；使用清洁剂如生理盐水、高锰酸钾溶液清洁局部皮肤；对于有渗出的皮损进行溶液冷湿敷；大疱患者可以用针管抽吸或针刺放液尽量保持疱壁完整；毛发部位先剃毛再使用药物涂抹治疗。

2. 黏膜护理 对于有糜烂的黏膜处注意清洁和外用药物防止粘连。

三、健康教育

健康教育包括过敏药物、过敏原的登记和宣教，用药指导，皮肤护理、饮食、生活环境的指导和就诊指导等。保持皮肤清洁，养成良好的生活卫生习惯，适度参加体育活动及日光照射可增强体质。切断传染途径，对于疥疮、脓疱疮、皮肤真菌病、麻风等传染性皮肤病，须配合隔离治疗。去除过敏原等病因及诱因，防止皮肤病再发，促进皮肤康复。

（庄淑波）

第4章 细菌性皮肤病

细菌性皮肤病分为球菌性皮肤病和杆菌性皮肤病。致病菌包括葡萄球菌、链球菌、麻风杆菌、结核杆菌、非结核分枝杆菌等。近年来随着实验室诊断技术的提高，皮肤非结核分枝杆菌感染的报告增多。

案例 4-1

患者，男，38岁，农民。头、颈、胸背部红色丘疹伴痛痒1年余，吃辛辣食物和饮酒后加重。查体：头面部、颈项部、胸背部散在红色毛囊性丘疹、丘脓疱疹，部分结点状黄色脓性痂。

问题：1. 根据临床资料，患者的初步诊断是什么？

2. 请列出诊断依据。

第1节 脓 疱 疮

脓疱疮（impetigo），亦称脓痂疹，俗称黄水疮，是由金黄色葡萄球菌和（或）乙型溶血性链球菌引起的一种急性化脓性皮肤病。好发于儿童，传染性强，可在托幼机构中引起局部流行，好发于皮肤暴露部位，以夏秋季节多见。

一、病 因

病原菌为凝固酶阳性金黄色葡萄球菌，以71型及其亚型多见，少数为乙型溶血性链球菌，亦可由两者混合感染引起。

当外界环境的气温较高，皮肤出汗较多而出现浸渍时，细菌容易在皮肤上繁殖。特别是患有瘙痒性皮肤病，如痱子、虫咬皮炎、疥疮、湿疹时，皮肤的屏障作用遭到破坏，更易导致病菌侵入而发病。

二、临床表现

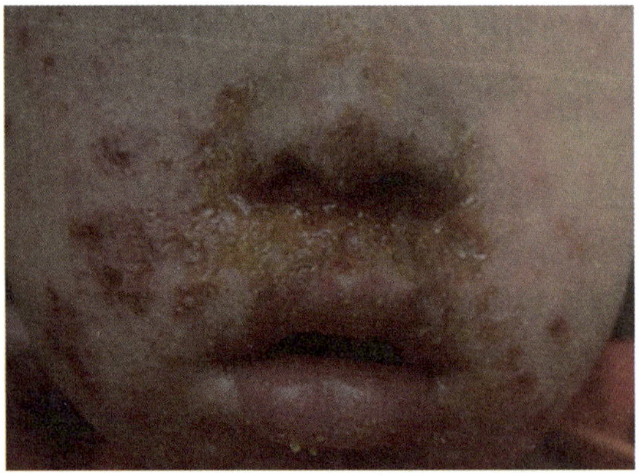

图4-1 寻常性脓疱疮

本病多见于儿童，多流行于夏秋季节。好发于暴露部位，尤以面部、四肢常见，临床上常见以下几型。

（一）寻常性脓疱疮

寻常性脓疱疮亦被称为接触传染性脓疱疮，由金黄色葡萄球菌或乙型溶血性链球菌感染引起。皮疹初期为点状红斑或小丘疹，迅速变为脓疱，粟粒至黄豆大小，疱壁薄，周围有红晕，脓疱开始紧张，以后松弛。疱破裂后可露出糜烂面，干燥后上覆有蜜黄色痂（图4-1）。常因挠抓等向周围蔓延，自觉瘙痒。

一般在5～7天后吸收，痂脱自愈。重症者可伴有发热，体温高达39～40℃，可伴淋巴结或淋巴管炎。严重时可并发败血症，由链球菌感染者还可并发急性肾小球肾炎。

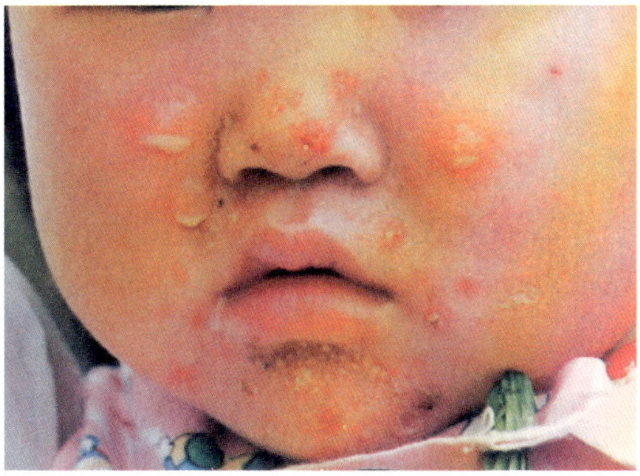
图4-2 大疱性脓疱疮

（二）大疱性脓疱疮

大疱性脓疱疮主要由金黄色葡萄球菌引起。多见于儿童，成人也可发生，特别是HIV感染者。好发于面部、躯干及四肢，偶见于掌跖。皮疹初为米粒大水疱或脓疱，迅速变为大疱，疱内容物先清澈后混浊。疱壁开始紧张，数天后渐松弛，由于体位关系，脓液常沉积于脓疱下方，呈半月形坠积状（图4-2），为本病的特征性皮疹。脓疱破裂结痂，痂脱后即愈，愈后遗留暂时性色素沉着。有时大疱中央治愈，边缘痂下脓液向四周外溢，呈环形脓疱，称为环状脓疱疮。邻近的环形脓疱可相互连接，形成回状脓疱疮。

（三）新生儿脓疱疮

新生儿脓疱疮是大疱性脓疱疮的一种异型，易发生于新生儿。起病急骤，皮疹初为豌豆至核桃大的水疱或脓疱，疱壁紧张，后松弛易破裂，疱液初清亮，后迅速变浑浊，疱破后形成红色糜烂面。好发于面部、胸部、背部、腹部及四肢，很快蔓延全身。可伴高热等全身中毒症状，易并发败血症、肺炎、脑膜炎而危及生命。

（四）深脓疱疮

深脓疱疮又称臁疮，主要由乙型溶血性链球菌引起，有时与金黄色葡萄球菌混合感染引起。多见于营养不良的儿童或老年人，常继发于虫咬皮炎、疥疮、水痘、糖尿病等。好发于小腿及臀部，偶可发生于其他部位。皮疹初起为炎性水疱或脓疱，损害逐渐扩大向深部发展，病变可深达真皮，中心坏死，表面形成黑色痂，如蛎壳状，痂脱后形成边缘陡峭的溃疡。患者自觉疼痛明显。附近淋巴结可有肿大，数目多少不定。一般无全身症状，病程2～4周或更长。

（五）葡萄球菌性烫伤样皮肤综合征

葡萄球菌性烫伤样皮肤综合征（staphylococcal scalded skin syndrome，SSSS）又称新生儿剥脱性皮炎，是由凝固酶阳性噬菌体Ⅱ组71型金黄色葡萄球菌引起的急性表皮颗粒层坏死的严重型皮肤感染。好发于3个月以内的婴儿或5岁以内儿童，偶见于肾脏疾病或免疫功能受抑制的成人。起病前常伴上呼吸道感染或咽、鼻、耳等处的化脓性感染病灶。皮疹常始发于口周及眼周，红斑迅速波及躯干及四肢。在大片红斑的基础上出现松弛性水疱，尼氏征阳性，随后表皮大面积剥脱形成红色糜烂面，似烫伤样外观，皱褶部位明显（图4-3）。痂皮脱落后口周可留有放射状裂纹。受累皮肤触痛明显。轻者1～2周皮疹干燥而痊愈，重者可因并发败血症、肺炎而危及生命。

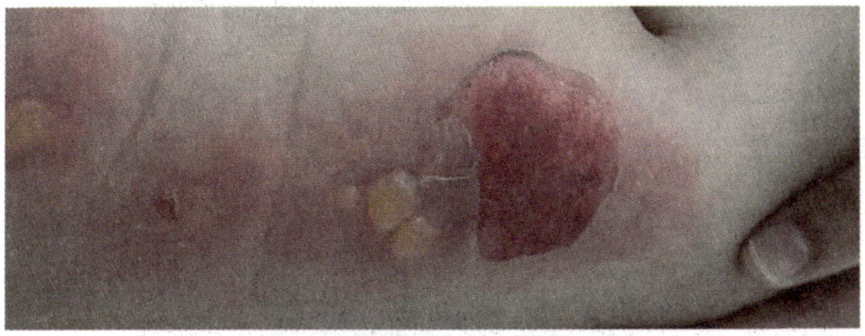
图4-3 葡萄球菌性烫伤样皮肤综合征

三、诊断与鉴别诊断

本病根据病史和典型临床表现，必要时结合细菌学检查，一般不难做出诊断和分型。

脓疱疮有时需与单纯疱疹、丘疹性荨麻疹、水痘等鉴别；葡萄球菌性烫伤样皮肤综合征应与非金黄色葡萄球菌所致的中毒性表皮坏死性松解症进行鉴别。

四、预防与治疗

（一）预防

1. 注意保持皮肤的清洁卫生，及时治疗痱子、虫咬皮炎、瘙痒性皮肤病及各种皮肤损伤。

2. 隔离消毒 婴儿室、托儿所、幼儿园如发现患病儿童，应立即隔离。患儿衣被用具等应及时清洗消毒，以防止接触传播，并对居住环境进行消毒。

（二）治疗

1. 局部治疗 对于仅有少量、局限性皮损，且无系统症状的患者，一般采取局部治疗。局部治疗包括伤口处理，如清洁、消毒去痂皮和湿敷，局部外用2%莫匹罗星或夫西地酸软膏。

2. 系统治疗 皮损广泛，全身症状较重者应及时系统使用抗生素，可选择金黄色葡萄球菌敏感的一代或二代头孢菌素类抗生素，必要时依据细菌培养及药敏试验选择用药。新生儿脓疱疮，葡萄球菌性烫伤样皮肤综合征同时应注意水、电解质代谢平衡，必要时输注血浆或人血丙种球蛋白。

第2节 毛囊炎、疖和疖病

毛囊炎、疖和疖病是一组累及毛囊及其周围组织的细菌感染性皮肤病。

毛囊炎（folliculitis）是指原发于毛囊的急性、亚急性或慢性炎症。疖（furuncle）是指毛囊深部及毛囊周围组织的急性化脓性炎症。疖多发且反复发生者为疖病（furunculosis）。

一、病　因

毛囊炎、疖和疖病主要是金黄色葡萄球菌，其次是白色葡萄球菌感染所致。糖尿病、肾炎、贫血、维生素缺乏、瘙痒性皮肤病及长期服用糖皮质激素者易于发生。皮肤不洁、搔抓、摩擦、高温潮湿多汗常为本病发生的诱因。

二、临床表现

（一）毛囊炎

毛囊炎多见于成年男性，皮疹初发为多数散在米粒大小毛囊性丘疹，呈鲜红色或深红色，周缘有炎性红晕，迅速变为脓疱，中间有毛发穿过，一般不相互融合（图4-4）。以后脓疱破裂或拔去所属毛发，可排出少量脓液或血浆。经干燥结痂，局部炎症逐渐消退，可完全治愈，也可遗留瘢痕。本病好发于头皮、项背部、四肢、外阴及臀部等多毛部位，严重时临床上可见以下表现。

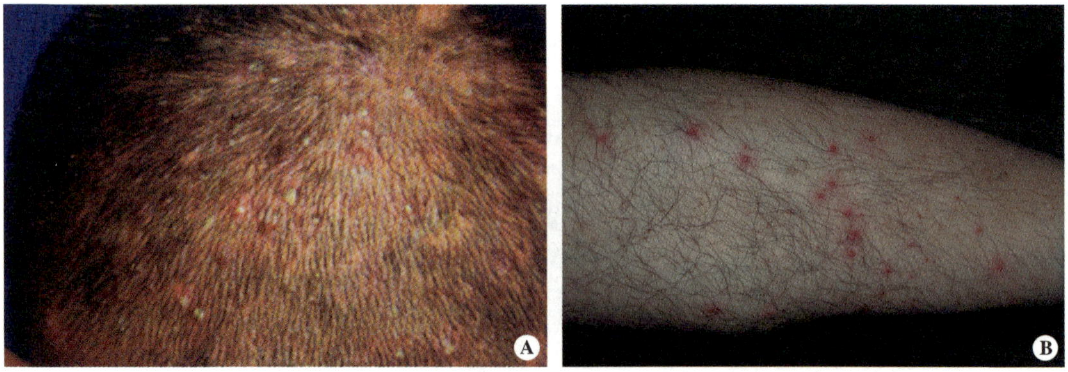

图4-4 毛囊炎

1. 秃发性毛囊炎 头发部毛囊炎治愈后，毛发呈点状到指甲大小脱落，不再生长，遗留斑秃。

2. 穿通性毛囊炎 毛囊炎多数集聚，深部融合，相互贯通。

3. 须疮 发生于胡须部，与使用不清洁的剃须刀有关。

4. 项部硬结性毛囊炎或瘢痕疙瘩性毛囊炎 发生于颈项部，愈后留有瘢痕疙瘩状硬结。

（二）疖

疖好发于头、面、颈项、背部及臀部，常为单发，也可多发。皮疹初起为毛囊性炎性丘疹，渐扩大呈圆锥形、红色硬结，局部红、肿、热、痛，数天后硬结中央变软，顶端出现白色坏死脓栓，破溃后排出脓栓与脓液，炎症渐消退，局部结痂而愈（图4-5）。附近淋巴结可肿大，重者可伴有发热、全身不适等症状，甚至可引起脓毒血症与败血症。疖多为单发，若数目较多且反复发生经久不愈称为疖病。

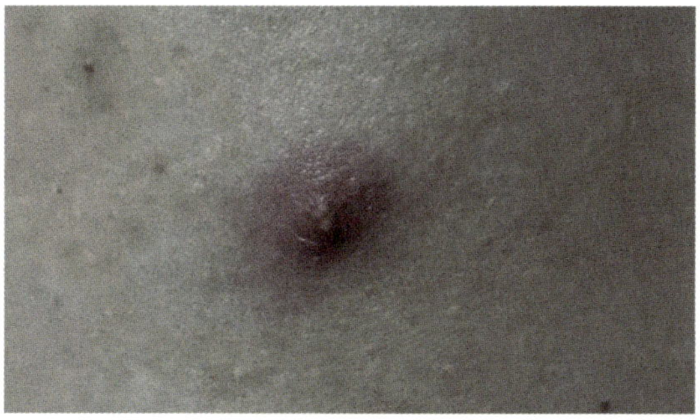

图4-5 疖

> 链接
>
> **痈**
>
> 痈（carbuncle）属临床常见的外科感染之一，中年以上好发，以老年者居多。以邻近的多个毛囊及周围皮脂腺和汗腺的急性化脓性感染为临床特征。病原菌主要为金黄色葡萄球菌，其次为链球菌等。好发于皮肤厚韧的项背部，也可见于上唇、腹壁和耻骨联合部的软组织。与疖相比，痈的病变范围广，扩散迅速，全身中毒症状明显，临床需要及早给予抗生素等系统治疗。痈在中医学属于“疽”的范畴。

三、诊断与鉴别诊断

根据临床表现、发疹部位、发疹特点等易于诊断。毛囊炎与疖的不同之处在于毛囊炎病变部位浅而小，而疖系深毛囊炎和毛囊周围炎，有中心脓栓。

细菌性毛囊炎需与其他感染性毛囊炎，如真菌性、病毒性、蠕形螨性毛囊炎，以及其他丘疹、脓疱性皮肤病，如寻常痤疮、酒渣鼻、药物性毛囊炎、化脓性汗腺炎等相鉴别。

四、治　疗

1. 一般防治 注意皮肤清洁卫生，防止外伤，积极治疗原发疾病，增强机体免疫力，避免长期使用糖皮质激素或免疫抑制剂。

2. 局部治疗 杀菌、止痒，保持干燥。可用莫匹罗星软膏或聚维酮碘溶液外涂，也可用5%新霉素软膏、夫西地酸乳膏。

3. 系统治疗 多发性毛囊炎及较严重的疖，可选用口服耐酶青霉素类、头孢菌素类、大环内酯类或喹诺酮类抗生素。最好根据细菌培养或药敏试验结果选用敏感抗生素，必要时可考虑静脉给药。

> 链接
>
> **金黄色葡萄球菌**
>
> 金黄色葡萄球菌（金葡）是多种皮肤或软组织感染性疾病的主要致病菌。可分为耐甲氧西林金黄色葡萄球菌（MRSA）和甲氧西林敏感金黄色葡萄球菌（MSSA），近些年临床诊疗中发现，金葡的检出率不断升高，其中MRSA占比高，且呈逐年升高趋势。MRSA对青霉素几乎完全耐药，对阿奇霉素、克林霉素、红霉素、克拉霉素也有较高的耐药性。当怀疑或培养出MRSA时可选择多西环素、米诺环素、复方磺胺甲噁唑；MSSA可选耐酶青霉素或一代头孢。

第 3 节　皮肤结核病

皮肤结核病（cutaneous tuberculosis）是由结核分枝杆菌感染所致的慢性皮肤病。常伴发内脏结核，病程缓慢，可多年不愈。

一、病因与发病机制

病原菌大多数为人型结核分枝杆菌，少数为牛型结核分枝杆菌。皮肤结核病可分为两大类：真正的皮肤结核病，即结核分枝杆菌直接感染病变部位皮肤所致，通过涂片、培养、病理原位杂交可在受累皮肤中检出分枝杆菌；结核疹，是结核分枝杆菌抗原诱发的超敏反应，在皮疹处无法检出分枝杆菌。

结核分枝杆菌直接感染皮肤的途径如下。

1. 外源性感染　结核分枝杆菌通过皮肤或黏膜轻微损伤而感染。

2. 内源性感染　患者体内器官或组织已有结核病灶，免疫力低下时，病灶内结核分枝杆菌通过血行、淋巴系统或由邻近结核病灶直接传播到皮肤，或由呼吸道或消化道将结核分枝杆菌排至口腔及肛门附近皮肤或黏膜而发病。

皮肤结核患者往往伴有体内其他器官结核，其中以肺结核为常见。营养不良、卫生条件差者易于发病。机体对结核分枝杆菌免疫反应的不同及入侵病菌数量的多少、毒力的强弱等均可影响本病的发生和发展。

二、临床表现

由于感染结核分枝杆菌的数量、毒力、传播途径的不同及机体抵抗力的差异，临床表现可不同。

（一）寻常狼疮

寻常狼疮（lupus vulgaris）最常见，好发于面部，尤其是鼻、面颊部，其次是颈部、臀部及四肢，易侵犯儿童及青少年。由邻近组织的结核病灶蔓延至皮肤或因淋巴引流及血液感染所致。皮疹为红褐色或棕褐色粟粒至黄豆大小的结节，称狼疮结节。结节呈半透明状，表面柔软，菲薄如纸，用探针稍用力即可刺入，容易贯通，称探针贯通现象。玻片压时呈棕黄色，如苹果酱颜色，称之为苹果酱现象。结节可增大增多，常融合成大片红褐色浸润性损害，结节可自行吸收而消退，但易溃破后形成溃疡，溃疡愈后成萎缩性瘢痕，在瘢痕上又可出现新的结节，再破溃形成溃疡。新旧皮损并存是本病的一个特征（图4-6）。病程可达数年或数十年。

寻常狼疮的组织病理主要为真皮浅层的结核肉芽肿，浸润细胞主要为淋巴细胞、上皮样细胞和巨细胞等，中央可见干酪样坏死。

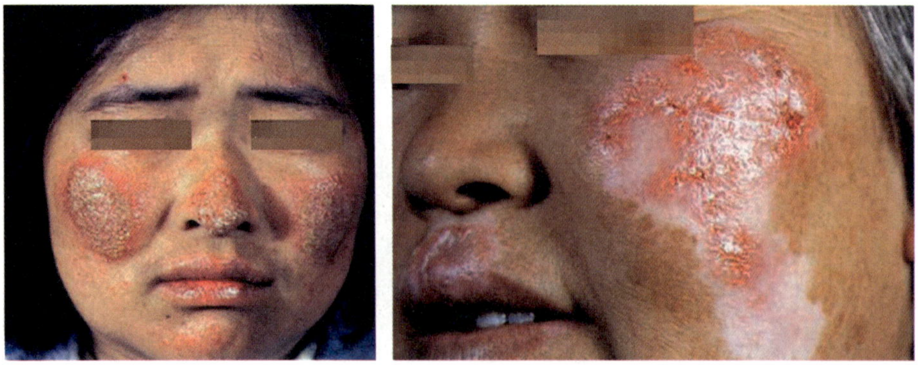

图 4-6　寻常狼疮

（二）疣状皮肤结核

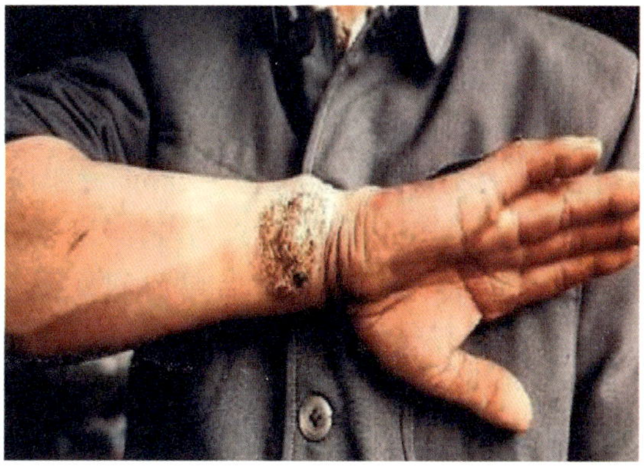
图4-7　疣状皮肤结核

疣状皮肤结核（tuberculosis verrucosa cutis）多见于成年男性，常见于暴露部位，以指背、手背、前臂及臀部等处多见。最初在感染处出现暗红色坚硬的丘疹，逐渐增多、增大发展成小结节，融合成斑块，表面角化，粗糙不平，周围轻度炎性红晕，发展缓慢，逐渐隆起形成疣状或乳头状外观，表面有灰白色黏着性鳞屑或痂皮，挤压时排出脓液，涂片可查到结核杆菌。结节向周围扩展，中央形成萎缩性瘢痕，边缘呈疣状隆起，外围有红晕，称三廓征（图4-7）。本病病程缓慢，多限于局部，附近淋巴结肿大，自觉微痒。

疣状皮肤结核组织病理主要为表皮疣状增生，呈假性上皮瘤样增生，表皮有极显著的棘层肥厚、角化过度和角化不全，表皮深层有许多中性粒细胞及微脓肿形成，真皮有结核样肉芽肿，很难查到抗酸杆菌。

（三）硬红斑

硬红斑（erythema induratum）已少见，多发生于青年女性，常与其他内脏结核并发。因其损害中很难查到结核杆菌，且抗结核治疗常无效，故对本病病原存有争议。皮疹好发于小腿屈侧，数目少，常对称分布，初起为豌豆至蚕豆大皮下结节，以后逐渐增大并与皮肤粘连，呈暗红或紫红色，数周后渐软化破溃，形成不规则形较深溃疡，排出淡黄色带有干酪样物质的稀薄脓液，愈后遗留有萎缩性瘢痕及色素沉着。病程慢性，易复发。

（四）丘疹坏死性结核疹

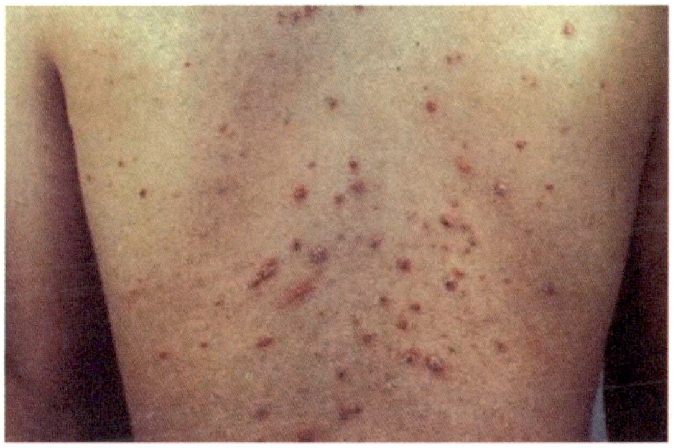
图4-8　丘疹坏死性结核疹

丘疹坏死性结核疹（papulonecrotic tuberculid）现已少见。好发于青年女性。一般由体内结核杆菌经血行播散至皮肤或为结核感染所致的免疫复合物引起的闭塞性或肉芽肿性血管炎。常发于四肢伸侧，其次为臀部及躯干，对称分布，有群集倾向。皮疹初起为淡红色至鲜红色粟粒大丘疹，渐增至高粱粒至豌豆大，颜色渐呈褐色或暗红。多数丘疹中心坏死，干涸结痂，去痂后可见小溃疡，愈后留下萎缩性瘢痕（图4-8）。病程慢性，皮疹常成批发生，尤以春秋季为重。

三、诊断与鉴别诊断

根据各型皮肤结核的临床特点，结合组织病理学检查、病原学检查可做出诊断。若诊断皮肤结核病，应进行皮肤外结核感染相关评估。需与盘状红斑狼疮、疣状扁平苔藓、着色芽生菌病、孢子丝菌病、放线菌病、结节性红斑、毛囊性脓疱疮及皮肤变应性血管炎相鉴别。

四、预防与治疗

积极做好防结核工作，普及新生儿接种卡介苗。对易感人群定期进行健康检查，早期发现结核病。皮肤结核病的治疗和其他的器官结核一样，遵循早期、足量、规则、联合、全程的抗结核用药原则。

1. 系统治疗 世界卫生组织（WHO）推荐的标准结核病治疗方案包括2个月强化治疗和4个月维持治疗。强化治疗包括乙胺丁醇、异烟肼、利福平、吡嗪酰胺四联药物治疗，维持治疗为异烟肼和利福平二联药物治疗，如异烟肼可疑耐药，则维持阶段用吡嗪酰胺替代。对于皮损泛发、合并骨结核等内脏结核和HIV阳性的患者，维持治疗时间需延长。治疗期间，需注意予B族维生素预防异烟肼引起的周围神经病变，还需注意患者胃肠道、眼部、神经系统的不良反应，且需监测血常规、肝肾功能。

2. 局部治疗 可用5%异烟肼软膏、1%利福平软膏、15%～20%对氨基水杨酸软膏；寻常狼疮、疣状皮肤结核等早期较小的孤立性皮损可行手术切除；根据皮损性质和大小选用激光、电凝、冷冻等。

第4节 皮肤非结核分枝杆菌病

皮肤非结核分枝杆菌病是由非结核分枝杆菌（non-tuberculous mycobacteria，NTM）感染所致的皮肤病。主要侵犯皮肤黏膜，也可侵蚀或播散至系统器官，以骨骼受累最为常见。临床表现缺乏特异性，在无菌种鉴定结果的情况下，可长期被误诊，临床应高度警惕。

一、病因与病理

NTM是指除结核分枝杆菌复合群和麻风分枝杆菌以外的其他分枝杆菌属，伯杰系统细菌学手册将其分为快速生长型和缓慢生长型两大类，为部分致病菌或条件致病菌，广泛存在于水（包括天然水及饮用水供水系统）、土壤、灰尘等自然环境中。

引起皮肤病变的主要菌种有海分枝杆菌、溃疡分枝杆菌、脓肿分枝杆菌、龟分枝杆菌、偶发分枝杆菌，其次为鸟分枝杆菌复合体、嗜血分枝杆菌、堪萨斯分枝杆菌、苏尔加分枝杆菌等。NTM可通过皮肤或黏膜损伤侵入人体，相当部分病人并发有免疫缺陷疾病，也可见于无免疫缺陷人群。

病理改变包括渗出、增生和坏死性病变，新旧病灶常在同一病例中交替存在，其主要病理表现为肉芽肿性病变和非特异性慢性化脓性炎症。

二、临床表现

皮肤非结核分枝杆菌病的临床表现多种多样，开始表现为局部皮肤发红、肿痛和硬结，可持续1～2年；继而形成皮下及软组织脓肿并破溃，脓肿为冷脓肿，脓液较为稀薄，干酪样坏死物较少，甚至侵犯局部骨与关节组织，造成骨质破坏；病变进展与愈合交替，长期迁延不愈。以下是引起皮肤非结核分枝杆菌病的主要菌种及其表现。

（一）海分枝杆菌

海分枝杆菌感染（图4-9）又称游泳池肉芽肿，国内皮肤科此菌感染常见。多见于在游泳池或海水中游泳者或与生鱼接触者，好发于易受外伤的部位，手部较常见，潜伏期约3周。皮损开始在破损口，然后沿淋巴管播散，可于前臂、上臂出现线状排列的结节或斑块，类似孢子丝菌病。皮损为紫红色或暗红色丘疹、结节和斑块，皮温不高，疼痛也不剧，病程慢性，一般没有全身症状。

（二）脓肿分枝杆菌、龟分枝杆菌和偶发分枝杆菌

脓肿分枝杆菌、龟分枝杆菌和偶发分枝杆菌属于快速生长分枝杆菌。

脓肿分枝杆菌感染在国内皮肤科常见，多发生在污染的注射部位（如肉毒素注射、溶脂针注射）或手术切口部位。皮损早期常为皮下红斑、肿块，很快发展成局限性和多发性脓肿，冷脓肿是其特点，有不愈性溃疡。

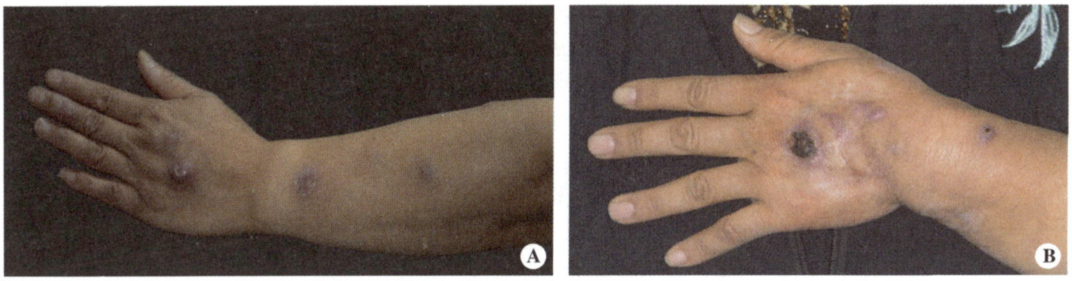

图4-9 海分枝杆菌感染

A. 线状排列；B. 暗红色斑块

龟分枝杆菌感染多表现为外伤或手术部位的皮肤软组织脓肿或结节，在免疫抑制的个体中可引起播散性病变。其临床表现与脓肿分枝杆菌类似，但脓肿分枝杆菌是我国肺非结核分枝杆菌病最常见的病原体，而龟分枝杆菌病肺病较少见。

偶发分枝杆菌感染大多为创伤或手术部位的单一皮下结节，也可以表现为丘疹、斑块、结节、毛囊炎、脓肿。

（三）溃疡分枝杆菌

溃疡分枝杆菌所致皮损多在四肢，也可在躯干、头颈。皮肤往往先出现无痛性肿胀，然后在皮肤表面形成结节，或为小丘疹，或为斑疹；经过数周至数月，病变中心破溃形成溃疡，溃疡向四周和深部扩展，皮肤和皮下脂肪大量坏死，底部表面覆盖黄色坏死物，并有较多的淡黄液体渗出，溃疡边缘呈潜行性，周围皮肤隆起变硬，色素沉着。溃疡可持续十几年或更长时间。当压迫或侵犯神经时可引起疼痛；累及骨骼时，可引起特异性骨髓炎。很少伴有系统性病变。

（四）其他

堪萨斯分枝杆菌、苏尔加分枝杆菌及嗜血分枝杆菌可引起皮肤播散性和多中心结节病灶，往往为全身播散性皮肤非结核分枝杆菌病的一部分。鸟型分枝杆菌复合体引起的原发皮肤感染表现为四肢皮下结节或溃疡，鸟型分枝杆菌复合体也是播散性NTM感染最常见的病原体，通常见于艾滋病患者。

三、实验室检查

1. 涂片镜检 推荐荧光染色法，但不能鉴别结核分枝杆菌和NTM。注意快速生长型分枝杆菌易出现假阴性结果。

2. NTM培养 是诊断的金标准，但耗时长且培养条件多。

3. 菌种鉴定 分子诊断技术中的直接同源基因或序列比较方法是目前菌种鉴定的金标准；基质辅助激光解析电离化具有分辨率高、快速、准确、需要菌量少的优点。

四、诊断与鉴别诊断

皮肤非结核分枝杆菌病的临床表现多种多样，当患者有外伤史、接触污物或可疑性水源史，已排除其他疾病，在确保标本无外源性污染的前提下，病变部位穿刺物或活检组织NTM培养和（或）分子生物学检测阳性，即可诊断。本病应与结节病、着色真菌病、放线菌病、孢子丝菌病等相鉴别。

五、治　　疗

皮肤非结核分枝杆菌病治疗上仍参考肺部感染的治疗方案（表4-1）。常见的治疗方案应在细菌培养与鉴定及药敏结果的基础上，选择多种抗菌药联合治疗，疗程长，一般3个月至数年，治疗中应注意对肝肾功能的影响。部分患者须联合外科手术治疗。

表4-1 皮肤非结核分枝杆菌病相关治疗方案

细菌名称	治疗方案	耐药情况
脓肿分枝杆菌复合群	对大环内酯类（首选克拉霉素/阿奇霉素）、阿米卡星、头孢西丁、亚胺培南、LNZ敏感，尚无标准治疗指南	对一线抗结核药天然耐药
偶发分枝杆菌	对大环内酯类、四环素类、磺胺类、喹诺酮、LNZ敏感，两种抗生素联合治疗4～6个月；单一病变者可选择手术	对一线抗结核药、CFZ、头孢西丁耐药
龟分枝杆菌	对大环内酯类、LNZ、亚胺培南敏感，至少2种药物联合治疗4个月以上	对一线抗结核药、头孢西丁、四环素和复方磺胺甲噁唑耐药
鸟分枝杆菌复合群	大环内酯类（首选克拉霉素）、RIF、EMB联合间歇性给药6～12个月；氟喹诺酮类替代治疗的疗效和安全性尚不清	克拉霉素单药使用易耐药，对莫西沙星耐药
溃疡分枝杆菌	RIF联合STR、克拉霉素或莫西沙星两药治疗8周，若4周后疗效不佳则考虑外科治疗；深在溃疡需手术治疗	对INH、EMB和乙硫异烟胺耐药
海分枝杆菌	克拉霉索、四环素和甲氧嘧啶磺胺甲噁唑单药治疗3～6个月，严重感染时RIF和EMB联合治疗1～2个月；深部感染考虑手术	对INH、PZA、STR耐药
嗜血分枝杆菌	首选大环内酯类联合氟喹诺酮类药物；较严重病例可联合RIF多药治疗，必要时手术	对INH、EMB、STR耐药
堪萨斯分枝杆菌	RIF联合克拉霉素、莫西沙星、CFZ或LNZ治疗，对INH、EMB、环丙沙星和阿米卡星中度敏感	对PZA耐药

CFZ，氯法齐明；EMB，乙胺丁醇；INH，异烟肼；LNZ，利奈唑胺；PZA，吡嗪酰胺；RIF，利福平；STR，链霉素

（雷　鸣）

第5章
病毒性皮肤病

病毒性皮肤病是指由病毒感染所致的皮肤黏膜病变。依据感染途径、病毒生物学特征和对组织的亲嗜性不同，表现为系统感染、局限于皮肤的感染和系统感染伴皮肤黏膜损害。依据病毒性皮肤病的不同临床特点，分为以下3型。

（1）新生物型　由人类乳头瘤病毒引起，皮损呈疣状增生，如寻常疣、扁平疣、跖疣、尖锐湿疣等。

（2）疱疹型　由疱疹病毒和痘病毒引起，皮损以水疱为主，如单纯疱疹、带状疱疹、水痘、天花等。

（3）红斑发疹型　多由RNA病毒引起，皮损以红斑、斑丘疹为主，如麻疹、风疹、传染性红斑等。

案例 5-1

患者，女，20岁。连续数天劳累后于2天前出现低热、咳嗽，1天前口唇出现红斑，上有簇集米粒大小透明水疱，轻度瘙痒，皮损无疼痛，无患侧牙痛、头痛、耳部疼痛。曾有类似症状。

问题： 1. 请根据以上资料提出初步诊断。

2. 试述治疗方法。

第1节　病　毒　疣

病毒疣是由人乳头瘤病毒（human papilloma virus，HPV）感染皮肤黏膜所引起的良性赘生物，临床上分为寻常疣、扁平疣、跖疣、生殖器疣（尖锐湿疣）等。

一、病因与发病机制

HPV属乳头瘤病毒科，为无包膜的双链DNA病毒，直径45～55nm，其衣壳由两种编码的蛋白即主要结构蛋白L1和次要结构蛋白L2构成。基因组全长8kb，分早期区、晚期区和非编码区，早期区编码的蛋白与病毒持续感染和致癌作用有关。

本病传染源为患者和健康带病毒者。主要通过直接或间接接触传染，肛周、生殖器疣大多通过性接触传染。外伤或皮肤破损是HPV感染的一个重要因素。人群普遍易感，可发生在任何年龄，但婴幼儿少见，随着年龄的增长，发病率逐渐增高，到青壮年时期最高。全年均可发生，无性别和种族差异。近年来肛周生殖器的发病率有明显增长趋势。

HPV通过皮肤黏膜微小破损进入上皮细胞内（特别是基底层细胞）并复制、增殖，导致上皮细胞异常分化和增生，形成上皮良性赘生物。

二、临床表现

一般潜伏期为6周至2年。临床上常见类型如下。

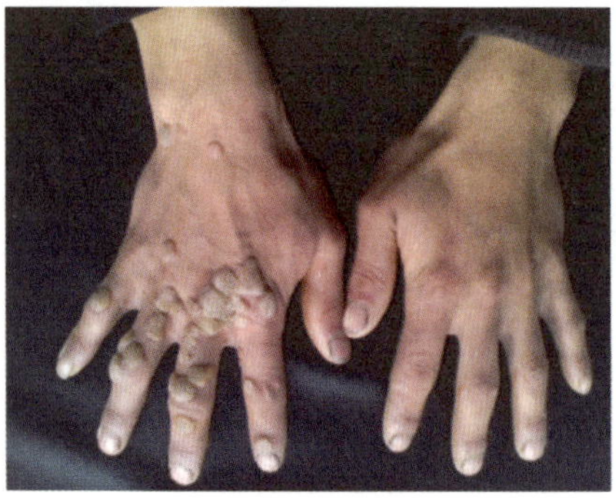

图5-1 寻常疣

（一）寻常疣

寻常疣，中医称千日疮，俗称刺瘊、瘊子等。皮损初为针尖大的丘疹，渐渐扩大到豌豆大小或更大，表面粗糙，角化明显，隆起，触之坚硬，灰白色或浅褐色，呈乳头瘤状（图5-1）。皮疹数目不定，可单发或多发，亦可融合成片。特殊类型有：发生在甲周者称甲周疣；发生在甲床者称甲下疣；疣体细长突起伴顶端角化者称丝状疣，好发于颈、额、眼睑及腋下；发生于头皮及趾间的疣体表面常有参差不齐的突起，称指状疣。病程发展缓慢，约65%的寻常疣可在2年内自然消退，5年自然清除率可达90%。

（二）跖疣

跖疣为发生于足底的寻常疣，掌趾前部多见。外伤、摩擦、足部多汗等可为其发病的诱因。皮损初为一细小发亮的丘疹，渐渐扩大到黄豆大或更大，因位于足底受压部位，常呈扁平丘疹，表面粗糙，境界清楚，周围绕以增厚的角质环，若用小刀削去角质，可见其下方疏松的灰白色角质软芯和小黑点，此为真皮乳头的毛细血管破裂所致（图5-2）。病程慢性，疣体受压时可自觉疼痛，可自然消退。

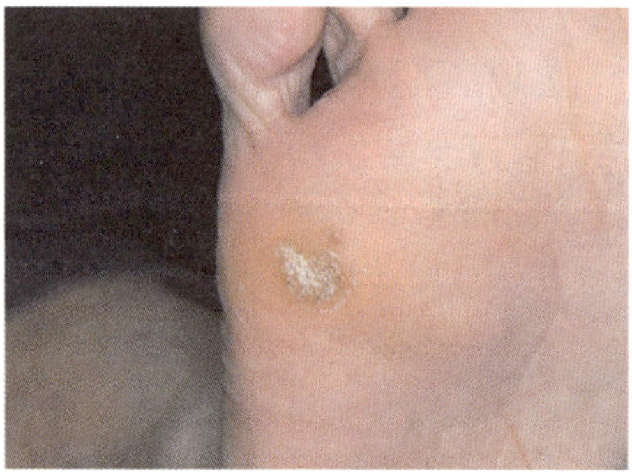

图5-2 趾疣

（三）扁平疣

扁平疣又称青年扁平疣，好发于青少年。典型皮损为粟粒大至绿豆大扁平隆起性丘疹，表面光滑，质硬，呈圆形或椭圆形，正常肤色或淡褐色。大多骤然出现，皮疹数目不一，可稀疏散在分布，也有的密集成群。搔抓后可沿抓痕分布呈串珠状排列，即自体接种反应或称Koebner现象。病程呈慢性经过，多可自行消退，少部分患者可复发。

三、诊断与鉴别诊断

根据各种疣的临床表现、发病部位及发展情况，必要时结合组织病理学检查，诊断不难，但需与下列一些疾病进行鉴别。

1. 寻常疣需与疣状皮肤结核相鉴别 疣状皮肤结核为不规则的疣状斑块，四周有红晕。

2. 跖疣需与鸡眼相鉴别 鸡眼压痛明显，表面光滑。

3. 扁平疣需与扁平苔藓相鉴别 扁平苔藓儿童少见，好发在四肢屈侧，面部少见，瘙痒明显，常有黏膜损害，皮损呈紫红色，有白色细纹（Wickham纹）。

四、预防与治疗

（一）治疗

以局部治疗为主。

1. 局部治疗 目前多采用物理疗法和外用药物治疗。

（1）物理疗法 冷冻、激光、电灼、刮除等都是有效的治疗方法，适用于皮损较少者，皮损数目较多者可以分批次治疗。

（2）外用药物治疗 不宜采用物理治疗的患者，可根据不同情况选择外用药物及使用方法。可选用抗病毒、角质剥脱或腐蚀性外用药。如：5%氟尿嘧啶软膏、3%酞丁胺二甲基亚砜擦剂，每天2～3次，点涂疣体表面。先用温水浸泡皮疹处，刮除角质层，再点涂药物，疗效较好。

2. 系统治疗 疗效常不肯定，多用于皮损数目较多或久治不愈者。

（二）预防

注意劳动保护，防止受伤。患者应避免搔抓疣体，以免将病毒包涵体传染给他人或自身接种传染。

第2节 传染性软疣

传染性软疣（molluscum contagiosum，MC）是一种由传染性软疣病毒感染引起的具有较强传染性的病毒性皮肤病，俗称水瘊子。

一、病因与发病机制

传染性软疣病毒属DNA病毒中的痘病毒，可分为四型，均可致病。本病毒主要通过直接接触传播，也可通过自身接种或性接触传播，污染物传染不多见。免疫功能健全的儿童传染性软疣病程具有自限性，发生于成人时多见于性活跃和免疫功能缺陷人群。

二、临床表现

多见于儿童、性活跃人群及免疫功能低下者，潜伏期1周至6个月。可发生于皮肤表面任何部位，好发于皱褶部位、四肢、侧躯干、面部及外生殖器等。皮疹为粟粒至黄豆大的半球形坚实丘疹，呈灰白或珍珠色，表面有蜡样光泽、中央有脐凹，挑破顶端后，可以挤出乳白色奶酪样物质，称为软疣小体。皮疹散在或成群分布，但不融合，陆续出现，体积达蚕豆大者，称巨型软疣。患者无自觉症状，少数伴轻度瘙痒，呈慢性经过，多数在6～9个月停止发展（图5-3、图5-4）。

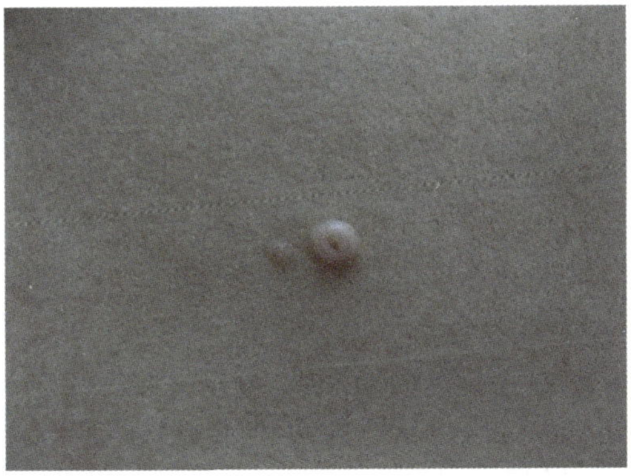

图5-3 传染性软疣

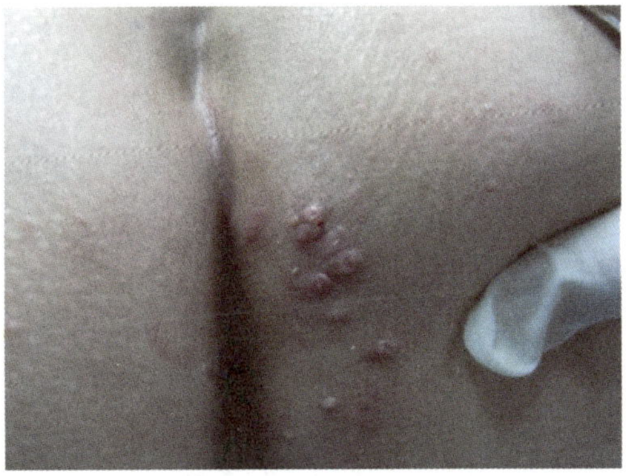

图5-4 特应性皮炎患儿的传染性软疣

在儿童特应性皮炎患者中，发病率高且易泛发，可继发感染形成局部红肿或脓疱。在艾滋病、白血病等患者中可发生广泛性传染性软疣。

三、诊断与鉴别诊断

根据蜡样光泽的圆形或半球形丘疹、中央有脐凹、可挤出奶酪样物质等临床表现易于诊断，必要时可做病理检查。单个较大的皮损需与基底细胞癌、角化棘皮瘤、寻常疣、幼年黄色肉芽肿等鉴别。

四、预防与治疗

（一）预防

保持皮肤清洁卫生，勤换衣裤，病期及治疗中内衣应煮沸消毒；避免搔抓，勿共用洁具，防止自身接种和传染他人；多食富含维生素和蛋白质的食物，以提高机体免疫力。

（二）治疗

以局部治疗为主。

1. 人工刮除疗法　碘伏消毒疣体后，用镊子或小号弯止血钳夹破疣顶，挤出乳白色奶酪状物质，点涂3%～5%碘酊。多数疣体治疗1次即愈，疗效较好。为配合治疗，儿童患者可在治疗前使用表面麻醉剂，例如2%利多卡因凝胶，或者丁卡因凝胶局部封包，减轻治疗时疼痛。

2. 体积较大者可采用冷冻疗法。

3. 儿童局部外用斑蝥素安全有效，无痛无创，但需要多次回访。

4. 疣体较小且泛发者可用10%碘酊或者3%酞丁胺外涂，每天1～2次。如合并细菌感染者应用抗生素，待感染消除后再用以上的方法治疗。

第3节　单纯疱疹

单纯疱疹是由单纯疱疹病毒（herpes simplex virus，HSV）感染所致的病毒性皮肤病，中医称之为火燎疮、热疮。HSV可引起口唇和生殖器部位的原发性和复发性水疱。

一、病因与发病机制

HSV是一种双链DNA病毒，分为1型和2型，有嗜皮肤性和嗜神经性，在细胞核内复制，形成细胞核内包涵体。人是单纯疱疹病毒唯一的自然宿主。HSV-1型主要通过直接接触被污染的唾液或者其他体液传播，侵犯生殖器以外的皮肤和黏膜，近年来HSV-1引起的生殖器疱疹也有所增加；HSV-2型侵犯生殖器部位的皮肤和黏膜，由性接触传播。病毒能在感染部位复制，并经神经轴突逆行转运入神经节背侧根潜伏直至被再激活。

二、临床表现

单纯疱疹临床上分为原发型和复发型两种。

（一）原发型

较少见，易出现疱疹性龈口炎。多见于1～5岁儿童，潜伏期3～5天，在皮肤黏膜发生损害前，常伴随一系列前驱症状，例如淋巴结肿痛、乏力、厌食、流涎、发热及局部疼痛、触痛、烧灼感。起初在舌、咽、腭、颊黏膜等处，红斑基础上发生疼痛性群集性水疱，可出现脐凹，破裂后形成浅表性糜烂、疼痛性小溃疡，易出血，病程约2周。男性同性恋者可引起男性肛门直肠炎，在HIV感染患者中，单纯疱疹（图5-5）病毒感染后常表现为慢性溃疡。

接种性单纯疱疹是由于单纯疱疹病毒接种于擦伤或者正常皮肤所致，若接种于指尖，则发生深在性疼痛性水疱，呈蜂窝状外观或者水疱融合后变为大疱，称疱疹性瘭疽（图5-6），易被误诊为化脓性感染，多见于牙科医生、护士、摔跤运动员。

疱疹性湿疹（卡波西水痘样皮疹）是广泛感染病毒后的湿疹，通常是特应性皮炎儿童原发性HSV-1感染的表现，皮肤中抗菌肽的表达降低，这可能是这些患者疱疹病毒易感性的一个因素。暴露于单纯疱疹病毒几天后，特应性皮炎的发作部位（尤其是面部）出现大量小水疱，持续进展，小疱变成脓疱，中间有脐凹（图5-7）。

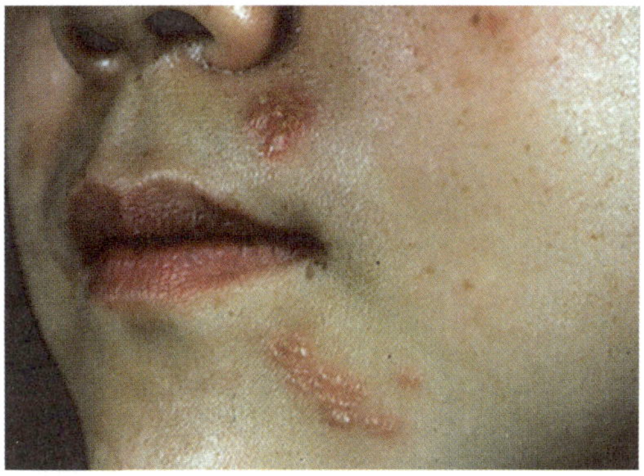

图5-5 单纯疱疹

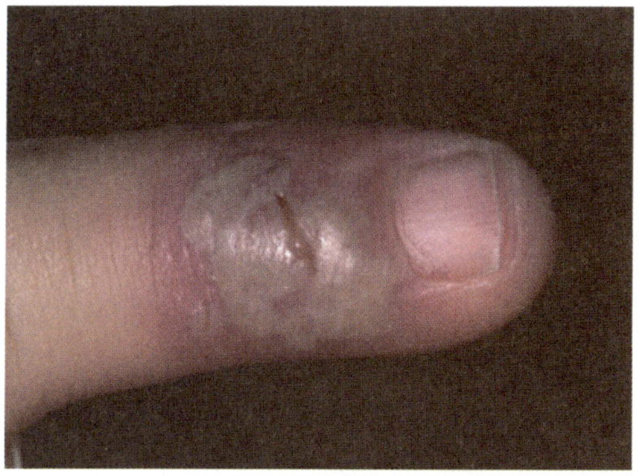

图5-6 疱疹性瘭疽

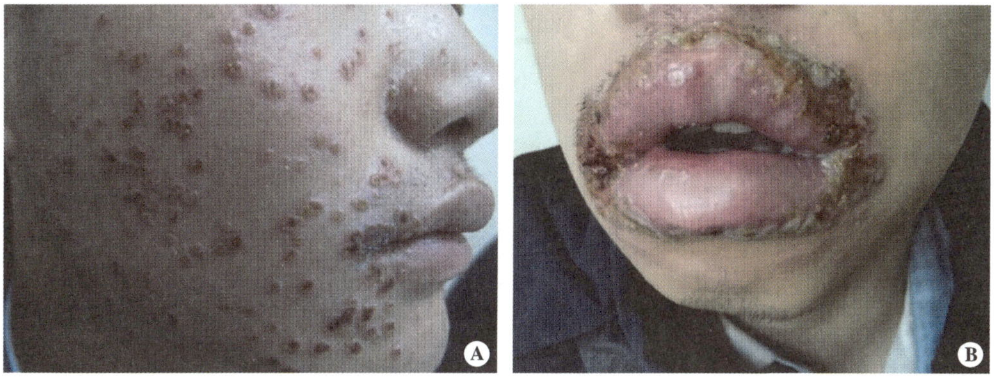

图5-7 疱疹样湿疹

A. 伴特应性皮炎病史；B. 伴唇炎病史

（二）复发型

在一些因素诱发下，单纯疱疹在同一区域有多次复发倾向，多见于成年人，一般无全身症状，面部和生殖器部位最常见。生殖器疱疹的复发率更高，其中HSV-2感染复发率高达95%，HSV-1感染复发率为50%左右。30%～50%好发于口角、唇缘、鼻孔等皮肤与黏膜的交界处。初起时局部有灼热、瘙痒和紧张感，数小时后发生红斑，继之出现针头大或稍大的密集成簇的小水疱，疱液先澄清后混浊，数天后破裂，干燥结痂，1～2周自愈。水疱数量、严重程度、持续时间均较原发感染减轻。

三、诊断与鉴别诊断

根据群集性小水疱、好发于皮肤黏膜交界部位、易复发、自觉灼热瘙痒等特点，一般不难诊断。刮取早期皮损进行Tzanck涂片，在疱疹损害处可发现上皮多核巨细胞，进行病毒培养、直接荧光抗体测定、血清抗体测定、PCR法检测有助于疑难患者的诊断。需与带状疱疹、脓疱疮、多形红斑、白塞病进行鉴别。

四、预防与治疗

（一）预防

HSV感染的预防值得特别关注，在无症状排毒期，70%～80% HSV可传播人，禁欲是目前预防生殖器疱疹唯一确切有效的方法，即使使用避孕套也可以传播，除早期抗病毒治疗以外，对患者进行生殖器疱疹预防知识的教育十分必要。

（二）治疗

治疗以抗病毒、缩短病程、防止继发感染和并发症、减少复发为原则。

1. 局部治疗 局部治疗禁用糖皮质激素软膏，可用3%阿昔洛韦软膏、1%喷昔洛韦软膏、0.5%酞丁胺搽剂或者炉甘石洗剂等。继发感染者外搽莫匹罗星软膏及金霉素软膏，如有较多渗出时宜选用3%硼酸溶液或0.025%～0.05%硫酸锌溶液湿敷。当发生疱疹性口炎、眼炎时，应注意局部清洁杀菌。

2. 系统治疗 系统用药适用于严重的或者潜在严重的原发性单纯疱疹感染。首选核苷类抗疱疹病毒药。阿昔洛韦每次0.2g，每天5次；或伐昔洛韦每次0.5g，每天2次；或泛昔洛韦每次0.25g，每天3次。疗程7～10天。对阿昔洛韦耐药的患者，可考虑系统性应用膦甲酸钠治疗。对频繁复发者（每年在6次以上），可用病毒抑制疗法：阿昔洛韦0.4g，每天2次，或伐昔洛韦每天0.5g，连服4～12个月，可减少复发次数。新生儿单纯疱疹应尽早用阿糖腺苷或阿昔洛韦注射。

链接

疱疹病毒与机体免疫力

参照皮损蔓延的特点，希腊学者首次将“疱疹”这个词定义为“蔓延或爬行”。病毒可以自发或者被某种诱发因素再次激活，如情感应激、紫外线、发热、经期、饮酒、免疫抑制、手术、牙科治疗等。宿主对HSV的免疫力，会明显影响获得感染的风险、疾病的严重程度和复发的频率。细胞免疫力轻度下降的患者受到的影响，可能只是复发次数增加和病变消退较慢，而严重受损的患者可能发展为播散性、慢性或耐药感染。

第4节 带状疱疹

带状疱疹（herpes zoster）是由水痘-带状疱疹病毒（varicella-zoster virus，VZV）引起的急性炎症性皮肤病，中医称为缠腰火丹，俗称蛇盘疮、缠腰龙、蜘蛛疮。其特点是沿单侧周围神经走向呈带状分布的群集小水疱，伴有明显神经痛。

一、病因与发病机制

VZV属DNA病毒，有亲神经和皮肤的特征。初次感染多在儿童期，病毒经呼吸道黏膜侵入机体，发生水痘或呈隐性感染。此后病毒长期潜伏在脑神经节的神经元或脊髓神经后根内。带状疱疹的重要危险因素为老龄和细胞免疫功能障碍。当宿主机体免疫功能低下时，如感冒、使用免疫抑制剂、放射治疗、外伤、月经期、恶性肿瘤及过度疲劳时，潜伏的病毒被激活。当VZV特异性细胞免疫下降到临界水平以下时，病毒在神经节内繁殖和扩散，引起神经元坏死和强烈的炎症，这一过程常常伴有严重的神经痛，在病毒蔓延至感觉神经时疼痛更加明显。同时，病毒沿感觉神经纤维传播到皮肤黏膜出现节段性水疱。

二、临床表现

VZV在水痘发生后任何时候都可能再被激活，春秋好发，多见于成人。发病前患者常有神经痛、感觉过敏、灼热、瘙痒或全身不适等前驱症状，可以模拟心肌梗死、急腹症、牙痛、肋间神经痛、早期青光眼。1～3天后患处出现片状红斑，继之出现成簇米粒至绿豆大红色丘疹、丘疱疹，迅速转为水疱，疱液先清后浊，疱壁紧张发亮如珍珠状，周围红晕，不融合，沿周围神经单侧分布，带状排列，一般不超过正中线，各群水疱之间皮肤正常，可有阵发性针刺样疼痛，常伴局部淋巴结肿大。数天后，水疱破溃糜烂或干涸结痂，痂落痊愈可留有暂时性色素沉着。病程一般3～4周，愈后多有长期免疫。

体弱及老年人神经痛剧烈，可持续数月或更久。

皮疹可累及一个以上感觉神经节段，所有皮肤均可受累，好发于肋间神经与三叉神经分布区（图5-8）。病毒侵犯面神经与听神经可引起外耳道疱疹、耳痛，合并膝状神经节受累引发的面瘫称为Ramsay-Hunt综合征。仅有患处出现神经痛而无皮损者称无疹性或顿挫型带状疱疹；局部有红斑或小丘疹而无明显水疱者，称为不全型带状疱疹；出现大疱者称为大疱性带状疱疹；疱液为血性时称为出血性带状疱疹；免疫功能低下、营养不良患者，皮损呈泛发性，并可出现血疱、大疱甚至坏死，称坏疽性带状疱疹；病毒偶尔可经过血液播散产生广泛性水痘样疹，并侵犯肺和脑等器官，称为播散性带状疱疹。HIV感染者发生带状疱疹经久不愈，少数皮疹可发展成疣状或者伴有结节性损害。

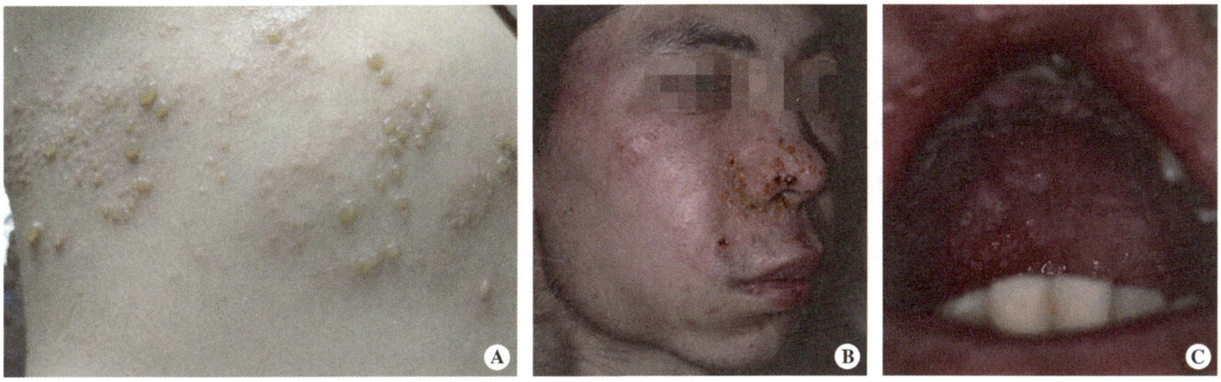

图5-8 带状疱疹

A. 躯干部位带状疱疹；B、C. 三叉神经第二支带状疱疹，伴上腭水疱

链接

水痘与播散性带状疱疹

水痘是VZV初次感染引起的急性传染病，主要发生在婴幼儿和学龄前儿童。以发热和皮肤黏膜成批出现的向心性分布的红色斑丘疹、水疱、结痂为特征，传染性强，属于其他法定传染病和重点监测疾病，需24小时内上报传染病卡。但由于水痘疫苗的普遍接种，目前婴幼儿及儿童的水痘发病率大幅度降低，或呈不典型轻型病例，而成人水痘的发病率有上升趋势。临床上需与播散性带状疱疹相鉴别，可以通过既往有无水痘病史，有无水痘疫苗接种史，是否有皮损沿神经节段分布的趋势，继而播散全身，患者的免疫状态等帮助鉴别。由于成人水痘与播散性带状疱疹均可能引起肺炎、脑炎等并发症，均建议积极的抗病毒治疗。

三、诊断与鉴别诊断

根据病史和典型临床表现：浆液性、簇集性水疱，沿神经呈带状排列、单侧分布并伴有明显的神经痛等特点，不难诊断。皮疹需与单纯疱疹、大疱性虫咬反应、脓疱疮等相鉴别。出疹前或者无皮疹患者，需要与胸膜炎、心绞痛、肾绞痛、胆囊炎、阑尾炎、肋软骨炎、流行性肌痛等进行鉴别。

四、预防与治疗

（一）预防

VZV重新激活和细胞免疫力下降有关，研究显示针对带状疱疹的减毒活疫苗和基因重组的亚单位疫苗可使带状疱疹和后遗神经痛发生率显著降低。

（二）治疗

治疗原则以抗病毒、止痛、消炎、防止继发感染、缩短病程为主。在水疱初发72h内早期抗病毒最为理想。

1. 局部治疗 红斑水疱者外用0.5%酞丁胺搽剂、炉甘石洗剂；糜烂、坏疽者用3%硼酸液或0.1%依沙吖啶液冷湿敷，每天3～4次；结痂者外用3%阿昔洛韦软膏、1%喷昔洛韦软膏。眼部皮疹早期用0.1%酞丁胺眼药水或眼膏、0.1%碘苷眼药水滴眼。

2. 系统治疗

（1）抗病毒药 ①阿昔洛韦，成人每次0.8g，每天5次，口服，连用7～10天。病情重者5～10mg/kg，加入5%葡萄糖液稀释至1～6mg/ml，静脉滴注，每8小时1次，连用5～7天。②伐昔洛韦，成人每次0.3～1g，每天3次，口服，连用7天。③泛昔洛韦，成人每次0.25～0.5g，每天3次，口服，连用7天。④溴夫定，每次125mg，每天1次，连用7天。⑤膦甲酸钠，40mg/kg，每8小时1次。早期抗病毒治疗可减轻疼痛或后遗神经痛。

（2）糖皮质激素 泼尼松，成人每次5～10mg，每天3次，口服，连用7～10天。是否使用糖皮质激素目前仍有争议，但普遍观点认为早期服用可抑制神经纤维炎症过程，明显减轻疼痛，适用于重症且无糖皮质激素禁忌证患者。

（3）止痛药 可选服解热镇痛类药布洛芬、阿片类药曲马多、抗癫痫药普瑞巴林，抗惊厥药加巴喷丁，或者各种三环类抗抑郁药物，如阿米替林、多赛平，或者神经阻滞和生物反馈治疗。带状疱疹后遗神经痛也可用利多卡因贴片或凝胶，辣椒辣素霜外用治疗。

（4）其他 维生素B_1、维生素B_{12}、三磷酸腺苷等亦可配合应用，有利于减轻症状。病情较重者亦可加用免疫调节剂，如干扰素、胸腺肽、丙种球蛋白等；转移因子注射液，上臂内侧皮下注射，每次2ml，每周2次；丙种球蛋白，每次3ml，每周1次，肌内注射。

（5）物理疗法 针刺疗法、红光治疗、氦氖激光、紫外线、频谱治疗仪照射等均可缓解疼痛，提高疗效。

（6）康复治疗 ①多休息，保持局部皮肤清洁，衣着宽大透气，勤洗勤换，避免挤压、摩擦疱疹。②多饮水，宜进食高蛋白、高维生素、易消化食物，多食新鲜蔬菜水果，忌辛辣刺激性食物。

链接

Wolf 同位反应

带状疱疹愈合后，病变同区域内可能出现的皮肤病包括痤疮样疹、接触性皮炎和慢性局限性荨麻疹、肉芽肿样（环状肉芽肿）、浸润性（假性淋巴瘤）、丘疹鳞屑性（银屑病）、硬化性（硬化性苔藓、硬斑病）、溃疡性（营养综合征）、恶性肿瘤（慢性淋巴细胞性白血病、卡波西肉瘤）等等。在已愈合的皮肤疾病同样区域出现新一种不相关疾病的现象称为 Wolf 同位反应。

第5节 手足口病

手足口病（hand-foot-mouth disease，HFMD）是以掌跖部位水疱及口腔水疱糜烂为特征的急性病毒性皮肤病。

一、病因与发病机制

手足口病的病原体是小DNA病毒中的柯萨奇病毒，主要以A16型最为常见。暴发流行也可为A5、A10、人肠道病毒71型，引起心肺系统和神经系统的并发症，甚至导致患儿死亡。在患者疱液、咽部分泌物及粪便中均可分离出病毒，主要通过飞沫经呼吸道传播，亦可通过污染食品、衣物等而经消化道间接感染。

二、临床表现

夏秋季多见。潜伏期2～7天，多见于5岁以下儿童。发疹前有前驱症状，表现为低热、头痛、食欲缺乏，严重者出现高热、乏力，体温可达38～40℃。皮疹初为红色斑疹，很快发展为2～4mm大的水疱，疱壁薄，内液澄清，水疱溃破后形成糜烂面或浅表溃疡，在口腔表面覆黄色或灰白色假膜，周围有红晕，常伴有疼痛。口腔主要发生在舌、颊黏膜、上腭、悬雍垂和扁桃体；手足主要发生在掌、指侧、趾间及指趾背部；膝前、臀部、会阴及躯干四肢也可同时受累，出现广泛水疱、丘疱疹，甚至大疱和瘀点。手、足、口腔可同时出现皮疹，绝大多数患者均有口腔黏膜损害（图5-9）。病程约1周，极少复发，少数患者在手足口病发病1～2个月后，由于病毒感染引起暂时性甲母质生长停滞，导致甲脱落，或者出现甲横沟，部分指（趾）甲剥离、缺损（图5-10）。

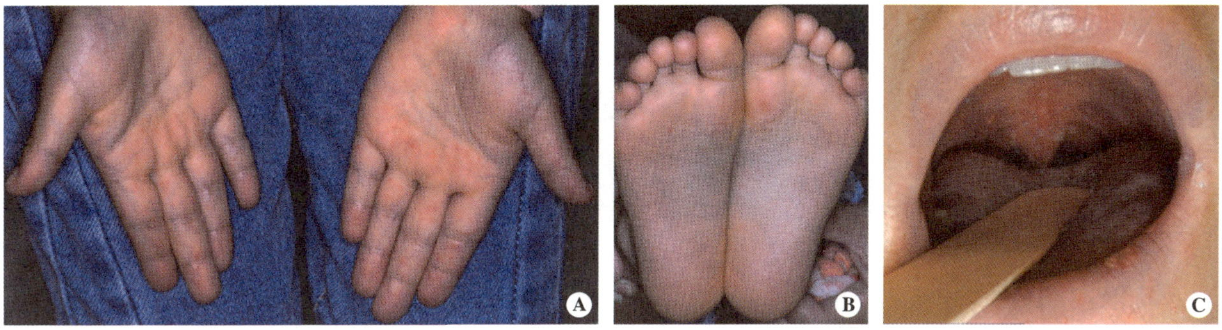

图5-9 手足口病

三、诊断与鉴别诊断

根据流行病学情况，以及口腔、手、足出现的散在性水疱，易于诊断。但需与疱疹性湿疹、疱疹性咽峡炎、水痘、多形红斑相鉴别。

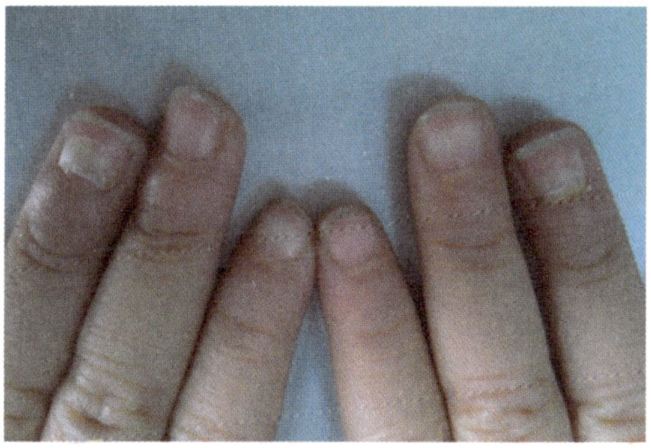

图5-10 手足口病引起的甲剥离、缺损

四、治　疗

患儿需实行隔离，以防止传播。

大多数肠道病毒感染引起的皮疹具有自限性，预后良好。主要给予对症支持治疗，口腔糜烂、溃疡、疼痛者可选用口腔溃疡涂膜或口炎散外涂；肢端皮损可用硫黄炉甘石洗剂外搽，水疱密集时，可使用达里波氏液或3%硼酸溶液冷湿敷；有感染时可用莫匹罗星或新霉素软膏等。

（田 姣 刘 平）

第6章 真菌性皮肤病

真菌性皮肤病是指由致病性真菌感染引起的传染性皮肤病。根据致病真菌侵犯组织深浅的不同，将其分为浅部真菌病和深部真菌病。前者致病真菌主要为皮肤癣菌，侵犯表皮角质层、毛发和指（趾）甲；后者致病真菌多为条件致病菌（如念珠菌、暗色真菌等），侵犯真皮、皮下组织、黏膜、内脏及中枢神经系统。

案例 6-1

患者，男，34 岁，左侧大腿内侧红色斑疹 20 天伴瘙痒。红斑边界清楚，不断向周围扩大。查体可见一境界清楚的环状红斑，红斑上有少许鳞屑。中间皮损逐渐消退，遗留淡褐色色素沉着斑。患者既往有足癣病史。

问题：1. 患者目前最可能的诊断是什么？为确诊需要进一步做哪些检查？

2. 写出其诊断依据。需要与哪些疾病鉴别？

3. 如何进行治疗？

第 1 节　头　　癣

头癣是由皮肤癣菌感染头皮及毛发所致的疾病。

一、病因与发病机制

头癣属浅部真菌病，致病菌以皮肤癣菌、小孢子菌属和毛癣菌属为主。头癣主要是通过与癣病患者、患畜、无症状带菌者直接接触而传染，也可以通过共用理发工具、帽子、枕巾等癣菌污染物品间接传染。头癣累及儿童为主，成人头皮油脂丰富，其中的长链脂肪酸能够抑制真菌，故头癣发病率低于儿童。成人头癣多累及免疫功能受损患者，如糖尿病患者、长期应用糖皮质激素或免疫抑制剂者，绝经后女性由于皮脂腺退化头癣发病也可增加。

二、临床表现

（一）白癣

白癣为我国头癣最常见的类型，病原菌有犬小孢子菌、铁锈色小孢子菌、石膏样小孢子菌等；多见于学龄前儿童。皮损初为红色群集性小丘疹，逐渐扩大为圆形或椭圆形，覆盖灰白色鳞屑斑，可有卫星病灶（图 6-1A）。患区头发多在距头皮 2～4mm 处折断，断发根部有菌丝和孢子包绕形成的白色鞘状物，称为菌鞘。一般无症状，偶伴轻度瘙痒。由于皮脂分泌增多可抑制真菌生长，白癣一般至青春期可自愈，不残留瘢痕性脱发。

（二）黑点癣

黑点癣的致病菌多为毛癣菌属，紫色毛癣菌和断发毛癣菌常见。皮损多为散在点状鳞屑性灰白色斑，也可融合成斑片（图6-1B）。病发刚出头皮即折断，其残根留在毛囊口处，呈黑色小点状。无自觉症状或轻度瘙痒。病程久者愈后可残留点状瘢痕性脱发。

（三）黄癣

黄癣较为少见，为头癣中较严重的类型，致病菌为许兰毛癣菌。皮损初起为毛囊口的脓疱、水疱，逐渐形成碟形黄癣痂，黄癣痂基底紧黏附于毛囊口周围，中央有毛发贯穿，剥去痂皮，其下为红色糜烂面，常伴鼠尿样臭味（图6-1C）。患区头发干枯无光泽，参差不齐。久之可形成萎缩性瘢痕，造成永久性秃发。

（四）脓癣

脓癣常由亲动物性和亲土性皮肤癣菌引起，可由白癣、黑点癣发展而来。典型损害为暗红色圆形/椭圆形脓肿，表面群集毛囊性小脓疱，毛囊孔呈蜂窝状，挤压可排出少量脓液（图6-1D）。患区毛发松动易拔出，可有程度不同的疼痛和压痛。愈后常有瘢痕形成，导致永久性秃发。

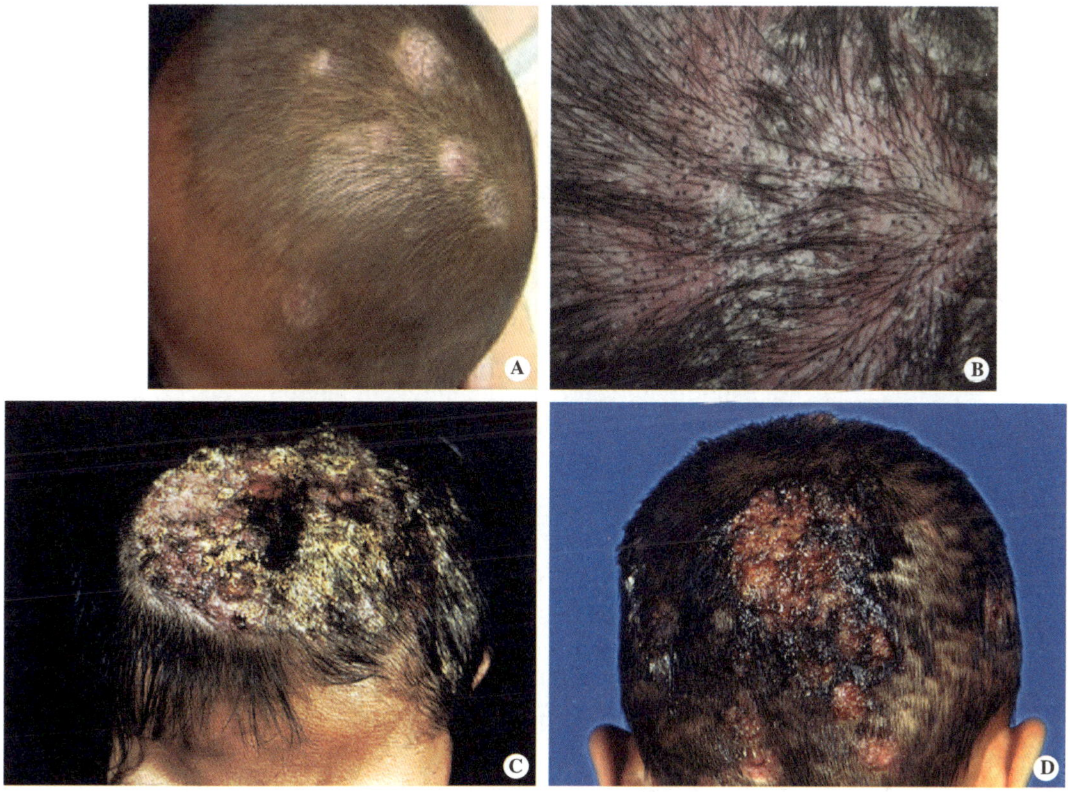

图6-1 头癣

A. 白癣；B. 黑点癣；C. 黄癣；D. 脓癣

三、实验室检查

1. 真菌镜检 ①白癣可见发外镶嵌性小孢子，发根及头皮鳞屑可见菌丝。②黑点癣发内可见呈链状排列的孢子。③黄癣可在痂内发现鹿角状菌丝及孢子，发内可见沿长轴排列的菌丝、关节孢子。④脓癣可在发内或发外找到孢子。

2. 滤过紫外线灯检查（伍德灯检查） ①白癣呈亮绿色荧光。②黑点癣无荧光。③黄癣呈暗绿色荧光。④脓癣可有亮绿色荧光或无荧光。

3. 真菌培养 取病发、鳞屑、痂皮行培养，可根据菌落形态和镜下结构鉴定菌种。

四、诊断和鉴别诊断

根据临床表现、真菌检查、皮肤镜特点和滤过紫外线灯检查进行诊断。本病需与脂溢性皮炎、头皮银屑病、头皮脓肿、毛发扁平苔藓、斑秃、红斑狼疮、头皮化脓性穿掘性毛囊周围炎、梅毒性脱发等相鉴别，病原学检查有助于诊断。

五、预防和治疗

（一）预防

1. 对易感人群早发现、早治疗、早隔离。
2. 对家畜和宠物出现脱毛脱屑等症状时，给予及时相应的治疗和处理。
3. 对托儿所、学校、理发店、宾馆等重点场所应加强公共卫生管理。

（二）治疗

采取综合治疗方案，以系统药物为主，辅助局部外用药物，同时对污染物和环境进行消毒除菌，防止再感染和传播。

1. 系统治疗 可选择抗真菌药物灰黄霉素、特比萘芬、伊曲康唑和氟康唑；如疗效不佳，可适当延长疗程或换用其他抗真菌药物。

（1）灰黄霉素 儿童剂量15～25mg/(kg·d)，成人为1g/d，分两次口服，连续用药6～8周。

（2）特比萘芬 2岁以上儿童可以使用，儿童体重＜20kg，62.5mg/d；20～40kg，125mg/d；＞40kg，剂量同成人，250mg/d，口服，疗程4～8周。

（3）伊曲康唑 儿童剂量3～5mg/(kg·d)，成人每天100～200mg，口服，疗程4～8周。

2. 局部治疗 单独应用外用抗真菌药不能治愈头癣，可用作辅助治疗。

3. 脓癣的治疗 脓癣临床症状较重，系统抗真菌治疗需选用较高剂量，疗程也应适当延长。急性炎症期可短期联用小剂量糖皮质激素。脓癣切忌切开引流，避免造成更大的永久性瘢痕。

第2节 手癣和足癣

手癣和足癣是指由皮肤癣菌侵犯引起的手足部浅表真菌感染，主要累及指或趾间、手掌、足跖、足跟、足侧缘。

一、病因与发病机制

本病主要由红色毛癣菌、须癣毛癣菌、石膏样小孢子菌和絮状表皮癣菌等感染引起，其中红色毛癣菌和须癣毛癣菌最常见。本病主要通过接触传播，共用鞋袜、手套，在公共浴室、健身房、游泳池等场所赤足也可被感染。

二、临床表现

手足癣是最常见的浅部真菌病，夏秋季发病率高。足癣多累及双侧，往往由一侧传播至对侧，而手癣早期多为单侧，常继发于足癣（两足一手综合征）。根据临床特点不同，手足癣可分为3种类型：

1. 水疱型 好发于指（趾）间、掌心、足跖及足侧缘，原发损害为成群或散在分布的针尖大小深在水疱，疱壁厚，疱液清；水疱经数天后干涸，干燥吸收后发生脱屑（图6-2）。患者初期常有明显瘙痒或刺痛。此型有较强的继发细菌感染和促发癣菌疹的倾向。

2. 间擦糜烂型 好发于指（趾）缝，尤以第3、4和第4、5趾间多见。多见于手足多汗、浸水、湿润环境者，夏季多发。皮损表现为指（趾）间糜烂、浸渍发白，除去表面浸渍部分基底可见红色糜烂及渗液（图6-3）。瘙痒明显，可继发淋巴管炎、蜂窝织炎或丹毒。

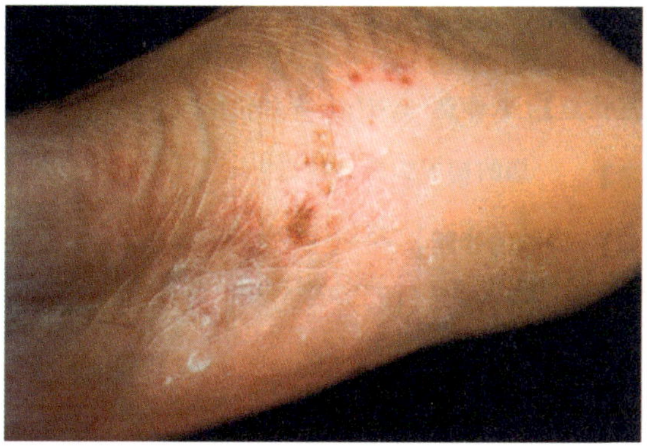

图6-2 水疱型足癣

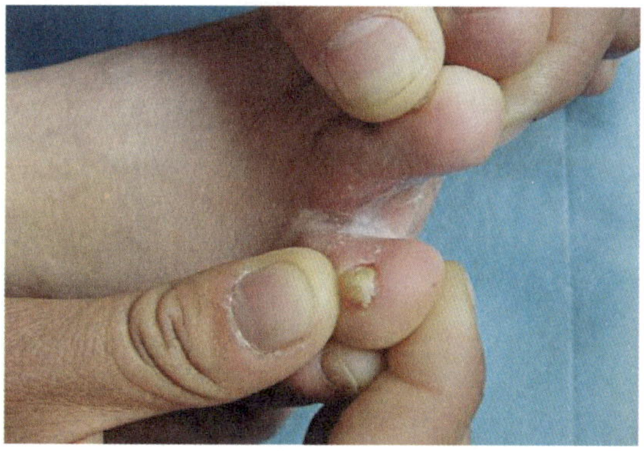

图6-3 间擦糜烂型足癣

3. 鳞屑角化型 好发于掌跖部及足跟，角质明显增厚，表面粗糙脱屑、纹理加深（图6-4），自觉症状轻微。冬季易发生皲裂甚至出血，自觉疼痛。

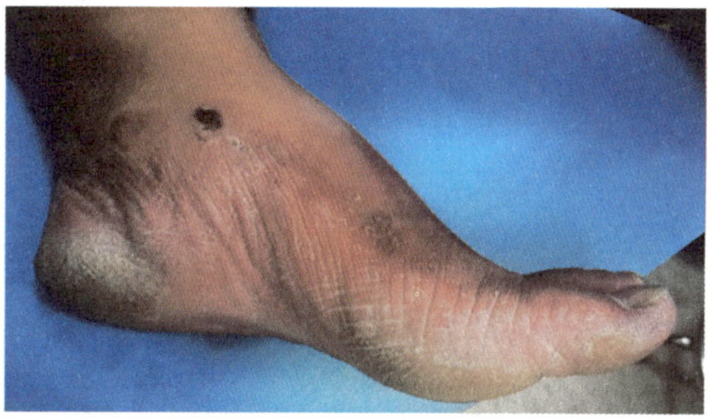

图6-4 鳞屑角化型足癣

三、实验室检查

包括真菌镜检和培养，一般建议同时开展。

1. 真菌镜检 从皮损活动性边缘的鳞屑/水疱壁取材，镜下见到分隔和分支的透明菌丝或关节孢子。

2. 真菌培养 可明确致病菌，有助于临床选择针对性药物进行治疗。

四、诊断与鉴别诊断

根据临床表现、真菌学检查可明确诊断，但病原学检查受多种因素影响，阴性时也不能完全除外真菌感染。需与其他浅表真菌感染（如念珠菌、非皮肤癣菌性霉菌等）、其他微生物感染（如红癣）、湿疹、汗疱疹、剥脱性角质松解症、掌跖脓疱病、掌跖角化症等疾病相鉴别。

五、预防与治疗

（一）预防

1. 及时、彻底治疗家庭患病成员，防止交叉感染。
2. 日常护理穿透气性好的鞋袜，保持手足干爽。
3. 不与他人共用鞋袜、洗浴用品，定期对公共洗浴设施及用品进行消毒。

（二）治疗

手癣、足癣的治疗目标是清除病原菌，解除症状，防止复发。局部外用药、口服药或两者联合均可选用。

1. 局部治疗 包括咪唑类、丙烯胺类、吗啉类抗真菌药物。

在局部药物的选择上，应根据皮损类型选择不同药物剂型。如水疱型选用无刺激的溶液或乳膏；间擦糜烂型可先应用散剂或粉剂将局部收敛干燥后，再用乳膏等其他剂型药物；鳞屑角化型可选择乳膏或软膏。

2. 系统治疗 适用于皮损泛发或受累面积大、局部治疗依从性差或疗效欠佳的患者。常用的系统抗真菌药为特比萘芬和伊曲康唑。剂量：特比萘芬，250mg/d，口服，疗程1～2周；伊曲康唑，100mg/d，口服，疗程2周。

3. 联合治疗 由于局部用药和系统用药各有局限性，临床上常采用联合治疗。常用一种外用药物联合一种口服药物，从而缩短疗程、保证疗效。

第3节 甲真菌病

甲真菌病是指由皮肤癣菌、酵母菌和非皮肤癣菌性霉菌侵犯甲板和（或）甲床所致的疾病。甲癣特指由皮肤癣菌感染引起的甲真菌病。

一、病因与发病机制

甲真菌病的病原真菌主要来源于患者自身，多由手足癣直接传染，患者可以作为传染源，直接或间接传播给密切接触者。易感因素有遗传因素、系统性疾病（如糖尿病）、局部血液或淋巴液回流障碍、甲外伤或其他甲病等。

二、临床表现

甲真菌病累及甲板和甲床时，可以出现甲下角化过度、甲下碎屑、甲分离及甲纵行条带等；病变累及甲母质时，可以出现近端甲变色、甲生长缓慢等。

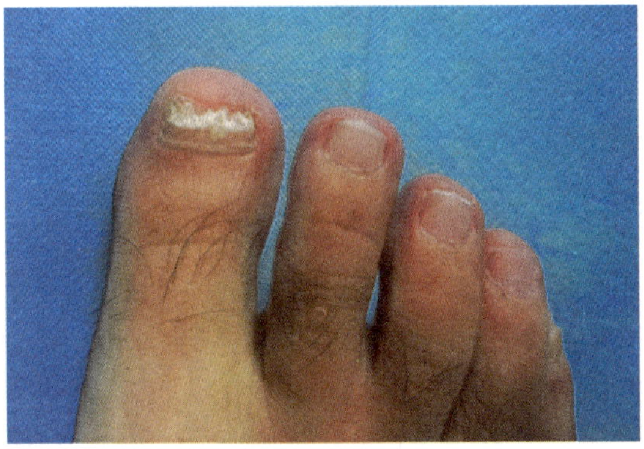

图6-5 甲癣

根据真菌侵犯甲的部位和程度的不同，可分为以下几种类型。

1. 浅表白斑型 致病真菌从甲板表面直接侵入引起，病变位于甲板表浅层。甲板出现白色、边缘清楚的斑或横沟，质地较松脆易碎。

2. 远端侧位甲下型 临床最常见。甲板从前缘及侧缘开始感染，出现甲下角质过度增生，甲分离，甲板污浊，脆性增加，极易破损或呈虫蛀状（图6-5）。

3. 近端甲下型 甲板近端白斑起始于甲半月及周围，随甲板生长可逐渐向远端推移扩大，受累甲板多数无增厚。

4. 甲板内型 损害仅局限在甲板，不侵犯甲下。甲板呈白色或灰白色，无明显增厚或萎缩，无明显炎症。此型临床少见。

5. 全甲毁损型 是各型甲真菌病发展的最终结果。上述各类型继续加重累及全甲。全甲板受到侵蚀、破坏、脱落，甲床异常增厚。

甲真菌病病程缓慢，若不治疗可迁延终身。指甲甲板增厚或破坏可影响手指精细动作。趾甲增厚、破坏可引起疼痛，继发嵌甲及甲沟炎。

三、实验室检查

刮取病甲处碎屑，镜检可找到菌丝或可培养出真菌（图6-6）。

四、诊断与鉴别诊断

根据临床表现，结合真菌镜检和培养可明确诊断。需与湿疹、银屑病、扁平苔藓、毛发红糠疹等疾病所导致的病甲鉴别，还需鉴别绿甲综合征、甲下疣、外伤甲、甲肿瘤等。对于怀疑非皮肤癣菌感染或临床表现不典型的疑难特殊病例可以做甲病理检查。

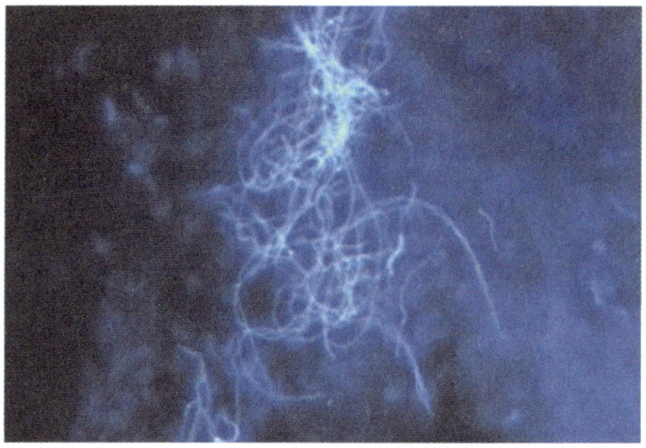
图6-6　真菌荧光镜检可见菌丝（100倍）

五、治　疗

甲真菌病的治疗包括系统治疗、局部治疗和其他辅助治疗。

1. 系统治疗　特比萘芬和伊曲康唑为一线药物。

（1）特比萘芬　推荐连续疗法；成人每次250mg，每天1次，口服，指甲疗程6～8周，趾甲疗程12～16周。

（2）伊曲康唑　连续或冲击治疗时，停药后药物在甲中可保留6～9个月。推荐间歇冲击疗法治疗甲真菌病；成人每次200mg，每天2次，口服，连续服用1周后停药3周为1个疗程，指甲2～3个疗程，趾甲3～4个疗程。

2. 外用药物　5%阿莫罗芬搽剂可在甲板上形成一层非水溶性的膜，膜中含有高浓度的阿莫罗芬，快速渗透进甲床，形成药物池。推荐每周应用1～2次，疗程为48周。

3. 辅助治疗　外科拔甲或病甲清除术：部分甲真菌病，如纵行黄色条纹甲、甲板厚度＞2mm、伴有嵌甲时，应去除病甲。也可先用小刀或指甲锉尽量去除病甲，再外用30%冰醋酸溶液或3%～5%碘酊，直至新甲长出。

第4节　体癣和股癣

体癣指发生于除头皮、毛发、掌跖和甲以外的浅表部位的皮肤癣菌感染。股癣特指腹股沟、会阴、肛周和臀部等特殊部位的体癣。

一、病因与发病机制

常见致病菌为红色毛癣菌、须癣毛癣菌、疣状毛癣菌和犬小孢子菌等。主要通过与患者直接接触、间接接触感染，也可通过自身的手、足、甲癣等感染蔓延引起。

夏秋季节多发。肥胖多汗、糖尿病、慢性消耗性疾病、长期应用糖皮质激素或免疫抑制剂者为易感人群。

二、临床表现

（一）体癣

原发损害为红色丘疹、丘疱疹或水疱，由中心逐渐向周围扩展蔓延，形成环形或多环形红斑伴脱屑，中央趋于消退，边缘常散在丘疹、丘疱疹和水疱（图6-7）。伴不同程度瘙痒，长期搔抓刺激可引起局部湿疹样或苔藓样改变，愈后可残留色素沉着。

（二）股癣

股癣可单侧或双侧发生，基本损害与体癣相同。好发于腹股沟部位，可扩散至会阴、耻骨上部、肛周、臀部及阴囊皱褶（图6-8）。由于患处透气性差、潮湿、易摩擦，常使皮损炎症明显，瘙痒显著。

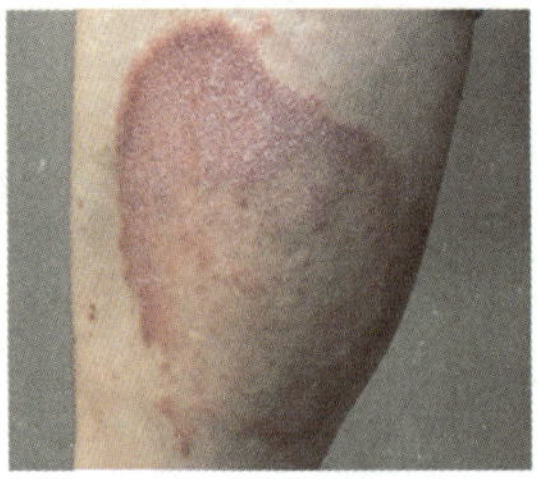

图6-7 体癣

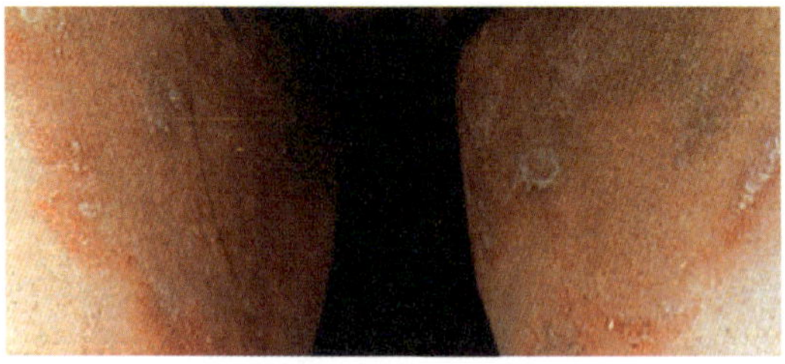

图6-8 股癣

（三）特殊类型：难辨认癣

局部外用或者系统使用糖皮质激素是难辨认癣形成的最常见的诱因。皮损临床表现多样，失去体癣的典型临床表现，鳞屑较少，界限不清，无边缘隆起，无自愈倾向（图6-9）。

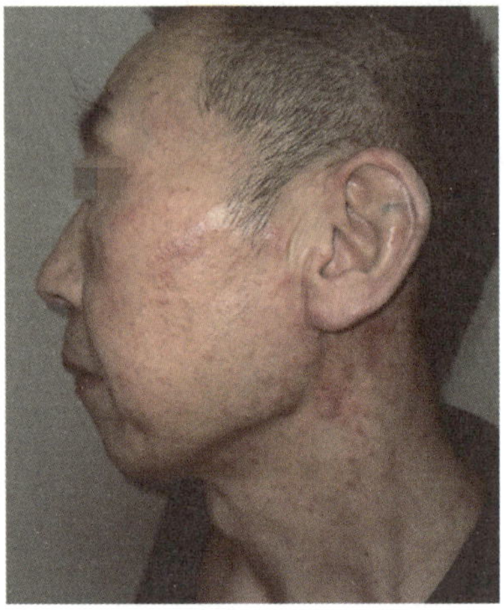

图6-9 难辨认癣

三、实验室检查

1. 真菌镜检 刮取皮损边缘处鳞屑，直接镜检可找到菌丝。难辨认癣应避开炎症较为剧烈的水疱、脓疱区域，刮取相对干燥的鳞屑。

2. 真菌培养 刮取皮损边缘鳞屑行培养。

四、诊断与鉴别诊断

主要诊断依据为典型临床表现、真菌镜检阳性和/或培养分离到皮肤癣菌。股癣的鉴别诊断包括念珠菌性间擦疹、红癣、反向型银屑病、慢性家族性良性天疱疮等。体癣需与慢性湿疹、银屑病、慢性单纯性苔藓、玫瑰糠疹、固定性药疹等疾病鉴别。

五、治　　疗

本病以局部外用为主；皮损范围过大或外用疗效不佳者，可考虑系统治疗。

1. 局部治疗 可用咪唑类、丙烯胺类等抗真菌药。婴幼儿患者及在腹股沟等部位皮肤薄嫩处，应选择刺激性小、浓度较低的外用药，并保持局部清洁干燥。

2. 系统治疗 外用药治疗效果不佳、皮损泛发或反复发作以及免疫功能低下患者，可用系统抗真菌药物治疗。常用特比萘芬和伊曲康唑。

第5节　花 斑 糠 疹

花斑糠疹又称花斑癣、汗斑，是马拉色菌侵犯皮肤角质层所引起的表浅感染。

一、病因与发病机制

本病主要由常见的人体寄居菌——马拉色菌引起。马拉色菌又称糠秕孢子菌，属嗜脂酵母，仅在某些特殊情况下由孢子相转化为致病的菌丝相。可能促进该转化的因素包括高温潮湿、多脂多汗、使用皮肤油剂、营养不良、慢性疾病及应用糖皮质激素等。

链接

马拉色菌毛囊炎

马拉色菌是一种条件致病菌，主要寄生于人体皮脂腺丰富部位，如胸、背、头、面和颈等部位。马拉色菌感染可引起花斑糠疹（侵犯角质层）、马拉色菌毛囊炎（毛囊）；而脂溢性皮炎的发生也与马拉色菌过度增殖密切相关。

马拉色菌毛囊炎好发于中青年，男性多于女性，典型表现为颈部、胸背部或腹部等部位，成批出现的形态大小较为一致的毛囊性丘疹、脓疱，伴有不同程度的瘙痒，出汗后加重。真菌镜检阳性可与细菌性毛囊炎、痤疮等鉴别。

二、临床表现

本病好发于青壮年男性，以面颈、前胸、肩背、上臂、腋窝等皮脂腺丰富部位多发。皮疹初起为界限清楚的点状斑疹，表面覆有细小糠秕状鳞屑，逐渐增大至甲盖大小，形成斑片和薄斑块，邻近皮损可相互融合成不规则片状（图6-10）。本病冬轻夏重，如不治疗常持续多年。

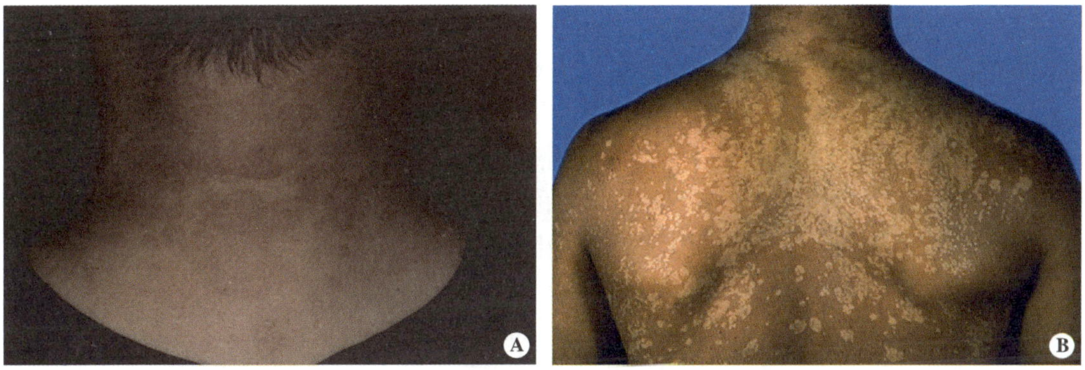

图6-10　花斑糠疹

三、实验室检查

刮取皮损处鳞屑，镜检可见成簇的圆形或卵圆形孢子，以及短粗、两头钝圆的腊肠状菌丝，其排布常被描述为意大利面和肉丸样。

四、诊断与鉴别诊断

根据临床表现，结合真菌镜检和培养可明确诊断。需与白癜风、特发性白点病、白色糠疹、玫瑰糠疹、脂溢性皮炎、融合性网状乳头瘤病、二期梅毒等疾病鉴别。

五、治　　疗

本病以局部外用治疗为主；皮损范围过大或外用疗效不佳者，可考虑系统药物治疗。

1. 局部治疗　可外用抗真菌制剂，如酮康唑、咪康唑、特比萘芬和环吡酮胺。二硫化硒可通过促进感染的角质层脱落而发挥抗真菌活性。

2. 系统治疗　仅用于外用药物疗效不佳或难以使用药物的泛发性花斑癣患者。可应用伊曲康唑和氟康唑等口服唑类抗真菌药物。

第6节　念珠菌病

念珠菌病是由多种致病性念珠菌侵及皮肤、黏膜，甚至内脏器官引起的感染性疾病。

一、病因与发病机制

念珠菌为条件致病真菌，普遍存在于自然界及正常人的口腔、胃肠道、阴道及皮肤。宿主免疫应答是决定念珠菌引起感染类型的重要决定因素。当人体处于以下状态下易感：①皮肤黏膜屏障作用降低；②长期应用、滥用广谱抗生素；③长期应用糖皮质激素或免疫抑制剂；④内分泌紊乱造成机体内环境变化；⑤原发/继发性免疫功能下降。

二、临床表现

念珠菌病的临床表现多样，根据感染程度及受累部位，可分为皮肤黏膜念珠菌病和系统性念珠菌病，每一类又可再分为几种临床类型。

（一）皮肤念珠菌病

1. 念珠菌性间擦疹　婴幼儿、肥胖多汗者和糖尿病患者多见，好发于皮肤皱褶处。表现为局部潮红、浸渍、糜烂，皮损界限清楚，边缘附着鳞屑，外周常有散在炎性丘疹、丘疱疹及脓疱（图6-11A、图6-11B）。

2. 念珠菌性甲沟炎及甲真菌病　多累及糖尿病患者和浸水工作者。甲沟炎表现为甲沟红肿，有少量溢出液但不化脓，甲小皮消失，重者可引起甲床炎（图6-11C）。甲真菌病表现为甲板增厚浑浊，出现白斑、横沟或凹凸不平、甲下角质增厚堆积或致甲剥离。

3. 其他　如慢性皮肤黏膜念珠菌病（图6-11D）和念珠菌性肉芽肿。

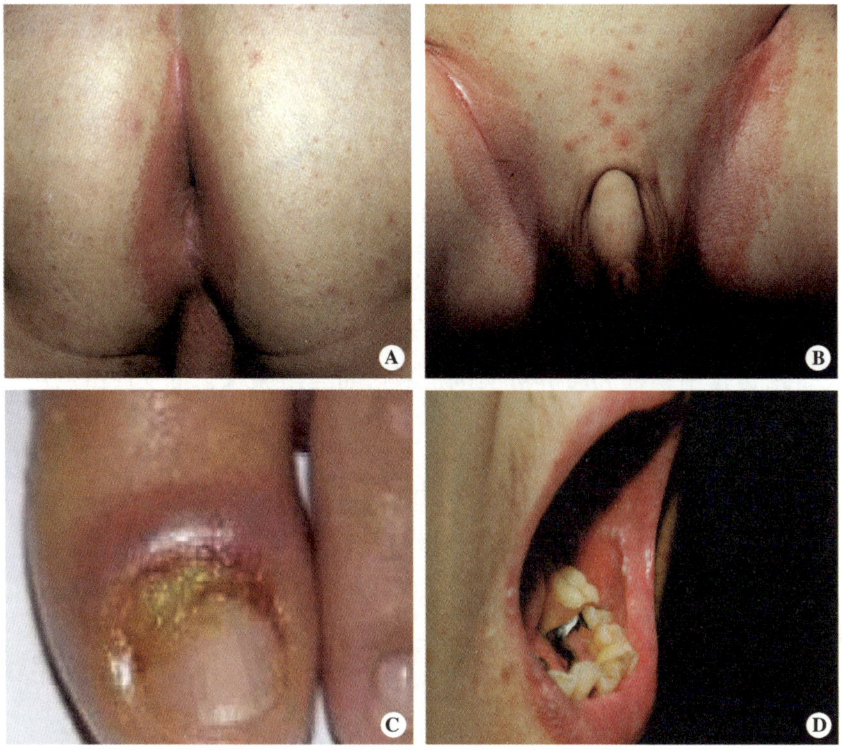

图6-11　念珠菌病

A-B. 念珠菌性间擦疹；C. 念珠菌性甲沟炎；D. 慢性皮肤黏膜念珠菌病

（二）黏膜念珠菌病

1. 口咽部念珠菌病 包括急性假膜性念珠菌病（鹅口疮）、念珠菌口角炎、急/慢性萎缩性口炎、慢性增生性念珠菌病等，以鹅口疮多见。鹅口疮多累及婴幼儿、戴假牙的老年人、免疫功能低下者、使用抗生素、化疗、放疗的患者。通常在颊黏膜、上腭、咽、牙龈、舌等部位出现凝乳状白色斑片（假膜），紧密附着于黏膜表面，不易剥除，用力剥离假膜后可露出红色糜烂面。

2. 食管念珠菌病 常见于艾滋病患者和血液系统恶性肿瘤患者，内镜下可观察到食管壁局部黏膜充血水肿、假性白斑或表浅溃疡。

3. 外阴阴道念珠菌病 常发生在雌激素水平升高的情况，如妊娠、应用口服避孕药。外阴部红肿、剧烈瘙痒和烧灼感是本病的突出症状。可见阴道分泌物浓稠，呈豆渣样、乳酪样，自觉瘙痒剧烈或灼痛。

4. 念珠菌性包皮龟头炎 多累及包皮过长或包茎的男性，可通过性接触传播，表现为包皮内侧、龟头处潮红，附着乳白色膜或渣状物，伴自觉瘙痒和烧灼感。

（三）系统念珠菌病

侵袭性念珠菌感染多发生于免疫功能受损患者和重症监护患者，可侵犯消化道、呼吸道、泌尿系等多系统，严重者可发生念珠菌血症，导致死亡。

三、实验室检查

病原学诊断方法包括真菌直接镜检、真菌培养与鉴定、血清学、分子生物学和组织病理检测。镜检查见卵圆形芽孢或孢子、假菌丝或菌丝往往提示为念珠菌。

四、诊断与鉴别诊断

念珠菌病诊断应根据临床特点及真菌学检查。由于念珠菌可正常定植，腔口周围标本镜检见到少量孢子时，不能诊断为念珠菌病，只有镜检看到大量出芽孢子、假菌丝或菌丝，才说明该菌处于致病状态。但是无菌标本，包括血液、密闭部位的体腔液、深部组织，如培养出念珠菌即可确诊为侵袭性念珠菌感染。

皮肤念珠菌病应与湿疹、尿布皮炎、脂溢性皮炎、银屑病、暗色真菌病等相鉴别；口咽部念珠菌病应与口腔扁平苔藓、黏膜白斑、地图舌等鉴别。

五、治　　疗

1. 局部治疗 主要用于皮肤黏膜浅部感染。轻症口腔念珠菌病可应用碳酸氢钠、氯己定、制霉菌素溶液含漱。对于皮肤间擦疹和念珠菌性龟头炎，首先应保持创面干燥，再局部外用抗真菌药物治疗。阴道念珠菌病根据病情选用制霉菌素、克霉唑或咪康唑栓剂。

2. 系统治疗 主要用于大面积和深部皮肤念珠菌病、复发性生殖器念珠菌病、甲沟炎及甲念珠菌病。对于侵袭性真菌病，选择抗真菌治疗时应基于感染部位、严重程度、患者基础情况、病原种类及药敏结果而进行。针对严重感染患者，可根据病原及耐药流行情况，先进行经验性治疗。

第7节　孢子丝菌病

孢子丝菌病是由申克孢子丝菌侵袭所致的的皮肤、皮下组织、黏膜和局部淋巴系统感染，表现为慢性肉芽肿损害，偶可播散至全身引起多系统损害。

一、病因与发病机制

申克孢子丝菌复合体有6个菌种，我国致病菌主要是球形孢子丝菌。该菌广泛存在于自然界中，是土壤、木材及植物的腐生菌，皮肤外伤后接触到被孢子丝菌污染的环境是该病传播的主要途径。孢子偶可经呼吸道侵入肺部或血行播散至全身引起内脏病变。

二、临床表现

本病遍布全球，我国东北地区多见，多发于农民、矿工、造纸工人、园丁。本病一般可分为4型。

1. 局限性皮肤型 也称固定型。好发于面、手背及双上肢、颈部、躯干、下肢等暴露部位，常局限于初发部位。表现为丘疹、脓疱、疣状结节、浸润性斑块、脓肿、溃疡、肉芽肿、脓皮病样或呈坏疽样等多形性改变。

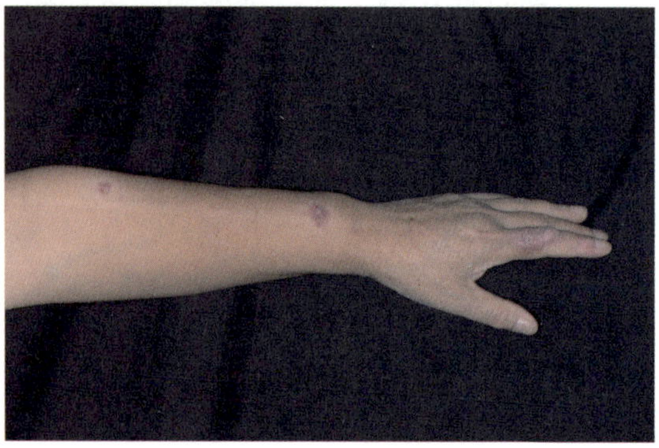
图6-12 淋巴管型孢子丝菌病

2. 淋巴管型 较常见，表现为结节性淋巴管炎。典型宿主因户外工作而接触病原，孢子由四肢远端外伤处植入，经数天至数周，接触部位出现丘疹、结节，逐渐呈紫红色，中心坏死形成溃疡，伴有脓液或厚痂（初疮），随后，沿原发皮损近侧的淋巴管发生类似病变，排列成串（图6-12），称作结节性淋巴管炎。旧皮损愈合的同时新皮损不断出现，病程延续不愈。

3. 皮肤播散型 罕见，可继发于皮肤淋巴管型或由自身接种所致，于远隔部位出现多发性实质性皮下结节，继而软化形成脓肿，日久可溃破。皮损可为多形性改变。

4. 系统型 罕见，又称内脏型或皮肤外型，多累及免疫力低下者，由血行播散引起。肺部受累引起肺孢子丝菌病，也可见骨关节、神经系统、心包、眼、消化系统等受累。累及多个脏器的播散性孢子丝菌病非常少见，主要见于艾滋病患者。

三、实验室检查

直接镜检阳性率低。疑诊孢子丝菌病时，应取组织活检、脓液等进行培养。真菌培养是诊断孢子丝菌病的金标准。

组织病理学特征通常为肉芽肿和化脓性病变的混合相，早期病变可表现为真皮非特异性肉芽肿。PAS染色可见圆形、雪茄形孢子和星状体。

四、诊断与鉴别诊断

根据临床表现、真菌培养和组织病理学可明确诊断。需与皮肤结核、着色芽生菌病、脓皮病及皮肤肿瘤等疾病鉴别。

五、预防与治疗

（一）预防

1. 流行区焚烧杂草、污染的腐物。
2. 从事造纸、农牧业的人员做好皮肤防护，出现皮肤外伤时及时处理。

（二）治疗

1. 系统治疗

（1）碘化钾既往为治疗孢子丝菌病的首选药，常用10%碘化钾溶液，每次10ml，每天3次，如无不良反应可渐增至60～90ml/d，疗程2～3个月。

（2）伊曲康唑为治疗孢子丝菌病的一线用药，每天200～400mg，疗程3～6个月，有较好的安全性，治愈率较高。

（3）特比萘芬，每天250～500mg，疗程3～6个月。

（4）系统感染者可选择两性霉素B。

2. 物理治疗 局部温热疗法可控制组织内真菌生长。

（庄淑波）

第7章 节肢动物性皮肤病

节肢动物性皮肤病是因致病性节肢动物叮咬、刺、蜇或寄生人体皮肤后，引起局部机械性损伤、变态反应或中毒症状。也可因为留在组织内或虫体钻入皮肤后作为异物引起肉芽肿性反应。

案例 7-1

患者，男，19岁，全身瘙痒1月余，当地医院拟为皮炎或湿疹治疗无效，且皮损加重，夜间瘙痒明显。入院体检：皮损以腹部、大腿内侧明显，表现为散在的针头大小红色或皮色丘疹，部分结痂少许渗出，手指间渗出明显，阴囊、包皮可见散在绿豆大小丘疹、结节。家中多人发生类似皮损。

问题：1. 患者目前最可能的诊断是什么？哪些检查可以帮助诊断？

2. 如何进行治疗？治疗过程中要注意哪些问题？

第1节 疥　　疮

疥疮（scabies）俗称闹疮、疳疮，是由疥螨寄生于皮肤引起的一种接触性传染性皮肤病。

一、病因与发病机制

疥螨又称疥虫，是一种皮内寄生虫，分为人疥螨和动物疥螨，人的疥疮主要由人疥螨引起。疥螨大小为0.2～0.4mm，体小呈圆形或卵圆形，黄白色。雌虫较大，腹部中央有产卵孔，后缘有肛门，雄虫较小，雄虫夜间与雌虫在人的体表进行交配后不久即死亡，雌虫受精后钻入人皮肤角质层内，一边掘成隧道，一边产卵，经1～2个月排卵40～50个后死亡。卵经3～5天孵化为幼虫，再经3～4天变为若虫，经两次蜕皮变为成虫。从卵变为成虫约需15天。

动物疥螨的常见宿主有犬、猫等哺乳动物，但动物疥螨一般不能在人体上繁殖。此类螨虫引起的反应通常呈自限性，停止接触患病动物后即可消退。

受精后的雌疥螨为最易感染新宿主的时期，离开人体后可存活2～3天，在低温且相对湿度较高时存活时间更长。主要通过人与人的直接接触（包括性接触）而传染，如同卧一床，相互握手等，还可通过患者使用过的衣物等间接传染。动物疥螨亦可感染人，但因人的皮肤不是其合适栖息地，人感染后症状较轻。

二、临床表现

疥螨易侵犯皮肤薄嫩处，如指缝、手腕、肘窝、腋窝、乳晕、脐周、股内侧及外生殖器等部位，而以手指缝处最为重要，如该处有损害应即疑为疥疮。头面、掌趾等处一般不受侵犯，但婴幼儿除外。

皮损多对称，为针头大小的丘疹、丘疱疹或水疱、隧道和结节（图7-1、图7-2A），疏散分布，呈正常肤色或微红色。隧道和结节为疥疮的特征性损害，前者为约数毫米长的灰白色或浅黑色浅纹，弯曲微隆起，末端常有丘疱疹或水疱，雌虫就隐居在此；后者多见于儿童或成年男性阴囊、阴茎等处，为绿豆至黄豆大小硬结，呈淡色或红褐色，称疥疮结节或结节性疥疮，为疥螨死后引起的异物反应。病人自觉奇痒，尤以夜间为甚，可能是由于雌虫在皮肤内刺激皮肤神经末梢而引起。

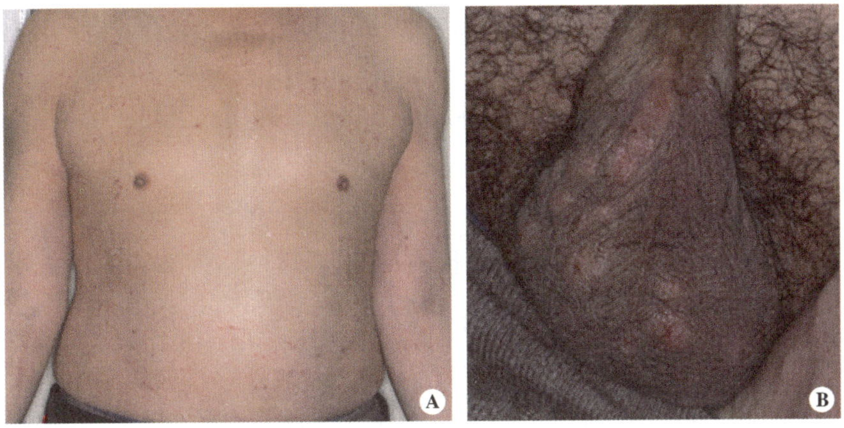

图7-1 疥疮

A. 躯干部丘疹、丘疱疹、抓痕；B. 阴囊疥疮结节

角化型疥疮，又称结节型疥疮，是疥疮的一种特殊类型，多发生于身体虚弱或免疫功能低下的患者，表现为大量鳞皮屑、结痂、红皮病或疣状斑块，在鳞屑内可找到大量疥螨，传染性极强。

三、实验室检查

1. 镜检 指间皮肤消毒后，用针刺入隧道盲端，挑出灰白色小点，置放大镜或显微镜下观察。也可用解剖刀蘸矿物油刮取丘疹及水疱处的疱液和皮屑6～7次涂在载玻片上，加盖玻片置于低倍镜下观察，可见活的疥虫（图7-2C）和虫卵。

2. 皮肤镜 可观察到匍行性隧道，远端可看到圆形疥虫，顶端呈三角翼样结构（图7-2B），紫外线皮肤镜观察到隧道显示间断亮白色荧光。

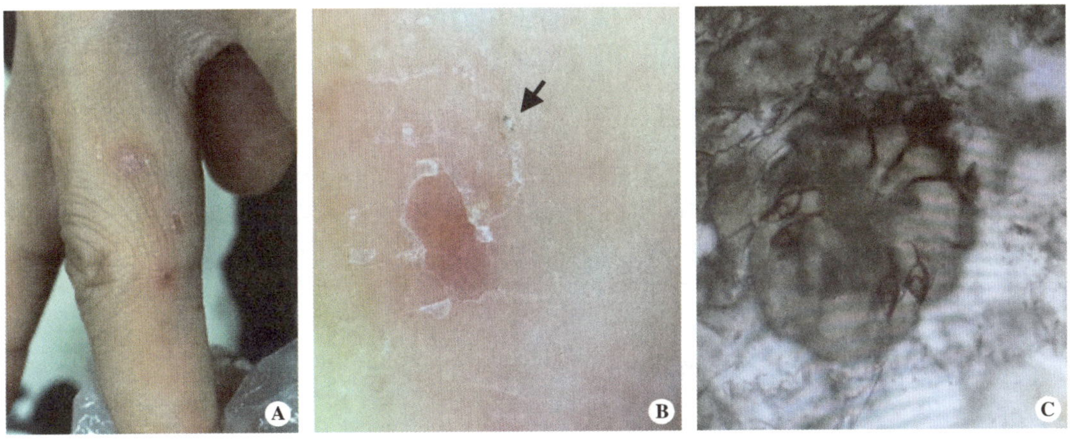

图7-2 疥疮的实验室检查

A. 指缝丘疹、隧道；B. 皮肤镜下可见隧道顶端黑色三角翼样结构（黑色箭头）；C. 显微镜下疥虫（400倍）

四、诊断与鉴别诊断

（一）诊断

根据有传染病接触史和皮肤薄嫩部位有皮损，夜间剧痒，家中或集体单位常有同样的患者，一般

不难诊断。

（二）鉴别诊断

1. 痒疹 好发四肢伸侧，丘疹较大，多发生于儿童，病程较慢，无传染性。

2. 特应性皮炎 慢性病程，好发于屈侧，颜面部、眼睑可受累，多合并有其他过敏性疾病或家族性过敏史。

3. 皮肤瘙痒症 无明显的原发损害，主要症状是瘙痒，常因搔抓引起血痂、抓痕或苔藓化，无传染性，无特殊的好发部位。

4. 虱病 主要发生于躯干处、头皮或阴部，指缝无皮疹，常能发现虫体或虫卵。

五、预防与治疗

（一）预防

注意个人卫生，勤洗澡、勤换衣、勤晒被褥，不与患者同居、握手，衣服不能与患者的衣服放在一起。发现患者及时治疗，换下的衣服要煮沸灭虫，不能煮烫者用塑料袋包扎1周后，待疥螨饿死后清洗。

（二）治疗

治疗目的是杀虫、止痒、治疗并发症。以外用药物为主，对瘙痒严重者可辅以镇静止痒药睡前内服，继发感染时应同时局部或系统使用抗生素。

治疗可选用以下药物。

1. 10%硫黄软膏 婴幼儿用5%。

2. 25%苯甲酸苄酯乳剂 杀虫力强，刺激性低。

3. 1%γ-666乳剂或软膏 可使疥螨的中枢神经和周围神经麻痹，使之中毒死亡。孕妇、哺乳期及2岁以下婴儿禁止使用，儿童慎用。

具体用法：先用热水和肥皂洗澡后用药，自颈部以下擦遍全身，每天1～2次，连续3～4天为1个疗程。不要遗漏皮肤褶皱处、肛门周围和指甲的边缘。擦药期间不洗澡，不更衣，第4天洗澡更衣，并将污染的衣服、床单、被罩用开水烫洗消毒。不能烫洗的物品用塑料袋包扎放置1周以上，待疥螨饿死后清洗。一次治疗未愈者，需间隔1～2周后重复使用。

> **链接**
>
> **疥疮结节的治疗**
>
> 疥疮结节往往较为难治，可选择焦油凝胶每晚涂患处1次，连用2～3周；或皮损内注射泼尼松龙或曲安奈德新霉素贴膏局部外贴。

第2节 虱　病

虱病是虱叮咬皮肤所致的传染性皮肤病。

一、病因与发病机制

虱为昆虫纲节肢动物，属永久性的体外寄生虫，种类很多。人虱可分为头虱、体虱和阴虱，各有相对宿主特异性和寄生部位特异性。这3种人虱均以刺器刺入皮肤吸吮血液维持生活。通过人与人之间直接接触传染或通过头巾、帽子、衣服、被褥间接传染。阴虱主要通过性接触传染。

虱畏强光，喜阴暗，多在夜间或人静的时候吸血。虱对温度和湿度均很敏感，当人体体温升高、出汗或人死亡温度下降时，虱即会离开而另寻新宿主。人虱的宿主只能是人，它不能寄生在其他动物身上。

二、临床表现

虱叮咬后引起的症状因人而异，一般均有轻重不同的瘙痒和皮疹，有人仅感轻度瘙痒，亦有人因长期被叮咬而发生耐受，而无明显临床症状。

1. 头虱 寄生于头皮部位，尤其是耳后发际及头后部，藏于发中或附着于头皮上，常能见到针头大白色的虱卵，多见于卫生条件差的儿童或妇女。由于虱叮咬皮肤可出现丘疹、皮下出血，常因搔抓引起头皮抓痕、渗液、血痂或继发感染，形成疖或脓肿，局部淋巴结肿大，严重者头屑、血痂、渗液、尘埃与头发粘连在一起，有腥臭味，日久毛发失去光泽，毛发脱落或形成瘢痕。

2. 体虱 常隐蔽在贴身的内衣上，多见于裤裆、被褥缝及皱褶处。在肩胛、腰部、臀部等处有体虱叮咬引起的红斑、丘疹或风团，中央有一出血点。常伴线状抓痕、血痂或继发感染，日久皮肤苔藓化或留有色素沉着斑，常因剧痒而影响休息，多发生在冬季。

3. 阴虱 寄生于阴部或肛周的体毛上，也可感染胡须、腋毛、胸毛、头发等，偶可侵犯眉毛或睫毛。阴虱由于活动范围小，常紧伏皮面或牢附于阴毛上不动，叮咬皮肤引起剧痒，出现红斑或丘疹，经搔抓可出现表皮剥蚀、抓痕、血痂或毛囊炎及继发性损害。有的患者可出现青斑，直径约0.5cm，呈青灰色，不痒，指压不退色，常见于股内侧、腹部。阴虱主要通过性接触传播，夫妻常同患此病。

三、诊断与鉴别诊断

根据传染病史和临床表现，在头发、内衣、被褥、阴毛处发现虱成虫或虫卵，可以确诊。必要时可用显微镜低倍镜观察其形态以做好分类。

该病需要与疥疮、皮肤瘙痒症、痒疹、湿疹等鉴别。

四、预防与治疗

1. 预防 主要做好个人卫生，勤洗头、洗澡，勤换衣服。家庭或集体中有其他成员患有虱病，要同时治疗。应防治并重，避免接触患者，严格消毒污染物。

2. 治疗 治疗虱病应以灭虱及灭卵为主。剔除毛发，使虱无处附着。体虱寄居在内衣缝隙中，可将脱下的内衣裤用开水烫煮便可达到灭虱的效果，对不便烫煮的衣服可用熨斗熨烫。阴虱应剃掉阴毛并焚烧。头虱可用50%百部酊、5%苯甲酸苄酯乳剂等灭虱，对皮疹可用清凉止痒剂或糖皮质激素，有感染时外用抗生素制剂。凡士林外用可阻塞虱的呼吸道和消化道致虱死亡，对虱卵无杀死作用，但在剃去阴毛和消毒内裤等措施配合下，仍有较好疗效；凡士林无毒无刺激性，适用于孕妇或局部皮肤有破损或炎症者。应同时检查并治疗与患者直接接触者。

第3节 刺毛虫皮炎

刺毛虫皮炎是刺毛虫的毒毛或毒刺进入皮肤后，引起的瘙痒性、炎症性皮肤病。

一、病因与发病机制

刺毛虫（图7-3）俗称洋辣子或八角毛，生活在树林、田野、草地，长约5cm，呈黑褐色，全身长针状细毛，其毛端有微细导管，内含碱性毒液，其含斑蝥素。若毛刺入人体皮肤，即可将毒液注入皮内引起皮炎，亦可因接触毒毛污染的衣物而引起皮肤损害。

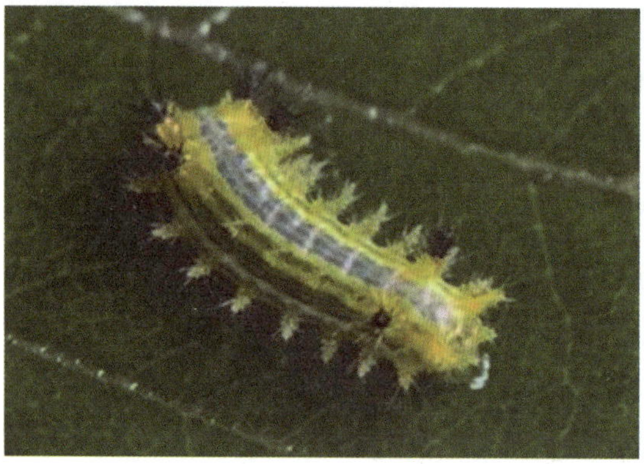

图7-3 刺毛虫

大多发生在6～9月份刺毛虫盛发期。

二、临床表现

好发于夏、秋季节，干燥、大风天气易流行。人们野外工作和活动、树荫下纳凉时易患病。刺毛虫的毒刺刺入皮肤后，开始感觉刺痛、灼痛，稍久即感外痒内痛，于刺伤部位的中心出现米粒大丘疹或黄豆大风团样皮疹，周围有水肿性红斑，6～7小时后水肿性红斑消退留下中央的丘疹，皮肤发痒，手抓或触摸皮肤时又感皮肤疼痛，反复发作，经1～2周才能完全恢复，偶尔可出现水疱。

三、实验室检查

用透明胶带紧贴于皮损表面，再将胶带放在滴有二甲苯的载玻片上镜检，可找到毒毛；用皮肤镜在皮损部位常可见刺入或横卧于皮沟中的毒毛。

四、诊断与鉴别诊断

在发病前有在树荫下纳凉或接触树上的刺毛虫与虫茧的病史，刺伤后皮肤发痒，不久即感外痒内痛的症状，根据这些特点一般不难诊断。在皮疹中央用放大镜检查常可发现刺毛。

本病应与接触性皮炎、虫咬皮炎、桑毛虫皮炎、松毛虫皮炎等鉴别。

五、预防与治疗

1. 预防 在刺毛虫盛发季节，采用药物喷洒或生物防治消灭毛虫；在有毛虫的环境不要位于下风方向作业，应穿戴防护衣帽。

2. 治疗 发病后应尽量去除毒毛，止痒、消炎，防止继发感染。被接触处皮肤反复多次用胶布粘贴去除毒毛。接触部位立即用肥皂、草木灰等碱性溶液洗净，局部外擦1%薄荷炉甘石洗剂。皮损广泛严重者，可内服抗组胺药物或糖皮质激素。

第4节 隐翅虫皮炎

隐翅虫皮炎是皮肤接触隐翅虫体内毒液后所致的接触性皮炎。

一、病因与发病机制

隐翅虫是甲虫的一种，属昆虫纲，鞘翅目，隐翅虫科，昼伏夜出，有趋光习性，多在夜间有灯光尤其是有日光灯的地方飞行，在夏秋季节活跃。当停留于皮肤上的虫体被拍打或压碎后，其体内的强酸性毒液导致发病。

二、临床表现

本病好发于夏秋季节，皮疹多累及面部、颈部、四肢及躯干等暴露部位。当毒虫开始侵犯皮肤时有爬行感或异物感，用手搔抓或翻身压死毒虫，皮肤接触毒液数小时到2天后，局部皮肤出现点状、条索状或片状水肿性红斑，发痒，逐渐有灼热疼痛感，其后出现水疱，多为透明的薄疱，有的发展为脓疱或灰黑色坏死，在皮损周围可出现鲜红色丘疹或水疱，呈点状或片状，常因搔抓引起鲜红色糜烂面。若侵犯眼睑时致眼睑红肿，睁不开眼；若污染毒液的手抓到外阴可出现局部片状红斑（图7-4）。

病程约1周，愈后可留色素沉着或浅瘢痕。

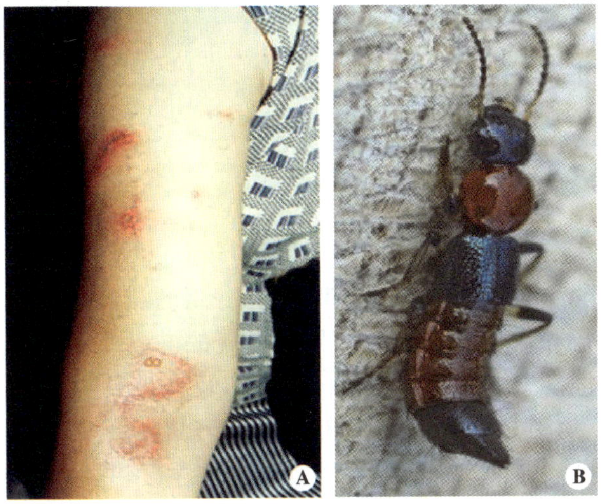

图7-4 隐翅虫皮炎及隐翅虫

A. 隐翅虫皮炎；B. 隐翅虫

三、诊断与鉴别诊断

根据典型皮损、自觉症状、有隐翅虫接触史等可确诊。

应与湿疹、接触性皮炎、脓疱疮、虫咬皮炎等皮肤病鉴别。发生睑结膜、鼻黏膜的损害要与细菌、病毒感染引起的结膜炎、鼻前庭炎鉴别。

四、预防与治疗

1. 预防 搞好环境卫生，消除住宅周围的杂草、垃圾、消灭隐翅虫的孳生地。安装纱门纱窗或挂蚊帐防止毒虫的侵入。睡眠时要熄灭室内的灯光。如发现皮肤上落有虫体，不要用手直接捏取或拍击，应将虫体拨落在地用脚踏死。

2. 治疗 局部尽早用肥皂水清洗皮肤，红斑皮损可外涂炉甘石洗剂。若有糜烂面，可用1%～2%的明矾液或1∶5000高锰酸钾溶液进行冷湿敷；若有脓疱或继发感染，予以抗生素治疗，内服抗组胺药物、维生素C等。

（田 姣）

第8章 性传播疾病

性传播疾病（sexually transmitted disease，STD）指一组通过性接触传播的传染病，不仅引起泌尿生殖器官病变，还可通过淋巴系统侵犯泌尿生殖器官所属的淋巴结，甚至通过血行播散侵犯全身各重要组织和器官。性传播疾病损害患者的身心健康，常常涉及公共卫生问题。

可引起广义性传播疾病的病原体有30余种，导致梅毒、淋病、非淋菌性尿道炎、尖锐湿疣、生殖器疱疹、艾滋病、软下疳、性病性淋巴肉芽肿等疾病。本书主要讲述前5种较为常见的性传播疾病。

案例 8-1

患者，男，24岁。无保护性交3日后出现尿痛，尿道口大量脓性分泌物。

问题：1. 对该患者的初步诊断为？

2. 哪些化验项目可帮助诊断？

3. 治疗使用的主要药物有哪些？

性传播疾病的防控要点为控制传染源、阻断传播途径、保护易感人群。传染源为性病患者和性病病原体携带者。传播途径包括：①直接接触传播，性交是主要传播方式，占95%以上。性行为的多样化，如口交及肛交等增加了传播途径。②间接接触传播，主要通过接触污染的衣物和洗浴用品。③垂直传播，梅毒螺旋体和艾滋病病毒可以通过胎盘造成母婴传播，产道也可以传播淋病奈瑟菌、衣原体、生殖器疱疹病毒等。④医源性传播，输血和血液制品可以传播梅毒、艾滋病。污染的医疗器械通过检查、注射、手术等方式传播。医护人员防护不当也可以被感染。性工作者，多性伴者，包括男女、男男性行为者，都是性传播疾病的易感人群。

第1节 梅　　毒

梅毒（syphilis）是梅毒螺旋体引起的一种慢性传染病，主要通过性接触、母婴传播和血液传播。本病危害性极大，可侵犯内脏、器官或通过胎盘传播引起死产、流产、早产和胎传梅毒。

一、病　　因

梅毒螺旋体又称苍白密螺旋体，属于厌氧微生物，离开人体不易生存，煮沸、干燥、日光、肥皂水和普通消毒剂均可迅速将其杀灭，但对寒冷抵抗力强。

梅毒螺旋体从破损的皮肤黏膜进入体内，数小时即可侵入附近淋巴结，2～3天经血循环播散全身。经3周潜伏期在入侵的部位发生初疮称为硬下疳（一期梅毒）。此时机体产生抗体，螺旋体大部分被杀死，硬下疳自然消退，进入无症状潜伏期称为一期潜伏梅毒。未被杀死的螺旋体仍在体内繁殖，经6～8周，大量螺旋体进入血液循环，称为二期早发梅毒。此时，皮肤、黏膜、骨骼、眼以及神经系统受损。二期梅毒螺旋体最多，随着免疫应答反应的建立，抗体大量产生，螺旋体又大部分被杀死，二期早发梅毒自然消失，再进入潜伏状态称为二期潜伏梅毒。残存的螺旋体仍隐藏于组织或淋巴系统内，一旦机体抵抗力下降，螺旋体再次进入血液循环，发生二期复发梅毒。2年后变为晚期梅毒，晚期梅毒可侵犯心血管、神经系统。

二、传播途径

1. 性接触传染　包括性交、肛交、口交和舔阴等性行为。

2. 胎盘产道传染　妊娠4个月后，梅毒螺旋体可通过胎盘及脐静脉传染给胎儿，梅毒孕妇在分娩时，胎儿通过产道时发生感染。

3. 其他途径　通过毛巾、牙刷等个护用品，医疗器械，输血等传播。

三、临床表现

（一）获得性梅毒

1. 一期梅毒　表现为硬下疳，又称梅毒初疮。在感染后2～4周出现，皮疹初起为红色丘疹、硬结或浸润性红斑。表面逐渐发生轻度糜烂或浅溃疡，边缘整齐隆起，疮面洁净，可有软骨样硬度，不痛不痒故名硬下疳（图8-1）。未经治疗的硬下疳可持续3～4周或更长时间后自愈。合并感染者可出现脓性分泌物或疼痛。

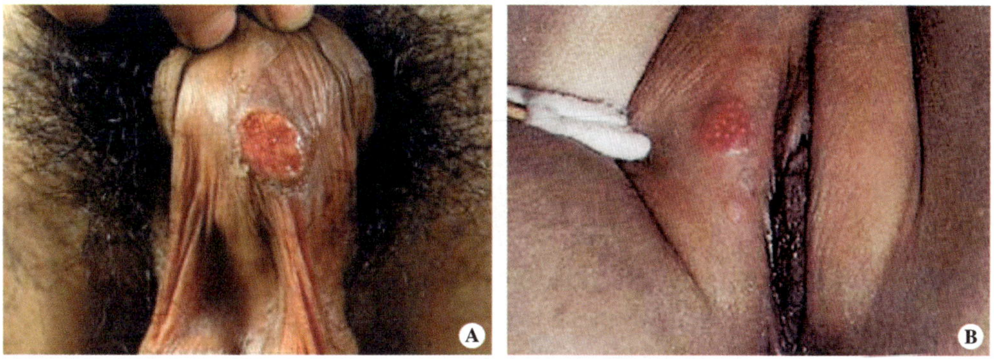

图8-1　一期梅毒硬下疳

男性患者皮损发生在冠状沟、龟头、包皮、尿道口、肛门等处。女性发生在阴唇、阴蒂、尿道口、子宫颈及乳房。阴部发生硬下疳的患者在1～2周内，腹股沟淋巴结单侧或双侧肿大，质地较硬，无热痛，不破溃称为梅毒性横痃。

2. 二期梅毒　表现为梅毒疹（图8-2）。一期梅毒未经治疗或治疗不彻底，在感染后7～10周或硬下疳出现后6～8周，梅毒螺旋体由淋巴系统进入血液循环形成菌血症，引起皮肤黏膜及系统性损害。皮疹多样，分布对称，以斑疹和丘疹为主，有浸润，压之不退色。掌跖有铜红色鳞屑斑疹是二期梅毒的特征性皮疹。在肛周、外阴周围有黄豆大小、扁平或叶状潮湿疣状损害，称扁平湿疣。颞部、顶部、枕部暂时性虫蚀样脱发，称梅毒性脱发。口腔、咽喉、生殖器黏膜可出现灰白斑和糜烂。皮疹消退后遗留色素减退斑，称二期梅毒性白斑。在感染后1～2年发疹，称为二期复发梅毒疹。

3. 三期梅毒　或称晚期梅毒，表现为皮肤结节性梅毒疹及骨骼梅毒性树胶样肿。结节性梅毒疹为粟粒大至豌豆大小的铜红色坚硬浸润性结节。发生于四肢、躯干、面部。数目少，不对称，集簇状，无融合，环形、弧形或马蹄形和蛇形，边缘隆起，周围浸润。少数破溃，愈后有瘢痕。树胶肿初起为皮下结节与皮肤粘连，暗红色浸润斑块、中央软化破溃形成溃疡，有黏稠树胶状脓汁流出。黏膜损害发生于鼻中隔、软腭、咽喉等处者破坏性强，形成鞍鼻及鼻中隔穿孔。侵犯心血管引起梅毒性主动脉炎、瓣膜闭锁不全、主动脉瘤。侵犯神经、骨、眼引起脊髓痨和麻痹性痴呆以及骨梅毒、眼梅毒等（图8-3）。

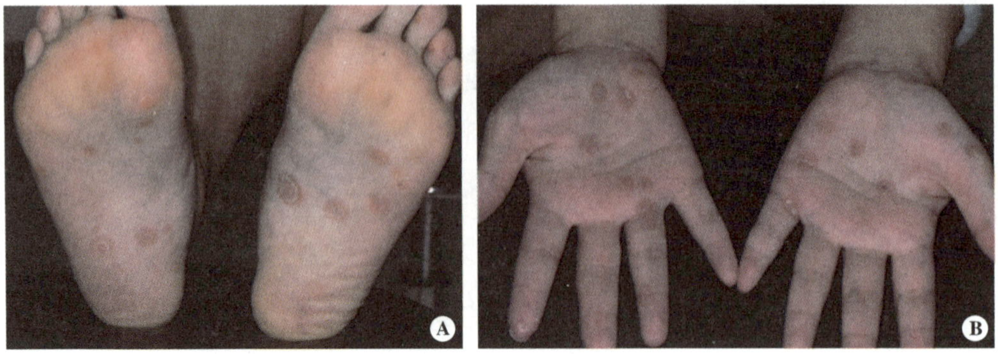

图8-2 二期梅毒

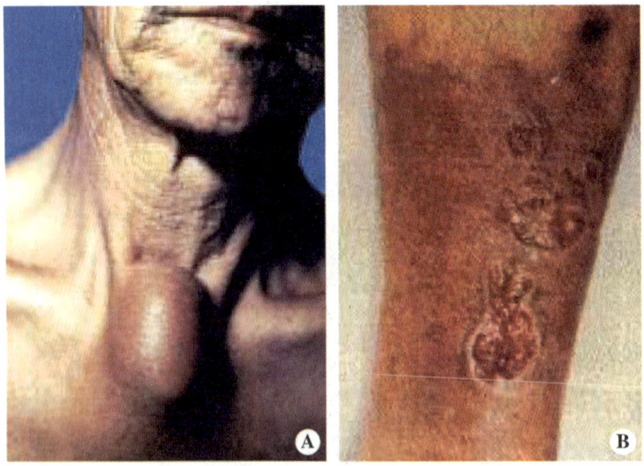

图8-3 三期梅毒

4. 神经梅毒 包括以下几种类型。

（1）无症状神经梅毒 无神经系统症状和体征。

（2）脑脊膜神经梅毒 主要发生于早期梅毒，可出现发热、头痛、恶心、呕吐、视乳头水肿、颈项强直、脑膜刺激征阳性等脑膜炎症状和视力下降、复视、上睑下垂、面瘫、听力下降等脑神经受损症状及偏瘫、失语、癫痫发作、下肢无力、感觉异常、轻瘫、截瘫、大小便失禁等脊膜受损症状，亦可出现背痛、感觉丧失、大小便失禁、下肢无力或肌萎缩等多发性神经根病的症状。

（3）脑膜血管梅毒 发生于早期或晚期梅毒，但多见于晚期梅毒。表现为闭塞性脑血管综合征，若侵犯脑可出现偏瘫、失语、癫痫样发作等；若侵犯脊髓可出现脊髓梗死，表现为受累神经支配部位弥漫性疼痛、迟缓性瘫痪、痉挛性瘫、截瘫、尿便障碍、病变水平以下深感觉缺失和感觉性共济失调，相应节段下运动神经元瘫痪、肌张力减低、肌萎缩等。

（4）脑实质梅毒 常见于晚期，是由螺旋体感染引起的慢性脑膜脑炎导致的脑萎缩等脑实质器质性病变，可出现进行性恶化的精神和神经系统损害。①麻痹性痴呆：表现为精神和行为异常，可出现注意力不集中、健忘、判断力与记忆力减退、认知障碍、痴呆、情绪变化、抑郁、人格改变、妄想、躁狂或精神错乱等，亦可出现瞳孔异常、构音障碍、面部及四肢张力减退和面部、舌及双手不自主运动、癫痫发作、卒中症状、营养障碍等。②脊髓痨：病变累及脊髓后索和脊神经后根，常见症状为感觉性共济失调和刺痛，可出现阿-罗瞳孔、下肢闪电样疼痛、感觉异常或减退、腱反射减退甚至消失、下肢肌张力低、尿潴留、夏科特（Charcot）关节病等，并可出现视神经萎缩、内脏危象等。③树胶肿性神经梅毒：脑树胶肿表现为颅内肿瘤样症状，可出现头痛、恶心、呕吐、视乳头水肿、颈项强直等高颅压症状及癫痫发作；脊髓树胶肿可出现截瘫、大小便失禁、受损平面以下感觉消失等。

（5）眼梅毒 见于梅毒感染各期，可累及眼部所有结构如角膜、巩膜、虹膜、脉络膜、玻璃体、视网膜及视神经等，常双眼受累。眼梅毒可单独发生，也可以与脊髓痨或麻痹性痴呆同时发生，表现为眼睑下垂、眼球活动受限、球结膜充血、视野缺损、视物变形、视物变色、视野变暗、眼前闪光、眼前有漂浮物、复视、视力下降、失明等。

（6）耳梅毒 表现为听力下降、失聪，可伴或不伴耳鸣，为神经梅毒神经系统症状或体征的一部分，听力丧失可伴梅毒性脑膜炎。神经梅毒也可因梅毒螺旋体同时侵犯神经系统不同部位而使临床表现复杂多样，症状体征可以重叠或复合。

5. 潜伏梅毒 梅毒未经治疗或剂量不足，无临床症状，血清反应阳性，脑脊液正常，称为潜伏梅毒。感染期在2年内者称为早期潜伏梅毒，2年以上者称为晚期潜伏梅毒，传染性减低。

（二）先天梅毒

1. 早期先天梅毒 出生后2～8周发生，与二期梅毒症状相似，出现大疱性皮肤损害即梅毒性天疱疮。可有淋巴结肿大、肝脾大、贫血、梅毒性鼻炎、骨膜炎、梅毒性假瘫等（图8-4A、图8-4B）。

2. 晚期先天梅毒 多在2岁以后发病，13～14岁可有多种症状，晚发症状在20岁内，除与后天三期梅毒相同外，还有基质性角膜炎（畏光、流泪、角膜混浊、睫状体充血，甚至失明）、神经性耳聋（双侧突然发生听力障碍、甚至耳聋）、楔状齿（第一对上门牙上宽下窄，切缘中部呈半月形凹陷）（图8-4C）及佩刀胫、鞍鼻等。

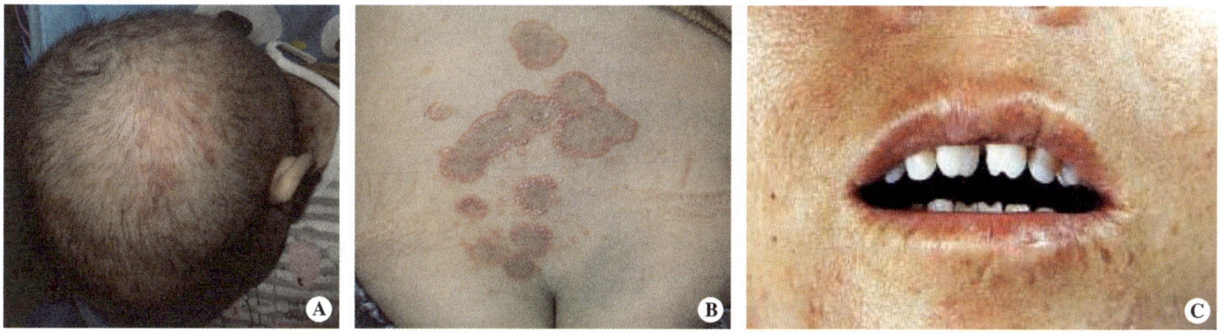

图8-4 先天梅毒

A、B. 早期先天梅毒；C. 晚期先天梅毒（楔状齿）

四、辅助检查

1. 梅毒螺旋体病原学检测 包括暗视野显微镜检查、镀银染色镜检和核酸检测。

2. 梅毒血清试验 是梅毒主要的检查方法和确诊的主要依据，分为非梅毒螺旋体血清学试验和梅毒螺旋体血清学试验。前者可作为疗效观察、判愈、复发或再感染的指标，一般滴度≥4倍有临床意义；后者即使治愈也可终身阳性。二者在妊娠和风湿免疫病等情况下均可出现假阳性。

3. 脑脊液检查 主要用于神经梅毒的诊断，包括白细胞计数和蛋白质检查以及性病研究实验室抗原（VDRL）、PCR和胶体金试验。脑脊液白细胞计数和总蛋白量的增加属非特异性变化，脑脊液VDRL试验是神经梅毒的可靠诊断依据。

4. 其他 包括X线摄片、彩超、CT、MRI检查，用于骨关节梅毒、心血管梅毒和神经梅毒的辅助诊断。

五、诊断与鉴别诊断

1. 诊断 根据接触史、潜伏期、各期梅毒的临床表现及实验室检查可诊断。

2. 鉴别诊断 一期梅毒硬下疳应与固定性药疹、生殖器疱疹、软下疳、白塞病、急性女阴溃疡、下疳样脓皮病和生殖器部位肿瘤进行鉴别；二期梅毒皮疹应与玫瑰糠疹、银屑病、扁平苔藓、药疹和皮肤淋巴瘤进行鉴别；三期梅毒应与皮肤结核、寻常狼疮、瘤型麻风和皮肤肿瘤鉴别。

六、治　疗

（一）一般原则

及早发现，正规治疗，剂量足够、疗程规则、追踪随访。

（二）治疗方案

1. 早期梅毒推荐方案　苄星青霉素240万U，每周1次，分两侧臀部肌内注射，共1～2次；或普鲁卡因青霉素G 80万U/d，肌内注射，连续15天。替代方案：头孢曲松0.5～1g，每天1次，肌内注射或静脉滴注，连续10天。青霉素过敏者用多西环素100mg，每天2次，连服15天。

2. 晚期梅毒或不能确定病期的隐性梅毒及二期复发梅毒　苄星青霉素240万U，分两侧臀部肌内注射，每周1次，共3次；或普鲁卡因青霉素G 80万U/d，肌内注射，连续20天。青霉素过敏者可以用多西环素100mg，每天2次，连服30天。

3. 心血管梅毒　如有心力衰竭，首先治疗心力衰竭，待心功能可代偿时可注射青霉素，如苄星青霉素240万U，每周1次，分两侧臀部肌内注射，连续3次，或建议按照神经梅毒处理。青霉素过敏者可以用多西环素100mg，每天2次，连服30天。

4. 神经梅毒、眼梅毒、耳梅毒　为避免吉海反应，应口服泼尼松。首先选用水剂青霉素G 1800万～2400万U/d，分6次（每4小时1次）静脉滴注，连续10～14天。继以苄星青霉素G 240万U/周，肌内注射，共3次。青霉素过敏者用药方法同上。

5. 妊娠梅毒　苄星青霉素240万U分两侧臀部肌内注射，每周1次，共3次。

6. 先天梅毒

（1）早期先天梅毒　脑脊液异常者，水剂青霉素G 10万～15万U/(kg·d)，分2～3次静脉滴注，连续10～14天；或普鲁卡因青霉素G 5万U/(kg·d)，肌内注射，连续10～14天；脑脊液正常者，苄星青霉素G 5万U/kg，一次注射（分两侧臀肌）。如无条件检查脑脊液者，可按脑脊液异常者治疗。

（2）晚期先天梅毒　水剂青霉素G 20万～30万U/(kg·d)，分4～6次静脉滴注，连续10～14天为1个疗程，可用1～2个疗程；或普鲁卡因青霉素G 5万U/(kg·d)，肌内注射，连续10～14天。青霉素过敏者用红霉素20～30mg/(kg·d)，分4次口服，共30天。小于8岁儿童禁用四环素。

（三）疗效观察

1. 治疗后应定期随访，进行体格检查、血清学检查及影像学检查以考察疗效，一般应复查梅毒血清滴度3年，第一年每3个月复查一次，第二年每半年复查一次，第三年年底复查一次。

2. 神经梅毒同时每半年复查脑脊液。

3. 妊娠梅毒经治疗应在分娩前每月复查；梅毒孕妇分娩出的婴儿，应在出生后第1、2、3、6和12个月进行随访。

七、性伴管理

梅毒患者的所有性伴都应通知并做相应的检查和治疗。对于一期梅毒患者应通知其近3个月的性伴；二期梅毒应通知其6个月内的性伴；早期潜伏梅毒通知其近1年内的性伴；晚期潜伏梅毒，通知其配偶或过去数年的所有性伴；胎传梅毒，对其生母及后者的性伴进行检查。建议同时进行梅毒及HIV检测。

链接

前带现象和后带现象

抗原和抗体能发生特异性结合，产生可见的复合物。但是必须在抗原抗体比例合适的时候，才能看见这个现象。如果抗体量远远大于抗原，就看不见复合物，称前带现象。如果抗原量远远大于抗体，也看不见复合物，称后带现象。梅毒血清学试验可能因为这两种现象而出现假阴性。

第2节　淋　　病

淋病（gonorrhea）是一种经典的性传播疾病，由淋病奈瑟菌感染所致，主要表现为泌尿生殖系统化脓性感染。男性最常见的表现是尿道炎，而女性则为宫颈炎，血行播散临床较罕见。

一、病　　因

本病病原体淋病奈瑟菌，是革兰氏阴性双球菌，呈卵圆形、肾形、成对排列，不耐热。一般消毒剂均可杀死。人类不仅对淋病奈瑟菌有易感性，而且是唯一宿主。通过接触传染后细菌直接黏附在生殖器黏膜上生长繁殖，寄居在柱状上皮细胞内，导致细胞损伤裂解。淋病奈瑟菌的内毒素和其他毒素引起急性炎症反应，产生局部充血、水肿、糜烂等典型的临床表现。偶尔细菌入血引起播散性淋菌感染，治疗不当可转为慢性炎症。

二、传播途径

本病主要通过性交感染，口交可引起淋菌性咽炎，肛交可引起淋菌性直肠炎和肛管炎，母婴之间的传播也可以导致淋病，如果孕妇有淋病则在生产过程中可能造成新生儿淋病，最常见的是新生儿的眼炎。极少数可通过生活中的密切接触间接传播，如共用毛巾等。

三、临床表现

潜伏期2～10天，平均3～5天。

1. 男性淋病　早期前尿道炎，后期后尿道炎。前者表现为尿道瘙痒及烧灼感，尿道口红肿外翻，有黄白色或黄绿色脓液排出，排尿疼痛或排尿困难，夜间阴茎痛性勃起。未经治疗2～3周后，病变上行蔓延至后尿道。后尿道炎表现为尿频、尿急、尿痛甚至终末血尿，双侧淋巴结肿大称淋病性横痃。少数患者有发热、头痛、乏力等全身症状。男性淋病未彻底治疗可引起尿道球腺炎、前列腺炎、精索炎、附睾炎、精囊炎、尿道狭窄、输精管梗阻等合并症（图8-5）。

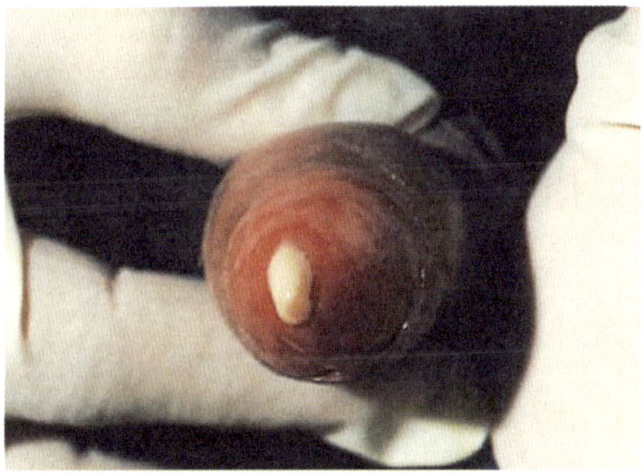

图8-5　淋病

2. 女性淋病　症状轻微或无症状。好发于子宫颈、尿道、尿道旁腺及前庭大腺等部位。宫颈炎（图8-6）表现为子宫颈红肿、糜烂、黄绿色脓性分泌物、外阴刺痒，偶有下腹痛及腰痛。尿道炎表现为尿道口红肿及脓性分泌物以及尿频、尿急、尿痛。前庭大腺炎（图8-7）表现为腺口红肿、剧痛、溢脓、严重者形成脓肿。女性淋病未经彻底治疗可引起盆腔炎、输卵管炎、子宫内膜炎、输卵管卵巢脓肿、输卵管狭窄或闭塞等合并症。

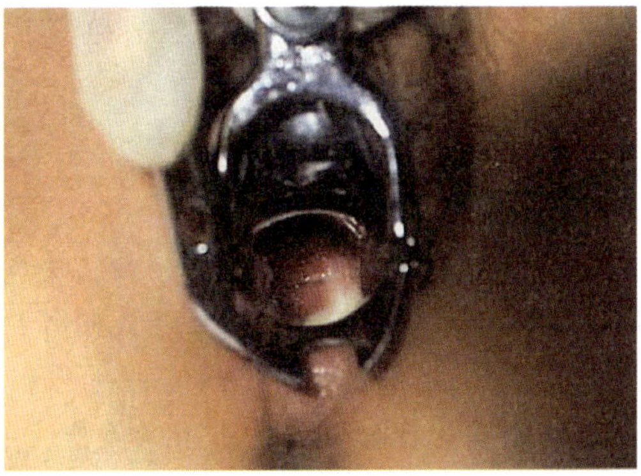

图8-6　宫颈炎

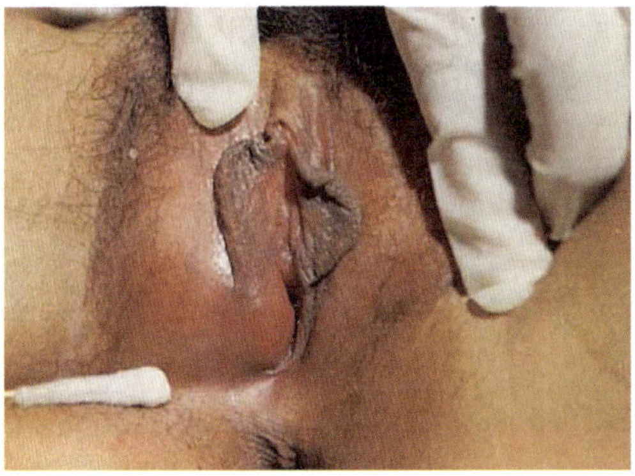

图8-7　前庭大腺炎

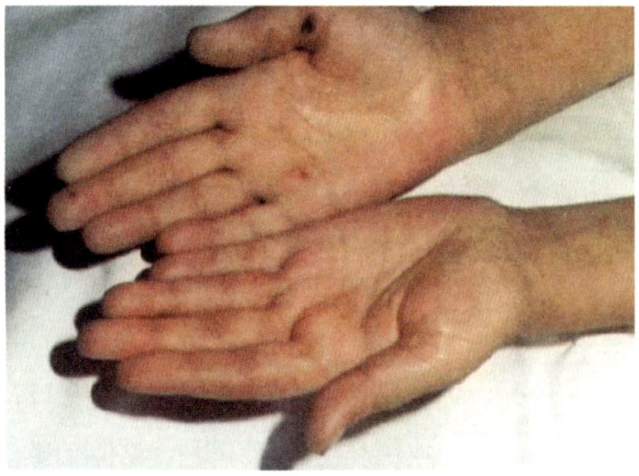

图8-8 播散性淋病

3. 播散性淋病 淋病奈瑟菌经血扩散到全身发生菌血症。有皮肤脓疱疹（图8-8）、高热、寒战、关节炎、腱鞘炎、脑膜炎、心内膜炎及心包炎等表现。

4. 其他淋病 指生殖器以外的淋病，如淋菌性结膜炎、淋菌性咽炎、淋菌性直肠炎、淋菌性皮炎等。

四、辅助检查

1. 显微镜检查 镜检多形核细胞内见革兰氏阴性双球菌为阳性。适用于男性无合并症淋病的诊断，不适用于咽、直肠、宫颈的诊断。

2. 淋病奈瑟菌培养 为淋病的确诊试验。

3. 核酸检测 敏感性高于培养，适用于各种类型临床标本的检测。

五、诊断与鉴别诊断

1. 诊断 依据病史，临床表现和实验室检查如涂片、淋病奈瑟菌培养、核酸检测可做出诊断。

2. 鉴别诊断 需与非淋菌性尿道炎以及念珠菌阴道炎、滴虫性阴道炎相鉴别。

六、治 疗

（一）一般治疗

禁止共用卫生用具，内衣裤消毒，多饮水。

（二）药物治疗

1. 无并发症淋病 头孢曲松1g，肌内注射或静脉给药，单次给药；或大观霉素2g（宫颈炎4g），肌内注射，单次给药。如果沙眼衣原体感染不能排除，加上抗沙眼衣原体感染药物。

2. 有并发症淋病 头孢曲松1g，肌内注射或静脉给药，每天1次，共10天；或大观霉素2g，肌内注射，每天1次，共10天。

3. 其他淋病 淋菌性咽炎和直肠炎，可用头孢曲松250～500mg，一次肌内注射，单次给药；淋菌性结膜炎，成人用头孢曲松1g，肌内注射，每天1次，共3天。新生儿用头孢曲松25～50mg/（kg·d）（一次不超过125mg），肌内注射。局部用盐水冲洗。

（三）治愈标准

症状体征全部消失，治疗结束1周后病原学检测阴性。

七、性伴管理

在症状发作前或确诊前2个月内与患者有过性接触的所有性伴都应做淋病奈瑟菌和沙眼衣原体感染的检查和治疗。建议同时进行梅毒及HIV检测。

链接

细菌的耐药性

耐药性可分为固有耐药性和获得性耐药性。固有耐药性又称天然耐药性，由细菌染色体基因决定、代代相传，不会改变，如链球菌对氨基糖苷类抗生素天然耐药；肠道革兰氏阴性杆菌对青霉素天然耐药；铜绿假单胞菌对多数抗生素均不敏感。获得性耐药性是由于细菌与抗生素接触后，由质粒介导，通过改变自身的代谢途径，使其不被抗生素杀灭。如金黄色葡萄球菌产生β-内酰胺酶而耐药。细菌的获得性耐药性可因不再接触抗生素而消失，也可由质粒将耐药基因转移给染色体而代代相传，成为固有耐药性。

第3节　非淋菌性尿道炎

非淋菌性尿道炎（non-gonococcal urethritis，NGU）是指淋病奈瑟菌以外的病原体感染引起的尿道炎。是常见的性传播疾病之一。

一、病　　因

沙眼衣原体是NGU最常见的病原体，生殖支原体近年来也被证实是仅次于沙眼衣原体的NGU病原体，此外还有解脲脲原体、微小脲原体、人型支原体。部分NGU尚不能明确病原体。沙眼衣原体是一类在细胞内寄生的微生物，直径为250～450nm。不耐热，在室温下迅速丧失其传染性，加温至50℃，30分钟即可将其杀死。但是耐寒，−70℃下能存活数年。其致病机制尚不明确，可能涉及衣原体热休克蛋白作为致敏原引起的宿主自身免疫应答、衣原体复制的组织损害和炎症反应以及宿主细胞破坏的坏死产物等产生的综合影响。支原体可以寄生于人的尿道上皮，可能是一种条件致病菌，具有将尿素分解为氨的能力。本节重点介绍沙眼衣原体引起的NGU。

二、传播途径

性接触及接触到污染的衣物、用具、毛巾、便盆、浴池等都可能造成感染。

三、临床表现

NGU好发于青年，25岁以下约占60%。潜伏期比淋病长，平均为1～3周。男性和女性非淋菌性尿道炎的症状有所不同。

1. 男性非淋菌性尿道炎　大约一半以上无症状。有尿道不适者，尿道症状比较轻，可为轻微刺痛或痒感。晨起尿道口有少量黏液性分泌物或仅有痂膜封口或内裤污秽。患者可同时发生淋病双重感染（图8-9）。

2. 女性泌尿生殖器感染　约70%以上无症状。宫颈是主要感染部位。黏液脓性宫颈内膜炎表现为白带增多，宫颈充血水肿或糜烂，当有尿道炎时尿道灼热或尿频，尿道口充血，微红或正常，挤压尿道见分泌物溢出（图8-10）。

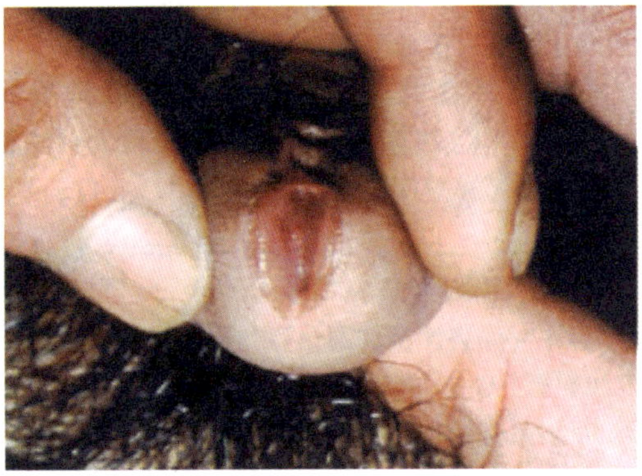

图8-9　男性非淋菌性尿道炎

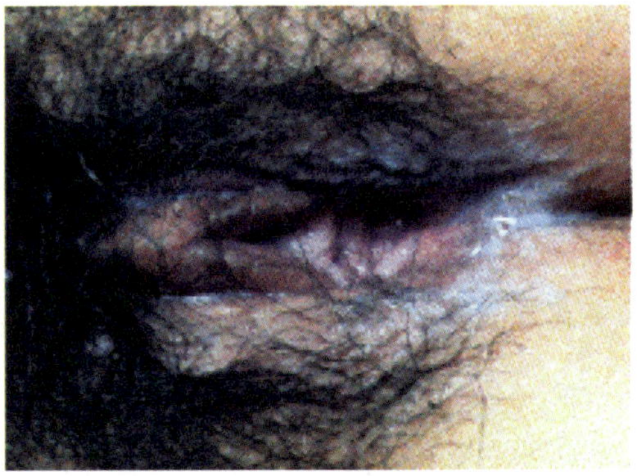

图8-10　女性非淋菌性尿道炎

3. 新生儿结膜炎、肺炎 经产道感染，有沙眼衣原体宫颈炎的孕妇，其新生儿40%～50%可患眼结膜炎，多在出生后5～14天内出现。新生儿肺炎发生在出生后2～3周，但大多在6周时才确诊。

四、辅助检查

1. 衣原体检查 ①衣原体细胞培养；②抗原检测；③核酸检测。

2. 支原体检查 因支原体培养难度大、敏感性低，目前主要推荐核酸扩增试验。

五、诊断与鉴别诊断

1. 诊断 有接触史，有尿道、阴道分泌物及排尿不适，有尿道炎的存在，即尿道分泌物涂片在1000倍显微镜下查见多形核白细胞＞5个/视野，排除淋病奈瑟菌感染并结合有关实验室检测可做初步诊断。

2. 鉴别诊断 需与淋菌性尿道炎相鉴别，还要注意有无白色念珠菌和滴虫感染。

六、治　疗

（一）一般原则

NGU的诊治应争取早期诊断和早期治疗。

（二）治疗方案

成人：阿奇霉素首日1g，第2～3天每天0.5g；或多西环素100mg，口服，每天2次，连服10～14天；替代方案可用莫西沙星0.4g，每天1次，连服7天，或交沙霉素0.5g，每天3次，共10天。

儿童：8岁或体重≥45kg者，同成人阿奇霉素治疗方案；体重＜45kg者：红霉素干糖浆粉剂每天50mg/kg，分4次口服，共14天。如有效，再延长1～2周。

（三）治愈标准

疗程结束后2周抗原检测试验阴性；疗程结束后4周核酸扩增试验为阴性。

七、性伴管理

在症状发作前或确诊前2个月内与患者有过性接触的所有性伴，都应做淋病奈瑟菌和沙眼衣原体感染的检查和治疗。建议同时进行梅毒及HIV检测。

链接

赖特综合征

赖特综合征是以关节炎、尿道炎和结膜炎三联征为临床特征的一种特殊临床类型的反应性关节炎，常表现为突发性急性关节炎并且伴有独特的关节外皮肤黏膜症状。目前认为本病有两种形式：性传播型和痢疾型。前者主要见于20～40岁年轻男性，大多数情况下是生殖器被沙眼衣原体感染。赖特综合征在女性、儿童和老年人少见，通常在肠道细菌感染后获得痢疾型，其中感染菌主要是志贺菌属、沙门菌属、耶尔森菌属以及弯曲杆菌属。赖特综合征的发病与感染、遗传标志（HLA-B27）和免疫失调有关。滑膜的病理改变为非特异性炎症。本病多见于青年男性，国外的发病率在0.06%～1%不等，国内尚无这方面的统计数据报道。

第4节　尖锐湿疣

尖锐湿疣又称生殖器疣或性病疣，是由人类乳头瘤病毒（human papilloma virus，HPV）引起的生殖器、会阴和肛门部位的皮肤黏膜良性新生物。

一、病　　因

主要由低危型HPV如6型、11型引起，主要感染上皮细胞，感染后引起角化不全、空泡形成等。也可合并感染高危型别如16型和18型，后者与鳞状上皮癌前病变有关。

二、传播途径

主要通过性接触传染，少数由间接接触传染，如共用毛巾、桑拿座椅等。

三、临床表现

潜伏期1～8个月，平均3个月。初起为淡红色丘疹，逐渐增大增多，表面凸凹不平，呈乳头状、菜花状或鸡冠状。白色、污灰色或红色，表面易糜烂。有痒感和恶臭。少数患者过度增生，成为巨大尖锐湿疣。男性好发于阴茎龟头、冠状沟、系带、尿道口。肛门发生者多见于男男性行为者；女性好发于大小阴唇、肛周、宫颈、阴道口、阴道、尿道、会阴和阴阜。睾丸和腹股沟等生殖器以外的部位也可见到（图8-11）。

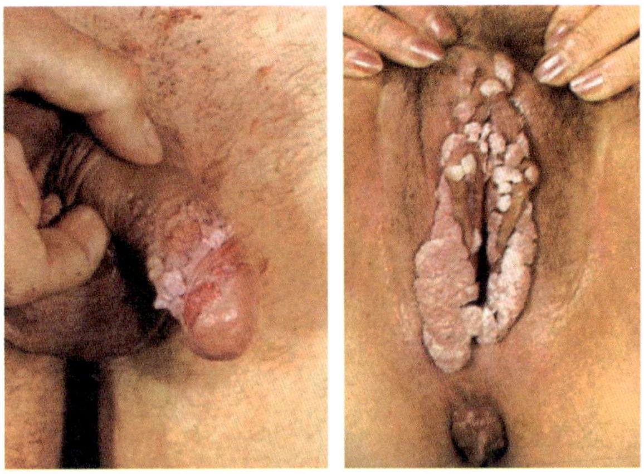

图8-11　尖锐湿疣

四、辅助检查

1. 醋酸白试验　3%～5%的醋酸溶液涂布皮损上，3～5分钟见均匀一致的变白区域为阳性反应，常有假阴性和假阳性。

2. 病理学检查　以出现凹空细胞为特征。

3. 核酸扩增试验　可检测可疑标本中的HPV并做型别鉴定。

五、诊断与鉴别诊断

1. 诊断　根据有性接触史或配偶感染史及典型的尖锐湿疣表现即可诊断。症状不典型者可做醋酸白试验、组织病理检查、聚合酶链反应以便确诊。

2. 鉴别诊断　应与扁平湿疣、生殖器鳞状细胞癌、生殖器鲍温样丘疹病、阴茎珍珠状丘疹、女阴假性湿疣进行鉴别。

六、治　　疗

1. 物理治疗　包括激光、冷冻、电灼、微波等可酌情使用，巨大疣体可手术切除，妊娠患者接受物理治疗可能诱发流产。

2. 光动力治疗　外敷光敏剂后再以半导体或氦氖激光照射疣体，每1～2周治疗一次。

3. 外用药物　可选用鬼臼毒素、咪喹莫特和水杨酸等。前二者孕妇忌用。

七、性伴管理

患者的所有性伴都应接受检查和随访，同时提供有效的咨询服务。男性尖锐湿疣患者的女性性伴可做宫颈细胞学筛查。建议同时进行梅毒及HIV检测。

链接

HPV疫苗

已知的HPV一共有140多种亚型，而与人类皮肤黏膜感染相关的HPV起码有40多种。目前已经上市的预防性HPV疫苗分为3种：二价疫苗、四价疫苗以及九价疫苗。所谓二价疫苗，就是该疫苗能覆盖2种亚型的HPV；而所谓四价疫苗，就是该疫苗能覆盖4种亚型的HPV；九价疫苗，就是能覆盖9种亚型HPV的疫苗。导致宫颈癌和生殖道疣的HPV类型众多，任何疫苗都无法覆盖所有的亚型。鉴于绝大部分（70%以上）宫颈癌和生殖道疣（包括尖锐湿疣）是由几种主要HPV引起的，那么针对这几种主要HPV的疫苗是最具成本效益的。比如，二价疫苗和四价疫苗都包括了针对HPV 16型和18型两种亚型，这两种亚型相关的宫颈癌和宫颈癌前病变都在50%以上，九价疫苗覆盖面更广。

第5节　生殖器疱疹

生殖器疱疹是主要由单纯疱疹病毒Ⅱ型（HSV-Ⅱ）感染所致的性传播疾病。本病发病率高、传染性强、易复发。

一、病　因

生殖器疱疹病毒分为HSV-Ⅰ和HSV-Ⅱ两个亚型。90%的病例由HSV-Ⅱ感染引起。口交可引起HSV-Ⅰ型感染。病毒进入皮肤或黏膜易感细胞并繁殖，导致细胞坏死。病毒可沿周围感觉神经纤维进入神经节潜伏下来。如有诱因刺激或机体抵抗力降低可被激活复发。

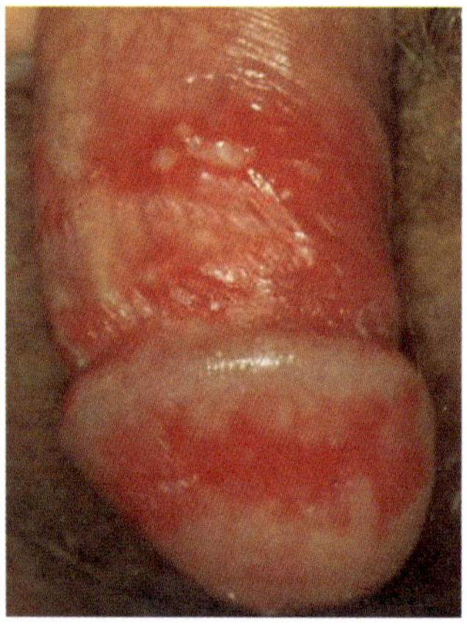

图8-12　生殖器疱疹

二、传播途径

主要通过性接触传染，在疱疹发生最初几天疱液排毒最强，也可经口交、肛交传染到接触部位。新生儿可经产道感染。少数可通过污染的物品传染。

三、临床表现

1. 初发性生殖器疱疹　潜伏期2～14天，初起为数个多发红色小丘疹，然后变成小水疱。3～5天形成脓疱或糜烂、溃疡、结痂，伴有疼痛。男性发生于龟头、冠状沟、阴茎、尿道口和睾丸。女性发生于阴唇、肛门、肛周或阴道、宫颈。亦可累及直肠黏膜，伴有淋巴结肿大，压痛，病程一般为2～3周（图8-12）。

2. 复发性生殖器疱疹　在原发疹后1～4个月内复发。复发感染一般在原处，症状较轻，约10天左右消退。原发或复发生殖器疱疹可伴有排尿困难、急性尿潴留、子宫内膜炎、疱疹性瘭疽等。孕妇HSV感染率比正常人高2～3倍，新生儿易受感染。

3. 亚临床型、不典型或未识别的生殖器疱疹　50%的HSV-Ⅰ感染者和70%～80%的HSV-Ⅱ感染者缺乏典型的临床表现，是生殖器疱疹的主要传染源。可表现为生殖器部位的微小裂隙、溃疡、硬结、擦破、红肿渗液等。

四、辅助检查

1. 细胞培养　可采用细胞培养法分离并鉴定HSV。

2. 抗原检测 包括酶联免疫吸附试验或免疫荧光试验检测HSV抗原。

3. 核酸检测 多采用HSV实时荧光PCR法。

4. 血清学试验 检测IgM和IgG抗体。由于不同试剂的敏感度和特异度相差较大，血清抗体检测结果目前不能作为生殖器疱疹确诊的依据。

五、诊断与鉴别诊断

1. 诊断 依据典型病史、临床表现可做出临床诊断，结合实验室核酸、抗原和血清学等可明确诊断。

2. 鉴别诊断 应与硬下疳、软下疳、接触性皮炎和非特异性龟头炎、急慢性女阴溃疡鉴别。

六、治　　疗

1. 局部治疗 可使用1∶5000高锰酸钾清洗，外涂3%～5%阿昔洛韦霜，疼痛严重时用5%利多卡因软膏。

2. 初发性生殖器疱疹 阿昔洛韦400mg，每天3次，共7～10天；或伐昔洛韦0.5g，每天2次，共7～10天。

3. 复发性生殖器疱疹 阿昔洛韦800mg，每天3次，共2天，或阿昔洛韦800mg，每天2次，共5天；或伐昔洛韦0.5g，每天1次，共5天。

4. 频繁发作（每年超过6次） 阿昔洛韦400mg，每天2次；或伐昔洛韦0.5g，每天1次，疗程4～12个月。

七、性伴管理

患者性伴有生殖器疱疹相关症状者在确诊后应接受相应治疗。无生殖器疱疹者可通过血清学抗体检测判断是否为无症状感染者。建议同时进行梅毒及HIV检测。

链接

核酸检测的黑科技：RPA技术

重组酶聚合酶扩增（recombinase polymerase amplification，RPA），被称为是可以替代PCR的核酸检测技术。以此为基础的核酸扩增产品，能够在15分钟内进行常温下的单分子核酸检测。该技术对硬件设备的要求很低，特别适合用于体外诊断、食品安全、生物安全、农业等领域。常规PCR必须经过变性、退火、延伸3个步骤，PCR仪本质上就是一个控制温度升降的设备。RPA反应的最适温度在37～42℃之间，无需变性，在常温下即可进行，这无疑能大大加快速度。此外，由于不需要温控设备，RPA可以真正实现便携式的快速核酸检测。

（胡铁中）

第9章
物理性皮肤病

物理性皮肤病（disorders due to physical agents）是由各种物理因素如光线、温度、机械摩擦、放射线等引起的皮肤病。皮肤是人体最外层的器官，主要功能之一是屏障作用，当外界物理因素超过一定限度，或者机体对某种因素敏感性增加时可引发皮肤疾病。

案例 9-1

患者，男，76岁，农民。因为患有肺部肿瘤2年，接受靶向治疗，近来发现淋巴结转移，骨转移，呼吸窘迫，肝功能不全，高热，住急诊重症监护室（ICU）治疗。昨日躯干出现多个较密集透明水疱，绿豆大，无瘙痒及其他不适。

问题：1. 请根据以上资料提出初步诊断。

2. 请指出鉴别诊断。

3. 试述治疗方法。

第1节 日 晒 伤

日晒伤又称晒斑、日光性皮炎、日光性红斑。在日光照射部位形成红斑、水肿、水疱，脱屑和晒黑。

一、病因与发病机制

本病的作用光谱主要为中波紫外线（ultraviolet B，UVB）。紫外线辐射后诱发皮肤产生一系列损伤反应，包括诱导应激蛋白产生，细胞因子分泌，使真皮血管扩张，血管壁通透性增加，引起红斑水肿，同时黑色素细胞受UVB刺激，黑素合成增加，皮肤晒黑。

二、临床表现

任何人均可发病。容易在春末夏初发生，好发于妇女、儿童、雪地或者水面工作者、日光浴者。日晒伤受到许多因素的影响，包括肤色、季节、地理位置、种族、云层和暴露的时间等。浅肤色（Ⅰ～Ⅲ型）常发生日晒伤，而且严重。皮损可在日晒后0.5～6小时出现，多于6～24小时达到高峰，日晒部位出现境界清楚的红斑、水肿，水疱，甚至糜烂；患者自觉瘙痒、烧灼、疼痛；受损面积大且严重者，可出现发热、畏寒、头痛、低血压等症状。通常面部、颈部、躯干、上肢、下肢、手足容易出现。轻者需要2～3天恢复，红斑变暗，出现色素沉着或色素减退。严重者需要1周左右恢复（图9-1）。

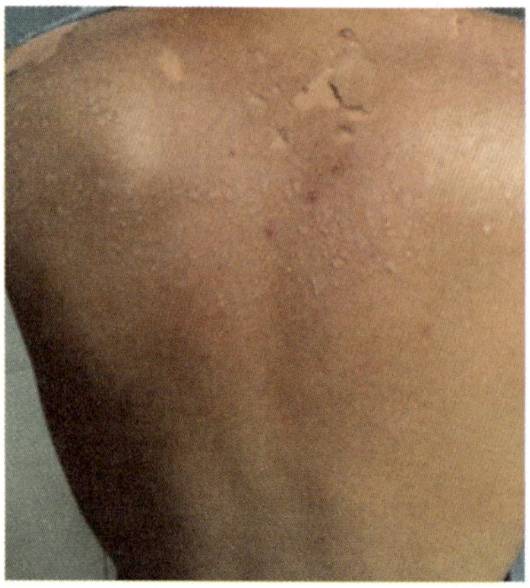

图9-1 日晒伤

三、诊断与鉴别诊断

根据暴晒史，及24小时内日晒部位皮肤出现境界清楚的红斑、水肿、水疱等皮疹，愈后出现色素沉着，自觉瘙痒烧灼疼痛诊断。

日晒伤主要与接触性皮炎、多形性日光疹鉴别，前者可发生于任何季节，与日晒无关，皮疹发生于接触部位；后者有相关光敏诱发因素，皮损发生于光接触部位，非暴晒部位也可发生，且初次发病往往在接触阳光24小时以后出现。

四、预防与治疗

（一）预防

避免暴晒，外出时注意防护，采取各种遮阳措施，例如外用防光剂（例如5%二氧化钛霜）。出门前15～20分钟在暴露部位外涂宽谱防光剂，2小时后需重复外涂。经常参加户外活动可提高对日光的耐受性。

（二）治疗

1. 局部治疗 安抚、散热、促进炎症消退。红斑水肿处外用炉甘石洗剂或糖皮质激素霜，水疱糜烂处用3%硼酸溶液或生理盐水冷湿敷，每天数次。

2. 系统治疗

（1）病情轻者选用 ①抗组胺药物：例如氯雷他定每次5mg，每天1次，口服；②非甾体抗炎药：吲哚美辛每次25mg，每天2～3次，口服。

（2）全身症状严重者可使用小剂量糖皮质激素，泼尼松每次10mg，每天3次，口服。

第2节 痱 子

痱子也称粟粒疹、汗疹，是高温潮湿环境下汗液分泌过多而排出障碍所致的皮肤病。

一、病因与发病机制

高温闷热环境下，汗液分泌增加，表皮浸软肿胀堵塞汗孔，在汗腺导管不同水平的阻塞导致汗液潴留，排泄受阻，汗管破裂，汗液外渗至周围组织，刺激皮肤组织，引起炎症反应。紫外线照射、皮肤上的微生物、反复出汗都是促进因素。常驻微生物的作用，特别是表皮葡萄球菌产生的胞外多糖参与了汗管堵塞，产生毒素加重炎症反应，已被认为是痱发生的重要因素之一。

二、临床表现

临床表现根据其从角质层到真皮-表皮连接处汗管阻塞的水平不同分为4种类型。

1. 晶形粟粒疹 又称白痱，汗液淤积在角质层或角质层下所致。幼儿尤其是小汗腺尚未发育完全的新生儿，出汗过多尤其有衣物包裹出现角质层浸渍易引起，长期卧床、术后衰弱者常见。重症监护室中的患者使用的药物（胆碱能和肾上腺素能药物）可能会刺激出汗，加重病情。前额、颈部、胸背等处，成批出现针帽大小的、清亮透明水疱，表面无潮红，疱壁薄、水疱易破裂或干涸，少量脱屑（图9-2A）。

2. 红色粟粒疹 又称红痱，为汗管堵塞在表皮下部，汗液在表皮较深处溢出引起。好发于额、颈、躯干或妇女乳房下。表现为密集排列的针头大小非毛囊性红斑丘疹、丘疱疹，周围绕以红晕，对称分布，伴瘙痒和灼热感。可出现抓痕，继发感染。可在暴露于炎热环境后数天或数周发病。

3. 脓疱性粟粒疹 又称脓痱，多由红痱发展而来，多发于颈部、四肢屈侧、会阴部等皮肤皱褶处。表现为针尖大小浅脓疱或脓性丘疱疹，细菌培养常无细菌生长（图9-2B）。

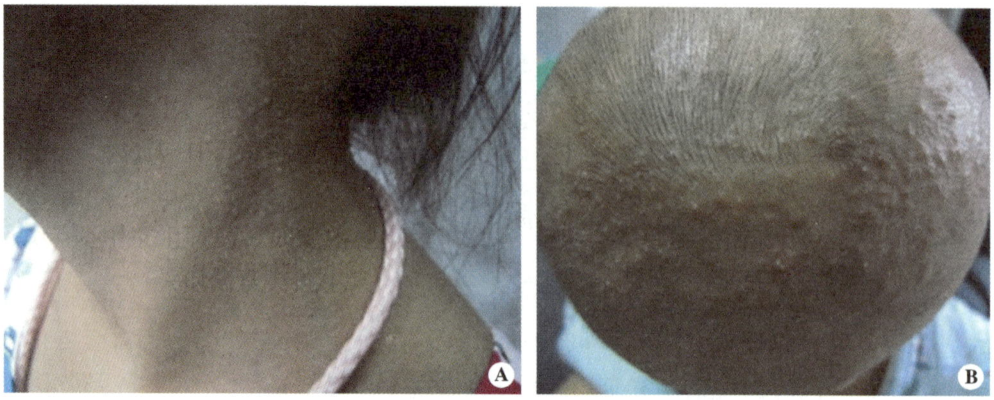

图9-2 痱子

A. 白痱；B. 脓痱

4. 深部粟粒疹 又称深在性痱，由于汗管堵塞较深，汗液渗漏到真皮层深处。多见于热带地区反复发生红痱者。躯干好发，四肢和面部也可累及，表现为密集的与汗孔一致的、直径1～3mm非炎症性丘疹和水疱，出汗时明显，类似鸡皮疙瘩。可因汗腺导管阻塞而出汗不畅或无汗。

三、诊断与鉴别诊断

根据夏季或高温、湿热环境多发，各型痱子均有典型临床表现，皮疹好发于汗腺丰富区，诊断容易。需与急性湿疹、毛囊炎等鉴别。

四、预防与治疗

（一）预防

使患者居于凉爽环境，避免高温湿热，以及出汗不畅。加强室内通风、散热。勤洗澡，皮肤皱褶处（如颈部、腋窝）清洁后撒痱子粉，保持皮肤干爽。

（二）治疗

1. 皮疹处外用清凉、收敛、止痒药物，如炉甘石洗剂。
2. 红痱外用1%薄荷炉甘石洗剂，或使用生理盐水、3%硼酸溶液、金银花水冷湿敷。
3. 合并感染者使用含抗生素的洗剂、粉剂、乳膏外用，必要时口服抗生素。

第3节 冻 疮

冻疮是对寒冷、潮湿环境的异常炎症反应，表现为皮肤局限性红斑水肿，甚或蓝紫色，有灼痛感，肢体末梢部位多见。在没有集中供暖的湿冷地区最常见。

一、病因与发病机制

肢体末梢部位长期暴露于气温在10℃以下的潮湿环境中，引起皮下小动脉血管痉挛，血流淤滞，局部组织缺氧、缺血和细胞损伤，持续血管痉挛会导致血管麻痹扩张，静脉淤血，血浆渗入组织中。局部皮肤出现水肿、水疱，甚至组织坏死。患者多有末梢循环较差的素质，或有缺乏运动、自主神经功能紊乱、手足多汗、营养不良、鞋袜过紧等因素。

二、临床表现

常对称性出现在手足四肢，尤其指或趾远端以及耳郭等末梢部位。表现为局限性水肿性紫红或者蓝紫色斑疹、斑块，早期表面有光泽紧张，按之色退，界限不清，触之冰凉，有疼痛，灼热，受热后瘙痒明显。严重时出现水疱、糜烂、溃疡，愈后遗留色素沉着斑或瘢痕（图9-3）。气候转暖后可自行好转及痊愈，次年冬季易复发。尤其在我国南方缺乏集中供暖的家庭，妇女、儿童、低体重指数人群和老人最常受累。有静脉功能不全的患者皮损不易愈合。

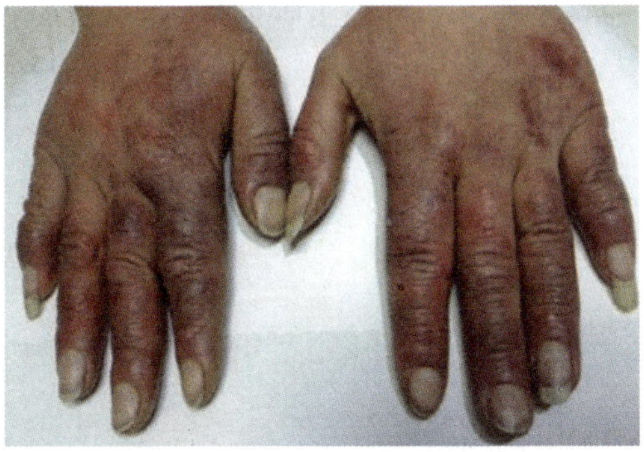

图9-3 冻疮

另有一种特殊类型——深在性冻疮，可见于大腿，小腿及臀部，表现为蓝色或红绀性斑块，多见于肥胖，穿紧身裤，骑车、骑马人群。

三、诊断与鉴别诊断

根据好发季节、好发人群、部位、皮疹特点和病程诊断不难，需与多形性红斑、股臀血管炎等疾病进行鉴别。多形红斑好发春秋季节，皮疹多形，手足四肢，腔口部位黏膜常有损害，可有典型虹膜现象。

四、预防与治疗

（一）预防

外出时注意保暖，避风，鞋袜、衣裤应保持宽松，住所提供保暖设施。减少吸烟，加强锻炼，从而提高末梢血运。受冻后不宜立即烤火或者直接用热水浸泡，温度要逐步提高，同时积极治疗可能引起冻疮的原发病，如营养不良、下肢静脉功能不全、贫血等。

（二）治疗

1. 系统治疗 口服扩张末梢血管药物，如烟酸，每次50～100mg，每天3次；烟酸肌醇酯，每次200～600mg，每天3次；硝苯吡啶每次10mg，每天2次。

2. 局部治疗 早期以外用药为主，如冻疮膏（70%蜂蜜和30%猪油配制而成）、10%樟脑软膏、糖皮质激素霜、辣椒酊，或者0.25%辣椒碱、硅霜等。

已发水疱和破溃者用抗生素软膏如2%莫匹罗星、红霉素软膏等，也可用氦氖激光或远红外线照射，促进创面愈合。

链接

冻　伤

皮肤温度低于–2℃时就可能发生冻伤。可以是短时间内低于–30℃或者长时间低于0℃。日常生活中，参加户外远足和无家可归者冻伤人数较多。

第4节 鸡　眼

鸡眼是手足部皮肤长时期受到挤压或摩擦引起的局限性角质增生性皮肤病。

一、病因与发病机制

不合脚的鞋子、骨性隆起和特定的活动是造成这一现象的诱因，在长时间行走或立久后，使足趾、足底某部位受挤压而使角质层局限性增厚，形成皮内的圆锥形角质栓，即鸡眼。这种对损伤的自然保护反应可能会导致不舒服的增厚皮肤区域，鸡眼范围局限而且尖锐。

二、临床表现

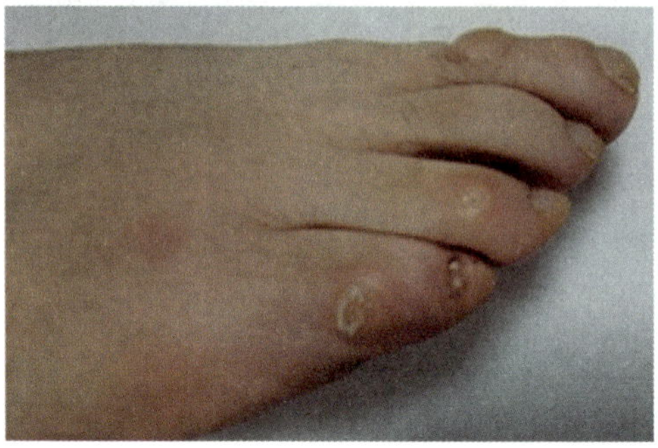

图 9-4 鸡眼

反复机械创伤，都会产生皮肤角化过度。最常见于第五趾背外侧和其他脚趾背侧，也可见于足跟，手部偶见。表现为粟粒至黄豆大圆形黄色或灰黄色坚硬的角质物，稍高出皮面，表面光滑，中心半透明，境界清楚，尖顶向内嵌入真皮部位，为楔形角质栓。因尖端在皮内压迫末梢神经，站立与行走时发生顶撞疼痛（图9-4）。发生于趾间的鸡眼，因局部潮湿，被浸渍，顶端较软，灰白色，称软鸡眼，相对的脚趾可能会出现对吻损伤。其他部位鸡眼干燥较硬，称硬鸡眼。多为1～2个，偶多发。

链接

网 球 趾

在第二趾（有时是第三趾）的趾尖可见一种独特的增生厚痂，并伴有趾甲上的点状出血。这就是所谓的网球趾或中心骨痂。一些运动员也会出现这种情况，这种情况是由于脚尖和鞋子不断碰撞而突然停止。很多患者出现第二脚趾比踇趾向前突出的症状。

三、诊断与鉴别诊断

根据易发生在受压的掌跖部及皮疹为角质增生性损害即可诊断。需与胼胝、跖疣相鉴别。鸡眼切面显示中心半透明的淡黄色核心，愈伤组织剥皮后可见浅黄的角蛋白层，没有镶嵌状跖疣的多点状毛细血管血栓形成的黑点。

四、预防与治疗

（一）预防

避免反复持久物理机械压力，穿大小合适、质地柔软的鞋子，使用适当的足部矫形器以减少摩擦和挤压。定期使用温水浸泡。

（二）治疗

削去鸡眼的硬皮，去掉其核心，能迅速缓解症状。

1. 用鸡眼膏敷贴，点涂腐蚀性药物，如40%水杨酸膏、五妙水仙膏、鸦胆子仁等。涂药前先温水泡脚，削去一部分角质物，用胶布保护好周围正常皮肤，涂药后封包，每周1～2次，鸡眼中央根部清创，直至角质栓全部剥除。

2. 严重者可手术剔除或用液氮冷冻、激光、微波等治疗。

3. 如果所有这些方法都失败了，可以进行X线片检查，以寻找外生骨病并转诊到骨科手术。

第5节 胼　　胝

胼胝是由于长期压迫和摩擦引起的局限性、扁平状、角质层增厚性损害。

一、病因与发病机制

胼胝与跖部长时期、大面积受压摩擦形成片状角质层增厚，如常穿高跟鞋、足部畸形和职业相关。发生于木土工、泥瓦工的掌部者称老茧，是皮肤对摩擦与压迫的一种保护性增厚反应。

二、临床表现

好发于常穿高跟鞋者的跖面，尤其受压或者摩擦部的骨性突出处，表现为边界不明显，局限性角质肥厚斑块，表面光滑呈蜡黄色，扁平或稍隆起，质地坚实，中央较厚边缘薄，表面皮纹清晰。病程缓慢，多无症状，严重者时有压痛（图9-5）。

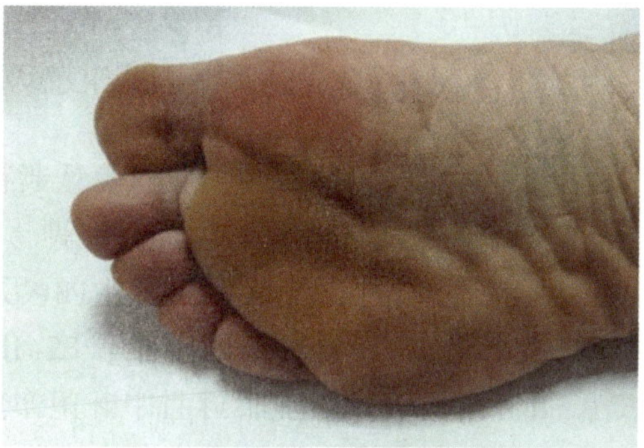

图9-5　胼胝

三、诊断与鉴别诊断

根据易发生在成人受压的掌跖部，皮疹为角质增生性损害不难诊断。需与先天性掌跖角化症鉴别。后者多为对称性弥漫性角化肥厚，有家族史。

四、预防与治疗

胼胝具有一定保护作用，一般无需治疗，减少摩擦多自愈，否则易复发。使用软垫（例如硅胶片、羊皮）可以提高舒适性，减少摩擦。

1. 较厚者用温水浸软并用刀片削除增厚的角质层，每周1次。
2. 外用角质剥脱剂，如25%水杨酸火棉胶、0.3%维A酸膏、20%尿素软膏等，每天1次。
3. 氧化锌胶布或者硬膏胶布粘贴损害面，每次2～3天，可显著软化和剥脱角质。

（刘　平）

第10章 变态反应性皮肤病

变态反应性皮肤病是由变态反应引起的一组炎症性皮肤病。变应原可通过食入、注射、吸入、与皮肤黏膜直接接触等途径引起机体过敏，导致炎症反应的发生，是皮肤科的常见病和多发病。

案例 10-1

患者，男，40 岁。全身红斑、丘疹伴瘙痒 2 天。起病前 3 天因咽痛口服阿莫西林 0.5g，每天 3 次 ×2 天。自颈部、躯干部出现皮疹，后逐渐向面部、四肢蔓延，瘙痒明显，今天出现发热、畏寒，无寒战、咳嗽、咳痰、腹痛、尿痛等症状。查体：体温 39.8℃，躯干、四肢弥漫性红色丘疹、红斑，融合成大片，未见水疱、大疱。结膜、口腔、生殖器黏膜无受累。浅表淋巴结未及肿大，心肺腹检查正常。

问题：1. 患者目前最可能的诊断是什么？需要与哪些疾病鉴别？

2. 写出其诊断依据。为确诊需要进一步做哪些检查？

3. 如何进行治疗？

第 1 节　接触性皮炎

接触性皮炎（contact dermatitis）是皮肤或黏膜接触了外源性刺激物或致敏物后，在接触部位发生的急性或慢性炎症反应。

一、病因与发病机制

接触性皮炎主要有两类：刺激性接触性皮炎（irritant contact dermatitis，ICD）和变应性接触性皮炎（allergic contact dermatitis，ACD）。

刺激性接触性皮炎是由于急性或长期反复接触对皮肤有害的物质（如肥皂、溶媒、酸或碱）而引起的湿疹反应，急性刺激反应是由于角质形成细胞受到直接的细胞毒性损伤；而慢性期则为反复接触溶剂和表面活性剂使皮肤表面脂质损伤、经皮水分丢失增加，引起细胞膜慢性损伤。

变应性接触性皮炎是一种Ⅳ型迟发型超敏反应，机体需被变应原致敏，通常有一定时间的潜伏期，首次接触后不发生反应，经过1～2周后如再次接触同样致敏物，变应原呈递至致敏T细胞，释放多种细胞因子及趋化因子，从而导致临床上湿疹样表现。一旦被致敏，只需接触低浓度的致敏变应原即可发病。

二、临床表现

接触性皮炎的临床表现多样，与致病的刺激物或变应原性质、接触时长、患者易感性相关。

（一）刺激性接触性皮炎

刺激性接触性皮炎临床表现多样，常见的类型和临床特征，见表10-1。

表10-1　刺激性接触性皮炎的临床分类

临床类型	发病	临床特征
化学烧伤	接触酸、碱等强刺激性物质后，急性起病，通常单次接触后直接发病	数分钟内出现痛性红斑，大疱、皮肤坏死
急性刺激性接触性皮炎	急性起病，多为单次接触后数分钟至数小时起病	特征性表现为接触部位弥漫性干性红斑、脱屑，但也可出现水肿、水疱、大疱，伴有疼痛、烧灼感或有瘙痒感
急性迟发性接触性皮炎	迟发性起病，接触后8～24小时起病	类似急性刺激性接触性皮炎，但更难与变应性接触性皮炎鉴别
慢性刺激性接触性皮炎	反复接触水、消毒剂、溶剂等中等或弱刺激物后慢性发病（数周至数月）	慢性湿疹样表现，皮肤干燥、红斑、鳞屑、苔藓样变、皲裂，少有水疱，病程大于6周
刺激反应	反复接触弱刺激物	无明显或仅有轻度不适感，皮肤干燥、脱屑、红斑，停止接触刺激物配合润肤霜可迅速缓解病情
主观刺激性接触性皮炎	急性起病，接触后数分钟起病	无明显的皮肤体征，主诉刺痛或烧灼感

（二）变应性接触性皮炎

变应性接触性皮炎典型表现为接触部位境界清楚的瘙痒性湿疹性皮疹，急性期表现为不同程度的浮肿性红斑、丘疹，严重者可出现水疱、大疱、糜烂、渗出、浆痂（图10-1）；慢性变应性接触性皮炎则表现为苔藓化或鳞屑性斑块（图10-2）。典型的皮损局限于接触变应原的位置，但有时也会出现散在片状或播散性皮损，这取决于致病变应原的性质，如染发剂在洗发时冲洗至面颈部甚至全身，可能引起更为播散的皮炎；揉眼睛的动作可引起指甲油导致的眼睑变应性接触性皮炎；系统性吸收致病变应原可导致系统性接触性皮炎。

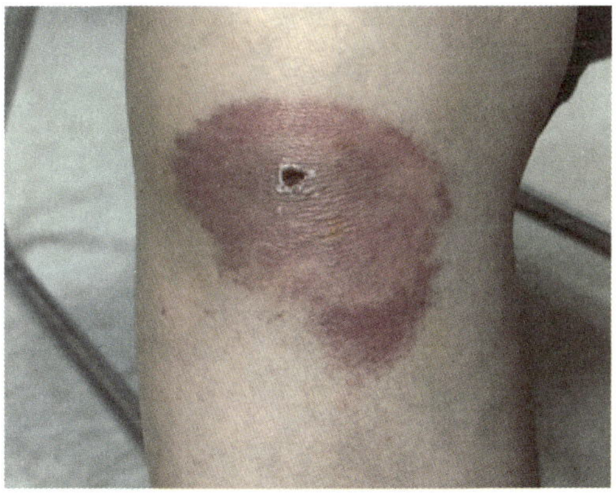

图10-1　急性变应性接触性皮炎（风油精）

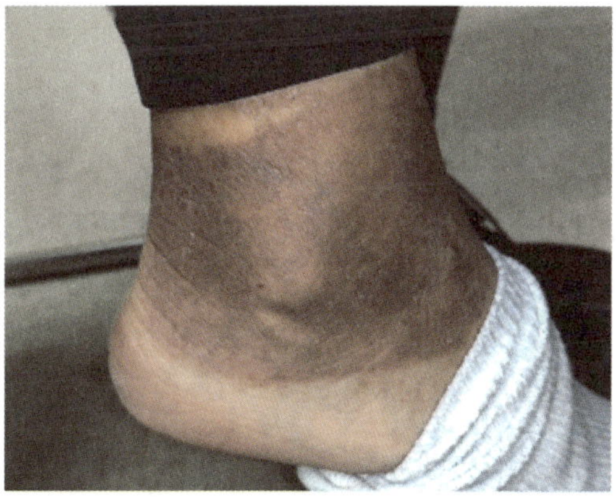

图10-2　慢性变应性接触性皮炎（膏药）

（三）其他类型的接触性皮炎

其他类型的接触性皮炎还包括：①速发性皮肤反应：如接触性荨麻疹，在接触致病变应原后30～60分钟后出现风团、暂时性湿疹样红斑，并在24小时内消退。②光变应性接触性皮炎：皮肤接触光敏性物质后，受到日光（紫外线）或人造光照射引起的皮肤炎症性病变。③系统性接触性皮炎：指原有接触致敏个体，再次通过口服、透皮、静脉、吸入等方式接触同一变应原后发生的湿疹性皮损，也可出现汗疱疹、既往接触部位的皮炎复发加重、泛发性斑丘疹及水疱等。④非湿疹性接触性皮炎：可表现为多形红斑样、色素性紫癜性、扁平苔藓样、大疱性等多种类型皮疹，其具体发病机制尚不完全清楚。

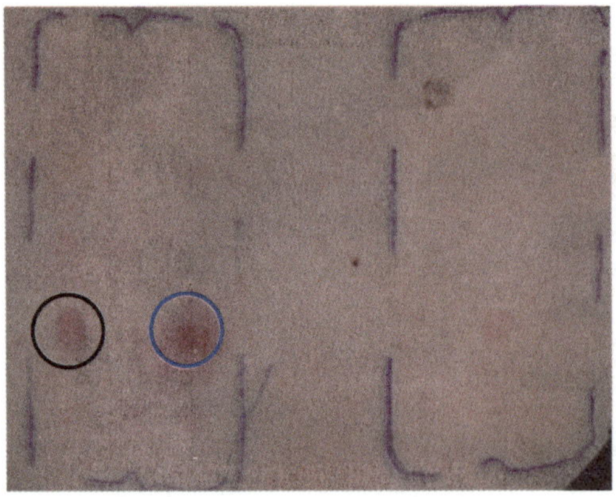

图 10-3 斑贴试验

三、诊断与鉴别诊断

根据接触史、典型皮疹和接触部位等临床表现不难诊断。需与特应性皮炎、手足癣等疾病相鉴别，同时应鉴别变应性接触性皮炎和刺激性接触性皮炎，对可疑的致病接触刺激物/致敏物应做进一步的分析和判断。

目前共有六种方法可以协助接触性皮炎和可疑致敏物质的诊断，包括斑贴试验（图 10-3）、光斑贴试验、速发性接触反应的皮肤试验、体外过敏原检测试验、接触过敏原的定性和定量试验，以及激发试验。

常规斑贴试剂盒检测，重铬酸钾弱阳性（黑色圈标记，红斑、丘疹），氯化钴阳性（蓝色圈标记，红斑、丘疹、水疱），三乙醇胺、硫柳汞、卡巴混合物、十二烷基硫酸钠可疑阳性（水肿性红斑）。

案例 10-2

斑 贴 试 验

斑贴试验是一种主要诊断迟发型（Ⅳ型）变态反应的方法。将少量变应原直接接触皮肤后，观察是否在局部诱发轻度皮炎，从而判断皮肤是否对所测试的变应原接触过敏。目前已有商品化的斑贴试验系统，也可对患者自带的物品进行试验，如化妆品、食物、衣物等。斑贴试验的具体方法和结果判读，可参考相关指南。

四、治　　疗

寻找并避免接触致病刺激物/变应原是治疗接触性皮炎的首要措施。

（一）刺激性接触性皮炎的治疗

立即去除强刺激性或毒性接触物，清水反复冲洗；根据接触物的酸碱性质采用弱酸或弱碱中和。

恢复表皮屏障功能，外用保护性润肤霜或乳液。

外用糖皮质激素是常用药物，但其对于刺激性接触性皮炎的疗效一直存在争议；然而外用糖皮质激素和外用钙调磷酸酶抑制剂仍是目前的一线治疗方案。

一线治疗无效时，可考虑系统性环孢素、光疗、口服或外用维 A 酸类药物治疗。

（二）变应性接触性皮炎的治疗

避免接触致敏变应原，同时避免水、肥皂、油、热刺激、汗液、灰尘和摩擦刺激进一步损伤皮肤屏障。

局部治疗应遵循皮肤科外用药物治疗原则，具体可参考第二节湿疹局部治疗方法。

外用糖皮质激素是治疗变应性接触性皮炎的一线治疗方案，对于慢性角化性皮损，应选择强效或超强效糖皮质激素外用。需长期治疗的患者可选择外用钙调磷酸酶抑制剂。继发感染者外用抗生素软膏。皮疹面积广泛，渗出较多者可短期给予系统性糖皮质激素治疗[如强的松 0.5～1mg/(kg·d)]。

第 2 节　湿　　疹

皮炎湿疹类疾病是临床上最常见的一类皮肤病，临床特征为同时或先后发生多形性瘙痒性皮损，如红斑、丘疹、水疱、糜烂、渗出、脱屑、结痂、苔藓样变，组织病理学特点为海绵水肿性皮炎伴程度不等的角化不全、角化过度、棘层肥厚。

湿疹是疾病的类别名称而非具体诊断用词，泛指一类以湿疹性皮损为表现的炎症性疾病。仅对当前诊疗水平尚不能明确临床特征和病因的湿疹性皮损，保留“湿疹”作为描述性诊断用词。

一、病因与发病机制

皮炎湿疹类疾病发病机制复杂，多由多种内、外源因素综合作用引起，如皮肤屏障功能受损、机体特应性体质、神经精神因素、局部循环状态，以及食物、吸入物过敏、接触物刺激或过敏、摩擦刺激、局部微生物定植或感染等。

二、临床表现

（一）临床分期

根据病程湿疹分为急性、亚急性、慢性湿疹（图10-4）。

1. 急性湿疹 表现为浮肿性红斑、丘疹、丘疱疹，继而出现水疱、渗出、糜烂、结痂，瘙痒明显，常因搔抓出现继发的表皮剥脱。

2. 亚急性湿疹 炎症较急性期湿疹减轻，边缘较清楚，表现为丘疹、斑块，可有少量丘疱疹，渗出、糜烂减轻，有鳞屑和表皮剥脱。可转变为慢性湿疹或再呈急性湿疹表现。

3. 慢性湿疹 多由急性、亚急性湿疹转变而来，少数患者初发即呈现慢性湿疹表现。特征性皮疹为苔藓化、肥厚性角化性斑块，表面粗糙、脱屑，常伴有抓痕、血痂、色素沉着，部分可表现为结节性痒疹样改变。病程慢性，迁延数月或数年。

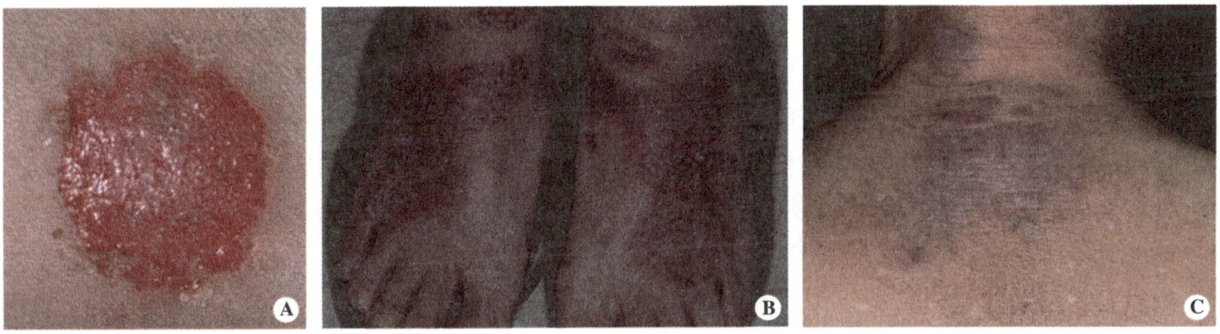

图10-4 湿疹临床分期

A. 急性湿疹；B. 亚急性湿疹；C. 慢性湿疹

（二）特定类型湿疹

1. 脂溢性皮炎 详见皮肤附属器疾病中脂溢性皮炎一节。

2. 乏脂性皮炎 主要是由于皮肤水分丢失、皮脂分泌减少导致皮肤干燥，表皮及角质层有细小裂纹，裂纹处呈红色，类似碎瓷。冬季好发，常见于老年人，尤其胫前部位。

3. 淤积性皮炎 是慢性下肢静脉功能不全的常见表现。好发于内踝，表现为红斑、鳞屑，逐渐扩张，可累及整个下肢远端，随病程的延长可出现苔藓化等慢性湿疹性表现；常伴发其他静脉高压的体征，如静脉曲张、慢性水肿、静脉性溃疡、含铁血黄素沉积和脂肪皮肤硬化症。

4. 钱币状皮炎 其特征是瘙痒性盘状或钱币状湿疹性斑块，通常发生在四肢伸侧，但也可能累及面部和躯干。

5. 感染性皮炎 曾称传染性湿疹样皮炎，表现为红斑、丘疹、渗出等多形性皮疹，常见于有较多分泌物的溃疡窦道、慢性化脓性中耳炎及腹腔造瘘口的周围，可能与分泌物及其中细菌毒素的刺激有关。

6. 自身敏感性皮炎 是在远离原发湿疹或皮炎部位的其他部位发生的湿疹性炎症，可能与机体对自身内部或皮肤组织所产生的某些物质致敏有关。可发生在原发性皮炎后的数天或数周，皮损分布趋于对称，瘙痒剧烈。原发病灶好转后，继发病灶也自然减轻或消退。

三、诊断与鉴别诊断

根据湿疹的瘙痒性、多形性皮损特点，描述性的诊断湿疹并不困难。但应注意与一些临床表现类似的疾病相鉴别，如疥疮、类天疱疮、难辨认癣、银屑病、玫瑰糠疹、扁平苔藓等。同时应进一步进行病史评估、实验室检查和随访，以寻找可能的疾病特征和病因（图10-5）。

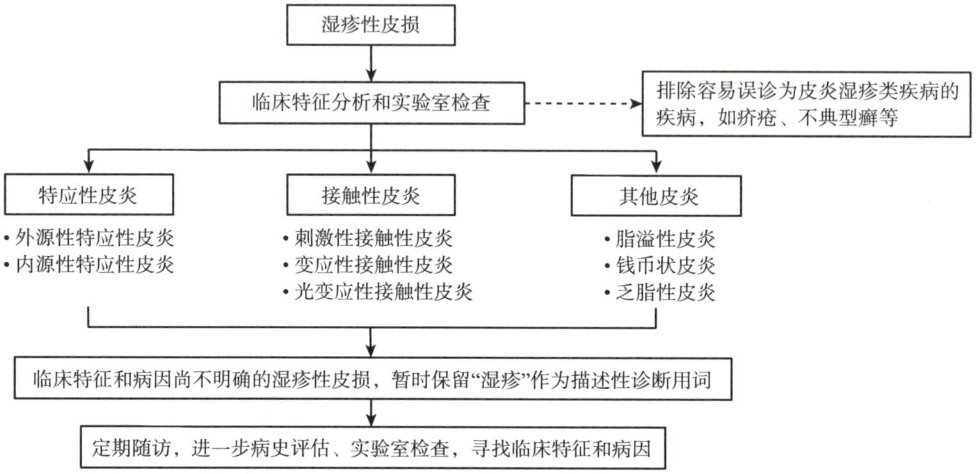

图10-5 湿疹性皮损的诊断流程

四、治　疗

（一）病因治疗

寻找病因，避免和去除各种可疑的诱发和加重因素。如乏脂性皮炎则应优先避免和去除环境湿度低、低温、慢性紫外线损伤、过度使洗浴等加重皮肤干燥的因素，规律使用润肤剂；淤积性皮炎应积极控制静脉高压，同时应避免局部的接触性致敏和刺激因素。

（二）对症治疗

1. 局部治疗

（1）急性期无水疱、糜烂、渗出时，建议使用炉甘石洗剂、糖皮质激素乳膏或凝胶；大量渗出时应选择冷湿敷，如3%硼酸溶液等；有糜烂但渗出不多时可用氧化锌油剂。

（2）亚急性期皮损建议外用氧化锌糊剂、糖皮质激素乳膏。

（3）慢性期皮损建议外用糖皮质激素软膏、硬膏、乳剂或酊剂等，可合用保湿剂及角质松解剂，如20%～40%尿素软膏。

小片状肥厚性皮疹也可用曲安奈德混悬液局部封闭注射。

2. 系统治疗 可使用抗组胺药止痒抗炎治疗；维生素C、葡萄糖酸钙有一定抗过敏作用，可以用于急性发作或瘙痒明显者；对于伴有广泛感染者建议系统应用抗生素7～10天。

（1）糖皮质激素　不常规使用。可短期应用于病因明确、短期可以去除病因的患者，如接触、药物因素引起者或自身敏感性皮炎等，或病情严重为迅速控制症状者。警惕全身不良反应及病情反跳。

（2）免疫抑制剂　慎用，仅限于其他疗法无效、糖皮质激素应禁忌或糖皮质激素依赖时使用。

3. 物理治疗 紫外线疗法包括UVA1、UVA/UVB及窄谱UVB照射，对慢性顽固性湿疹具有较好疗效。

4. 中医中药疗法 中药应根据病情辨证施治。中药提取物如复方甘草酸苷、雷公藤多苷等对某些患者有效。应用中药也应注意监测不良反应，如过敏反应，肝、肾损害等。

第3节 特应性皮炎

特应性皮炎（atopic dermatitis，AD）又称遗传过敏性皮炎，是一种慢性、复发性、炎症性皮肤病。由于患者常合并过敏性鼻炎、哮喘等其他特应性疾病，故被认为是一种系统性疾病。

一、病因与发病机制

特应性皮炎的发病与遗传和环境等因素关系密切。遗传因素主要影响皮肤屏障功能与免疫平衡。父母亲等家族成员有过敏性疾病史是本病的最强风险因素。环境因素包括气候变化、生活方式改变、不正确的洗浴、感染原和变应原刺激等。心理因素，如精神紧张、焦虑、抑郁等，也在特应性皮炎的发病中发挥一定作用。

特应性皮炎的确切发病机制尚不明确，但目前认为以下因素是本病发病的重要环节。

（1）免疫异常 Th2型炎症是特应性皮炎的基本特征，IL-4、IL-13是介导特应性皮炎发病的重要细胞因子。

（2）皮肤屏障功能障碍 丝聚蛋白基因等基因突变导致皮肤屏障功能障碍使外界环境物质（如微生物和过敏原）易于侵入表皮而启动Th2型炎症。

（3）皮肤菌群紊乱 特应性皮炎皮损和外观正常皮肤常伴有以金黄色葡萄球菌定植增加和菌群多样性下降为主要表现的皮肤菌群紊乱，导致代谢等功能异常，促进皮肤炎症的进展。

二、临床表现

本病通常初发于婴儿期，1岁前发病者约占全部患者的50%。该病呈慢性经过，临床表现多种多样，最基本的特征是皮肤干燥、慢性湿疹样皮损和明显瘙痒。根据在不同年龄段的表现，分为以下四个阶段。

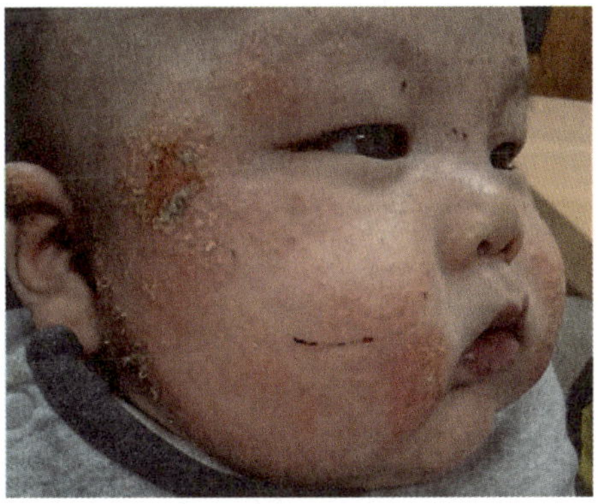

图10-6 特应性皮炎（婴儿期）

1. 婴儿期（出生至2岁） 皮损多分布于两颊、额部和头皮，皮疹以急性湿疹表现为主，后逐渐蔓延至四肢伸侧（图10-6）。

2. 儿童期（2～12岁） 多由婴儿期演变而来，也可不经过婴儿期而发生，多发生于面颈、肘窝、腘窝和小腿伸侧，以亚急性和慢性皮损为主要表现，皮疹往往干燥肥厚，有明显苔藓样变。

3. 青少年与成人期（12～60岁） 皮损与儿童期类似，也以亚急性和慢性皮炎为主，主要发生在肘窝、腘窝、颈前等部位（图10-7），也可发生于躯干、四肢、面部、手部，大部分呈干燥、肥厚性皮炎损害，部分患者也可表现为痒疹样。

4. 老年期（＞60岁） 是近几年来逐渐被重视的一个特殊类型，男性多于女性，皮疹通常严重而泛发，甚至出现红皮病（图10-8）。

特应性皮炎患者有一些有助于疾病诊断的特征性表现，包括皮肤干燥、鱼鳞病、毛周角化、掌纹症、手足部皮炎或湿疹、眼睑湿疹、乳头湿疹、唇炎、复发性结膜炎、眶下褶痕、鼻下和耳根皱褶处湿疹、眶周黑晕、白色糠疹、出汗时瘙痒、对羊毛敏感、过度虫咬反应、白色划痕等。部分患者可同时有其他过敏性疾病，如过敏性哮喘、过敏性鼻炎、过敏性结膜炎等。

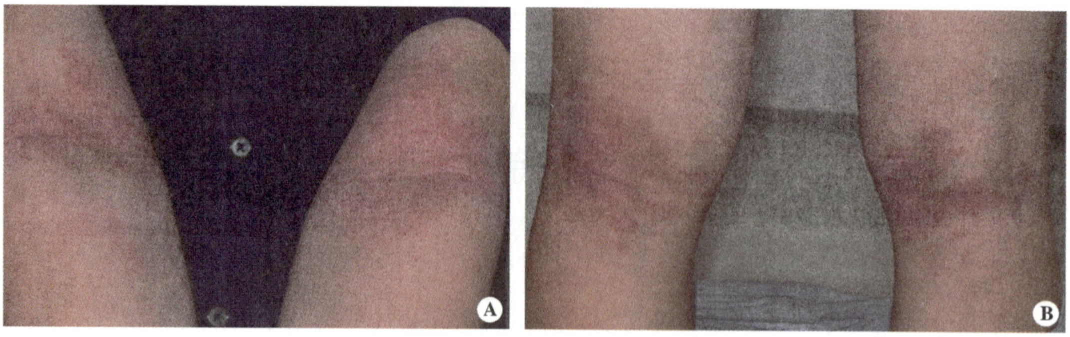

图10-7 特应性皮炎（青少年与成人期，屈侧皮炎）

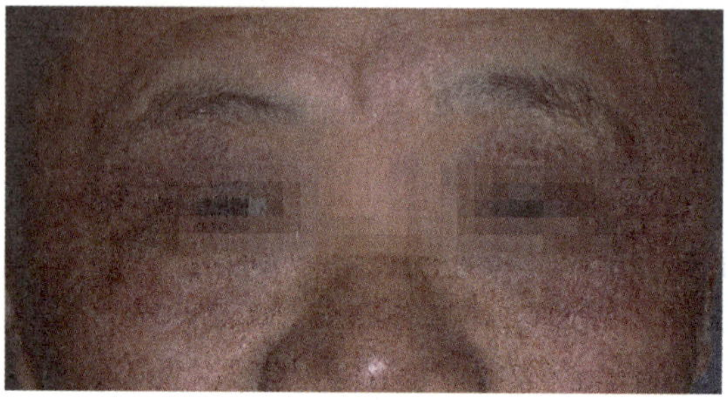

图10-8 特应性皮炎（眼周受累）

三、诊断与鉴别诊断

如果患者表现为湿疹样皮损，应当怀疑有特应性皮炎的可能，根据患者个人或家族过敏性疾病史、慢性病程、各年龄段皮疹特征、瘙痒明显、皮肤干燥，一般可做出诊断。外周血嗜酸性粒细胞计数、血清总IgE、过敏原特异性IgE、嗜酸性粒细胞阳离子蛋白及斑贴试验等检测可帮助诊断。

特应性皮炎的鉴别诊断包括脂溢性皮炎、接触性皮炎、银屑病、鱼鳞病、疥疮、副银屑病、嗜酸性粒细胞增多性皮炎、皮肤T细胞淋巴瘤、内瑟顿（Netherton）综合征、高IgE综合征、朗格汉斯细胞组织细胞增生症、特应性皮炎样移植物抗宿主病等。

四、治疗与管理

治疗的目的是缓解或消除临床症状，消除诱发和（或）加重因素，减少和预防复发，减少或减轻合并症，提高患者的生活质量。

（一）疾病管理与患者教育

由于本病是慢性复发性疾病，需要长期治疗。医生应向患者和家属说明本病的性质、临床特点和注意事项。同时应协助患者寻找发病病因和诱发加重因素，告知其回避策略。

1. 合理洗浴　温度32～37℃，时间5～10分钟，使用低敏无刺激的洁肤用品，每天或隔天1次。
2. 外用保湿润肤剂。
3. 改善环境　避免各种机械、化学物质刺激，如搔抓、摩擦，毛织物、酸性物质、漂白剂、汗液等刺激；避免饮酒和辛辣食物；避免过度干燥和高温；控制环境中致敏物，如尘螨、动物皮屑等。
4. 避免接触过敏等。

（二）特应性皮炎的阶梯治疗

1. 轻度患者　在基础治疗的基础上，根据皮损及部位选择外用糖皮质激素（topical cortisteroid，TCS）或钙调磷酸酶抑制剂（topical calcineurin inhibitor，TCI）对症治疗；必要时口服抗组胺药治疗合并过敏症（荨麻疹、过敏性鼻炎）或止痒；对症抗感染治疗。

2. 中度患者　上述治疗基础上，可加用TCS/TCI主动维持治疗，NB-UVB或UVA1光疗。

3. 重度患者　住院治疗，系统用免疫抑制剂，如环孢素、甲氨蝶呤、硫唑嘌呤、吗替麦考酚酯，短期使用糖皮质激素，度普利尤单抗，光疗。

链接

特应性皮炎的治疗新进展

近年来随着对特应性皮炎发病机制的不断深入研究，发现了多个其发病过程中的关键炎症因子，包括白介素4（interleukin-4，IL-4）、IL-13、IL-22、IL-31、磷酸二酯酶4（PDE-4）、Janus激酶（Janus kinase，JAK）等，针对这些潜在治疗靶点的药物研究也取得了重大进步。上文提及的度普利尤单抗即IL-4/IL-13抑制剂已被证明对中重度特应性皮炎有良好的疗效。外用PDE-4抑制剂（如克立硼罗），口服和局部外用JAK抑制剂（如乌帕替尼、阿布昔替尼）对特应性皮炎均显示了良好的疗效。

（三）其他

若皮疹继发细菌、病毒或真菌感染，应针对性地进行抗病原体治疗。

过敏原特异性免疫治疗：部分研究显示尘螨过敏原特异性免疫治疗可改善病情，减少复发次数。

中医中药在特应性皮炎的治疗中也有一定的地位。

第4节　荨　麻　疹

荨麻疹（urticaria）是由于皮肤、黏膜小血管扩张及渗透性增加出现的一种局限性水肿反应。临床上表现为大小不等的风团伴瘙痒，约20%的患者伴有血管性水肿。

一、病因与发病机制

荨麻疹的病因较为复杂，依据来源不同通常分为外源性和内源性。外源性原因多为一过性，如物理因素、食物、腐败食物和食品添加剂等、药物、植入物等。内源性原因多为持续性，包括慢性隐匿性感染、劳累、维生素D缺乏或精神紧张、自身免疫性因素等。

肥大细胞是荨麻疹发病中关键的效应细胞，通过免疫和非免疫机制被诱导活化。肥大细胞脱颗粒后，释放组胺和多种炎症因子，引起血管扩张和通透性增加，出现局限性水肿。少数荨麻疹患者肥大细胞的活化的机制并不清楚，甚至其发病可能不依赖肥大细胞。

二、临床表现及分类

荨麻疹的临床表现为风团和（或）血管性水肿。风团是粉红色或苍白的浅表真皮肿胀，其周围可有红晕，风团的大小和形态不一，多伴有瘙痒，其特点是在24小时内单个皮损快速地出现和消退（图10-9）。血管性水肿的肿胀发生于真皮的深层和皮下组织或黏膜下组织，受累部位颜色正常，疼痛，面积比风团大，边界较模糊，且通常持续2～3天（图10-10）。病情严重的急性麻疹还可伴有发热、恶心、呕吐、腹痛、腹泻、胸闷及喉梗阻等全身症状。

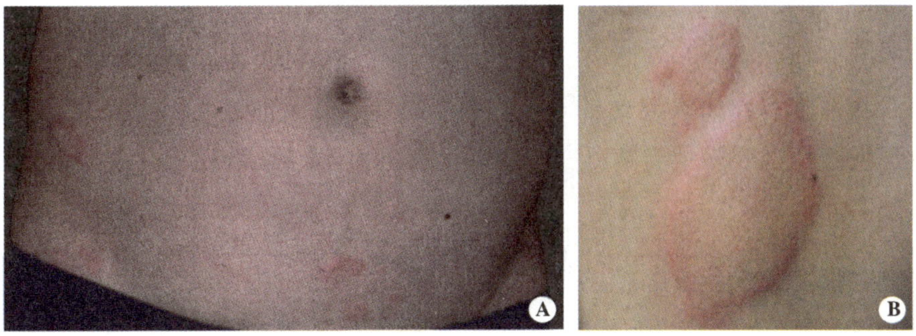

图10-9　荨麻疹

按照发病模式，结合临床表现，可将荨麻疹进行临床分类，见表10-2。

表10-2 荨麻疹的分类和定义

类型		定义
自发性	急性自发性荨麻疹	自发性风团和（或）血管性水肿发作≤6周
	慢性自发性荨麻疹	自发性风团和（或）血管性水肿发作＞6周
诱导性	物理性荨麻疹	
	人工性荨麻疹（皮肤划痕症）	机械性切力后1～5分钟内局部形成条状风团
	冷接触性荨麻疹	遇到冷的物体（包括风、液体、空气等），在接触部位形成风团
	延迟压力性荨麻疹	垂直受压后30分钟至24小时局部形成红斑样深在性水肿，可持续数天
	热接触性荨麻疹	皮肤局部受热后形成风团
	日光性荨麻疹	暴露于紫外线或可见光后发生风团
	震动性血管性水肿	皮肤被振动刺激后数分钟内出现局部红斑和水肿
	胆碱能性荨麻疹（图10-11）	皮肤受产热刺激如运动、摄入辛辣食物或情绪激动时发生直径2～3mm风团，周边有红晕
	非物理性荨麻疹	
	水源性荨麻疹	接触水后发生风团
	接触性荨麻疹	皮肤接触一定物质后发生瘙痒、红斑或风团

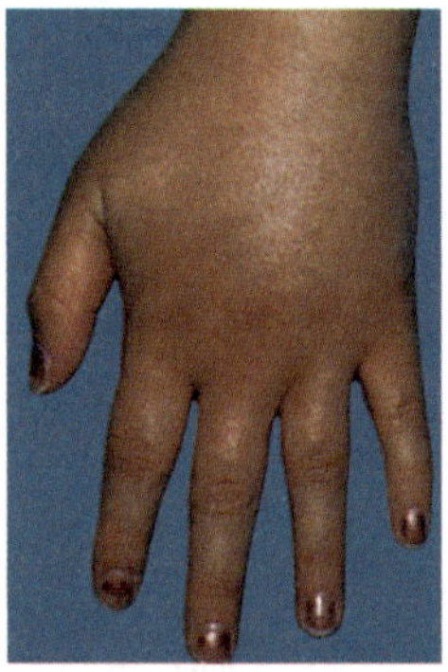

图10-10 血管神经性水肿

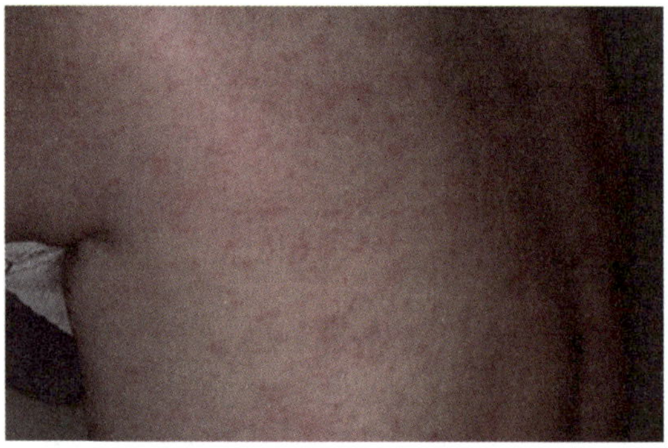

图10-11 胆碱能性荨麻疹

三、诊断与鉴别诊断

荨麻疹的鉴别诊断包括所有具有荨麻疹样表现的皮肤病，包括荨麻疹性血管炎、虫咬皮炎（丘疹性荨麻疹）、急性发热性嗜中性皮病（Sweet综合征）、大疱性类天疱疮早期、急性面部接触性皮炎、荨麻疹型药疹、肥大细胞增生症等，可通过单个皮疹的持续时间做出鉴别诊断。

荨麻疹的诊断应包括分类诊断（表10-2）病因评估和病情严重程度评估，以指导治疗。

四、治　疗

（一）患者教育

应告知荨麻疹患者尤其是慢性荨麻疹患者，本病病因不明，病程迁延，绝大多数呈良性经过；本病具有自限性，治疗的目的是控制症状，提高患者生活质量。

（二）病因治疗

详细询问病史发现并去除可能病因或诱因是最重要的疗法。病因不明或反复发作者需要对症治疗。

（三）对症治疗

1. 急性荨麻疹的治疗 去除病因，治疗上首选第二代非镇静抗组胺药，常用的药物包括西替利嗪、氯雷他定等。在上述治疗不能有效控制症状时，尤其对重症或伴有喉头水肿的患者，可选择中等剂量糖皮质激素短期应用；对于急性荨麻疹伴喉头水肿或休克的患者，应给予1：1000肾上腺素注射液0.2～0.4ml皮下或肌内注射。

2. 慢性荨麻疹的治疗

（1）一线治疗 首选第二代非镇静抗组胺药，治疗有效后逐渐减少剂量，以达到有效控制风团发作为标准，以最小的剂量维持治疗；慢性荨麻疹疗程一般不少于1个月，必要时可延长至3～6个月，或更长时间。

（2）二线治疗 第二代抗组胺药常规剂量使用1～2周后不能有效控制症状时，可更换抗组胺药品种，联合其他第二代或第一代抗组胺药，或在获得患者知情同意情况下将原抗组胺药增加2～4倍剂量。

（3）三线治疗 上述治疗无效的患者，可考虑免疫抑制剂（如雷公藤多苷、环孢素等）、生物制剂（如奥马珠单抗）治疗。

3. 诱导性荨麻疹的治疗 同自发性荨麻疹，首选第二代非镇静抗组胺药，但部分诱导性荨麻疹对常规抗组胺药反应较差。

第5节 丘疹性荨麻疹

丘疹性荨麻疹（papular urticaria）是一种超敏反应疾病，表现为昆虫叮咬导致暴露皮肤出现反复、有时呈慢性的瘙痒性丘疹。

一、病因与发病机制

本病为昆虫叮咬（如蚊、蠓、臭虫、跳蚤等）后引起的局部或全身超敏反应。

二、临床表现

本病主要见于幼儿和儿童（2～10岁），好发于皮肤暴露部位，如手臂、小腿、上背、头皮，表现为直径0.5～1.0cm大小的风团样丘疹，顶端中央常有小水疱，少数演变成半球形张力性大水疱，皮疹数目不定，常成批出疹，伴剧烈瘙痒（图10-12）。单个皮疹持续1～2周可自行消退，遗留淡褐色色素沉着。随时间推移，皮损可持续存在并呈丘疹和（或）结节状。

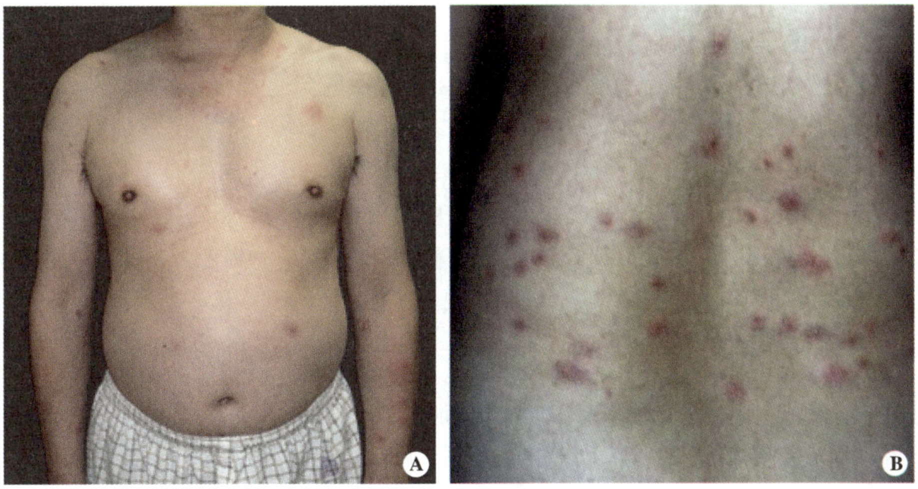

图10-12 丘疹性荨麻疹

三、诊断与鉴别诊断

根据夏秋季小儿风团样丘疹，有昆虫叮咬史进行诊断，需与荨麻疹鉴别。

四、治　疗

改善个人与环境卫生，避免昆虫叮咬。

风团样丘疹可外用炉甘石洗剂或糖皮质激素乳膏以对症治疗，若继发感染或糜烂者外用0.1%依沙吖啶湿敷或外用抗生素霜。

皮疹泛发者使用抗组胺药，如氯雷他定、西替利嗪等口服治疗；前者继发感染时应考虑系统性抗生素治疗，如红霉素、头孢菌素类抗生素等。

第6节　药　疹

药疹（drug eruption）又称药物性皮炎，是药物通过口服、注射、吸入等途径进入人体后，引起皮肤、黏膜的炎症反应，严重者累及机体的其他系统。由药物引起的非治疗性反应，统称为药物反应，药疹仅是其中的一种表现形式。

一、病因与发病机制

（一）病因

大多数系统性药物在上市前可观察到0.1%～1.0%的皮疹反应，最常见引起药疹的药物包括青霉素类、磺胺类、非甾体抗炎药、抗惊厥类药物等。其发病原因非常复杂。某些群体发生药物不良反应的风险较高，如妇女高于男性，发病率随年龄以及服药数目而升高。在免疫抑制情况下，免疫介导的药疹发病率升高，如艾滋病患者磺胺甲噁唑发疹型药疹的发生率是正常人群的10～50倍。

（二）发病机制

1. 免疫机制　大多数药疹是低分子量化合物的药物引起，这些药物及其代谢产物作为半抗原，与机体蛋白质、多糖、多肽类等载体共价键结合后才具有完全抗原性，使机体产生变态反应。而大分子量类药物进入体内即具有完全抗原性，如血清、疫苗、蛋白制品或生物制剂等。Gell-Coombs免疫反应分类将变态反应分为Ⅰ～Ⅳ型，大多数药物仅引起一种类型的反应，但某些药物（如青霉素）可以引起所有4种类型反应。

链接

Gell-Coombs超敏反应分型

Ⅰ型反应：IgE倚赖型，即刻发作，由IgE、肥大细胞和（或）嗜碱性粒细胞介导，如荨麻疹型、血管性水肿、过敏反应。Ⅱ型反应：细胞毒型，延迟发作，由抗体（通常是IgG）介导细胞破坏导致，如药物引起的血小板减少性紫癜。Ⅲ型反应：免疫复合物型，延迟发作，由IgG药物免疫复合物沉积和补体激活引起，如血管炎、血清病、某些类型的荨麻疹。Ⅳ型反应：延迟发作，由T细胞介导，可进一步细分为Ⅳa、Ⅳb、Ⅳc和Ⅳd型，包括发疹型、固定型和扁平苔藓样药疹，以及Stevens-Johnson综合征和中毒性表皮坏死松解症（TEN）。

2. 非免疫机制　包括：①药物过量；②药理学副作用，指那些无法同药物治疗作用分开的毒性反应，如化疗药物作用于快速分裂细胞，引起脱发、黏膜炎、全血细胞减少等不良反应，多数新型抗肿瘤药物相关皮肤不良反应亦属于此类；③毒性蓄积，如银、米诺环素、胺碘酮，长期使用可导致特征性的皮肤色素改变；④毒性延迟，发生于停用某药数月至数年后，与剂量倚赖的毒性作用相关，如砷剂可导致皮肤鳞状细胞癌及掌跖角化病；⑤代谢改变，如贝沙罗丁可导致严重的高甘油三酯血症及发疹型黄瘤；⑥疾病加重，如雄激素对寻常痤疮，干扰素对银屑病等；⑦物间的相互作用。了解药物的剂量关系和药理学特性后，部分药物反应是可以预测的。

二、临床表现

皮疹形态多种多样，严重患者还可伴全身症状或累及内脏器官。临床上常见或需重视的类型有以下几种。

1. 发疹型药疹 亦称麻疹样或斑丘疹型药疹，是最常见的药物超敏反应类型。其特征是开始药物治疗后1周左右出现弥漫性、对称性红斑疹或小丘疹，而之前已致敏的个体最早可在开始药物治疗后1～2天发生。下肢可见紫癜性皮损，常伴有瘙痒或低热。黏膜通常不受累。一般在停药后1～2周内自行消退，无并发症和后遗症（图10-13）。常由青霉素、链霉素、非甾体抗炎药（NSAIDs）、磺胺类、巴比妥类等药物引起。

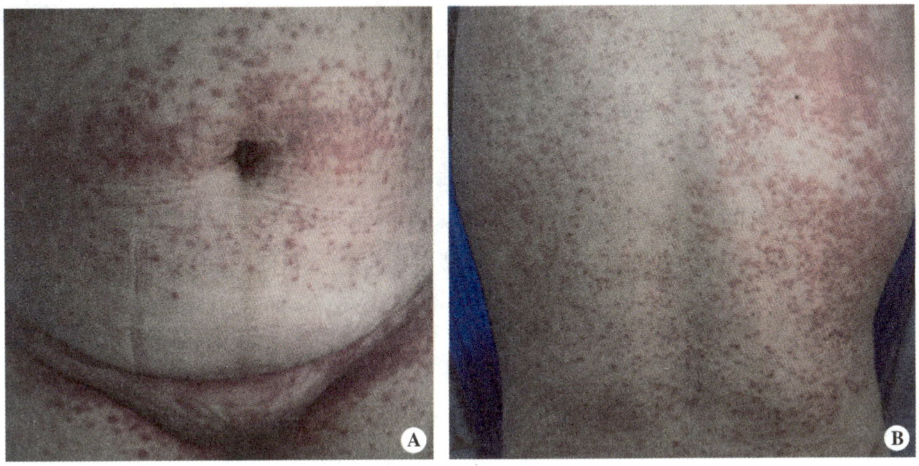

图10-13 发疹型药疹

2. 荨麻疹、血管性水肿、过敏反应 发病可为速发型（暴露后数小时），也可为迟发型反应（暴露后数天）。表现为水肿性红斑、风团，但皮疹较一般荨麻疹广泛、色泽红、持续时间长、瘙痒明显。少数患者还可出现血管性水肿或伴血清病样反应，如发热、关节痛、淋巴结肿大、蛋白尿等。严重者可出现全身过敏反应，表现为瘙痒、荨麻疹、血管性水肿、喉头水肿、哮鸣、恶心、呕吐、心动过速、濒死感，甚至过敏性休克，危及生命。常由青霉素、呋喃唑酮、血清制品、头孢菌素类抗生素等引起。

3. 固定型药疹 皮疹好发于皮肤黏膜交界处，如口周、外生殖器、肛周，手足背、躯干也常受累。急性期表现为水肿性红斑，中心浅灰色或有明显大疱，慢性期表现为出现炎症后深色的色素沉着（图10-14）。停药后7～14天内即迅速缓解。再次药物暴露后恰好在相同部位复发皮损。常涉及的药物包括非甾体抗炎药、抗菌药物（复方磺胺甲噁唑、四环素类、青霉素类、喹诺酮类和氨苯砜）、巴比妥类、对乙酰氨基酚和抗疟药。

4. 剥脱性皮炎/红皮病 起病急、发展快，急性期表现为迅速进展的弥漫性红斑（图10-15），累及≥90%的体表面积，常伴有黏膜损害，以及高热、浅表淋巴结肿大等全身症状，部分患者伴内脏损害。病程呈慢性过程，慢性期全身皮肤反复脱屑，可持续1个月左右。别嘌醇、血管紧张素转化酶抑制剂（ACEI）、青霉素类、磺胺类、卡马西平、苯妥英、巴比妥类和其他药物可引起剥脱性皮炎。

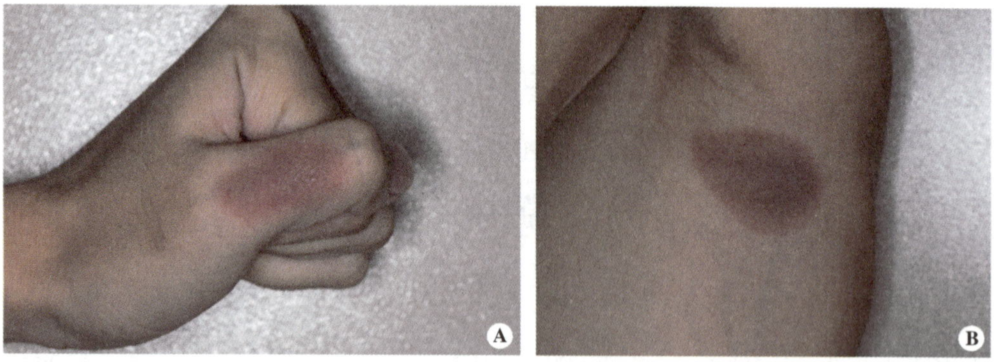

图10-14 固定型药疹

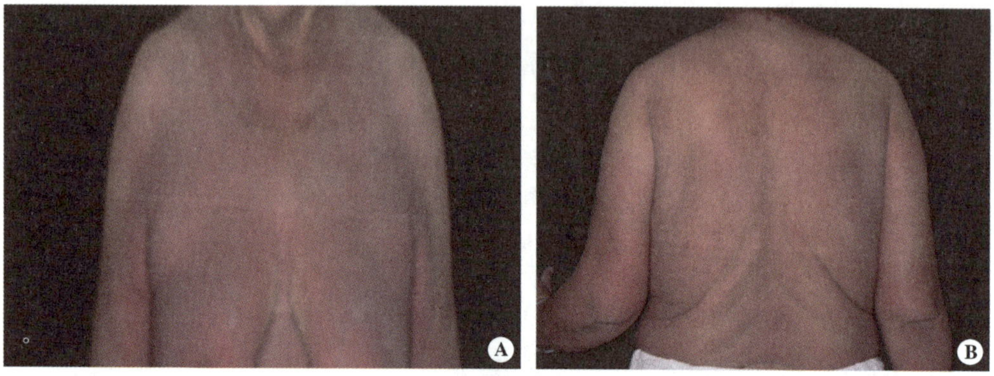

图10-15 红皮病型药疹

5. 急性泛发性发疹性脓疱病（acute generalized exanthematous pustulosis，AGEP） 是一种罕见的急性发疹性疾病，皮疹发生于药物暴露的数小时或数天内，表现为水肿性红斑基础上大量的非毛囊性无菌性脓疱，常伴有发热和外周血白细胞增多，停药后1～2周自行消退。最常由抗生素（如氨基青霉素类和大环内酯类）、抗真菌药、钙通道阻滞剂地尔硫䓬及抗疟药引起。

6. Stevens-Johnson综合征（SJS）/中毒性表皮坏死松解症（toxic epidermal necrolysis，TEN） 属于重度皮肤黏膜反应，其特征为表皮广泛坏死和剥脱。根据皮肤剥脱的受累面积，分为：SJS，皮肤剥脱面积＜10%体表面积（body surface area，BSA）；TEN，＞30%BSA；SJS/TEN重叠综合征，10%～30%BSA。

皮肤黏膜病变发生前1～3天有高热以及流感样症状；自面部、胸部出现紫红色或暗红色斑片，后蔓延至全身，部分皮疹中央颜色加深呈不典型靶形损害，可进展形成水疱和大疱，数天内皮肤开始坏死脱落，尼氏征阳性，外观类似于大面积浅Ⅱ°热烧伤。大多数患者伴有黏膜受累，通常累及≥2处不同部位（眼、口和生殖器）（图10-16）。由于广泛的皮肤、黏膜剥脱，可能导致急、慢性并发症，前

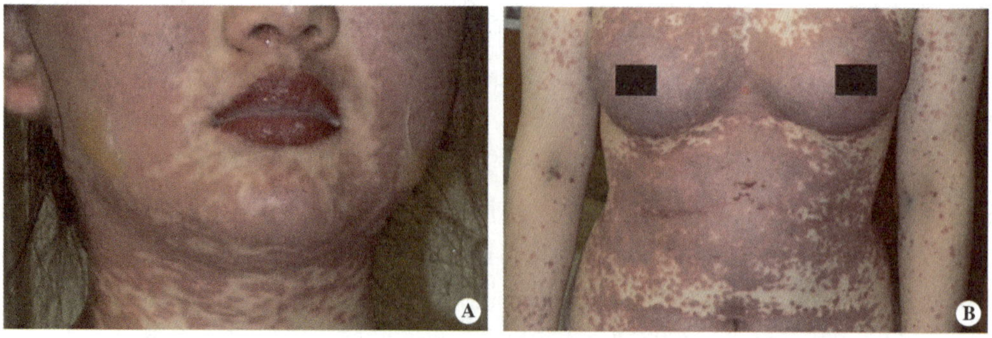

图10-16 中毒性表皮坏死松解症

A. 唇黏膜糜烂，面颊部大疱、表皮松解；B. 躯干四肢大面积紫红斑，表皮松解、糜烂

者包括体液丢失、电解质失衡、低血容量性休克伴肾衰竭、菌血症、多器官功能障碍综合征等；后者包括皮肤、黏膜、眼部和肺部的并发症。最常涉及的药物包括别嘌醇、某些抗癫痫药、磺胺类抗菌药物，以及昔康类非甾体抗炎药。

7. 药物反应伴嗜酸性粒细胞增多和全身性症状（drug reaction with eosinophilia and systemic symptoms，DRESS） 是一种重度特异质反应，其特征为发热、皮疹、血液检查异常（嗜酸性粒细胞增多、异型淋巴细胞增多）、淋巴结肿大和（或）内脏器官受损。反应大多发生于开始使用致病药物后2～6周。芳香族抗癫痫药（卡马西平、苯妥英、拉莫三嗪、奥卡西平和苯巴比妥）、别嘌醇和磺胺类抗菌药是最常见病因。

新型药物的皮肤不良反应：随着疾病病理生理分子机制的深入研究，新型药物如免疫检查点抑制剂、分子靶向药物和生物制剂使得肿瘤和难治性炎症性疾病等领域的治疗有了极大的突破。但其导致的皮肤及其他药物不良反应也较为常见，轻者如痤疮、甲周炎、脱发等，重症可出现SJS、TEN等，影响患者生活质量，甚至威胁生命。研究也发现，肿瘤的靶向或免疫治疗疗效与其特定的皮肤不良反应的出现呈正相关，因此在情况允许的情况下，应尽量维持该治疗。因此，临床皮肤科医生有必要对这些新型药物的不良反应及其治疗、预后有一定的了解（表10-3）。

表10-3 新型代表药物及其皮肤不良反应

种类		代表药物	皮肤不良反应
免疫检查点抑制剂	CTLA-4	伊匹单抗	白癜风、皮肤瘙痒、急性发热性嗜中性皮病、DRESS、皮肌炎
	PD-1/PD-L1	纳武单抗、派姆单抗	口腔炎、SJS、TEN、白癜风、亚急性皮肤型红斑狼疮、皮肌炎、斑秃
生物制剂	TNF-α拮抗剂	依那西普、英夫利昔单抗	银屑病炎皮损、苔藓样药物反应、皮肤瘙痒、感染性药物反应、坏疽性脓皮病、肉芽肿性皮肤病、SJS
	白介素拮抗剂	托珠单抗、阿那白滞素	化脓性汗腺炎、银屑病、皮肤瘙痒、皮肤溃疡、色素沉着
	表皮生长因子受体抑制剂	厄洛替尼、吉非替尼	痤疮样皮损、皮肤瘙痒、皮肤干燥、甲沟炎及甲裂、脓疱疮、SJS、急性发热性嗜中性皮病、毛发改变
	血管内皮生长因子受体抑制剂	贝伐单抗、兰尼单抗	口腔炎、白癜风、皮肤血栓形成性血管病、溃疡性萎缩纹
靶向药物	RAF抑制剂	达帕菲尼	口腔炎、皮肤瘙痒、光敏性药物反应
	多靶点酪氨酸激酶抑制剂	索拉菲尼、舒尼替尼	角化过度性手足反应、皮肤色素异常
	mTOR抑制剂	依维莫司	口腔炎、湿疹、发疹型药疹、皮肤干燥、皮肤瘙痒、脓疱疮
	KIT和BCR-ABL抑制剂	伊马替尼、达沙替尼、尼洛替尼	苔藓样皮损、银屑病样皮损、SJS、急性发热性嗜中性皮病

CTLA-4，细胞毒性T淋巴细胞相关抗原4（Cytotoxic T lymphocyte-associated antigen 4）；PD-1，程序性死亡受体1（programmed death receptor 1）；PD-L1，程序性死亡配体1（programmed death ligand）；mTOR，哺乳动物雷帕霉素靶蛋白（mammalian target of rapamycin）

三、诊断与鉴别诊断

多数情况下，药疹的诊断，尤其是致敏药物的确定是十分困难的，需评估用药时间、剂量、药物的特性、易感性因素、药疹类型、既往的药物注册和文献报道数据等因素进行综合判断。

根据用药史和临床特点诊断药疹后，应根据皮疹的临床特征确定分型诊断，特定的药疹类型可能与某些药物有更强的相关性。开始用药到出现皮疹的时间、撤药后的反应、药物资料库也是帮助判断致病药物的重要参考。

实验室检查，如迁移抑制因子试验、淋巴细胞毒性试验、淋巴细胞转化试验、嗜碱性粒细胞脱颗粒试验、斑贴试验、易感基因检测等可以帮助致敏药物的判断。

四、治　　疗

治疗上应尽早停用可疑药物。然而，许多患者可能有多个可疑致敏药物，此时需停用一切非必需的药物。

（一）轻型药疹的治疗

对于轻型药疹，大多数药物反应会在停用导致反应的药物之后消失。在治疗重症疾病过程中发生轻型药疹时，可对症处理，在密切观察下继续使用可疑药物。

对症治疗包括局部外用皮质激素和口服抗组胺药。伴有全身过敏反应的，尤其是那些伴有喘息、呼吸困难等严重症状的，需要使用肾上腺素皮下或肌内注射和系统性皮质类固醇治疗。

（二）重型药疹的治疗

重型药疹包括剥脱性皮炎、SJS/TEN、DRESS、AGEP。因皮疹泛发全身，易累及内脏系统，危及生命，应积极采取有效治疗措施。尽早停用可疑药物，大量饮水或静脉输液，以加速药物及代谢产物的排泄。支持治疗包括维持水、电解质、酸碱平衡，营养支持。

皮肤黏膜护理：避免皮肤外伤，尽可能保留剥脱的表皮，使其作为天然生物敷料，保护下方皮肤，促进再上皮化。眼、口腔、鼻腔、生殖器肛门黏膜应及时清理分泌物，外用润肤剂避免粘连及后续的功能损伤。

SJS/TEN的系统治疗包括系统性糖皮质激素（如泼尼松1～2mg/kg或600～1000mg每天）、人免疫球蛋白、环孢素[3～10mg/（kg·d）短期应用]等。近年来，TNF-α拮抗剂（如依那西普）单剂应用也被证实可以有效地控制病情。

DRESS的系统治疗也多首选糖皮质激素治疗。

对于多数AGEP患者，停用致敏药物即可控制病情发展，可配合外用糖皮质激素药物。

（陈　典）

第 11 章
瘙痒性皮肤病

瘙痒性皮肤病包括一组以瘙痒为突出表现的皮肤病，病因复杂，一般认为与神经精神因素存在直接或间接的相关性，由于瘙痒、搔抓，引起痒-抓-痒的恶性循环。

案例 11-1

患者，女，45 岁，项部瘙痒性皮疹 6 个月来诊。查体：一般情况好，项部可见两处约鸡蛋大小不规则形状苔藓样变肥厚斑块。

问题：1. 目前对该患者最可能的诊断是什么？

2. 对该患者如何进行治疗？

第 1 节　瘙　痒　症

瘙痒症是一组疾病的临床表现。无可见的原发性皮肤损害，仅有瘙痒，可为全身性瘙痒或局限性瘙痒。通常病程较长，病情波动反复。

一、病因与发病机制

多种内因或外因可与瘙痒症的发生相关，通常内因更为重要。常见的内因包括衰老、胆汁淤积性瘙痒、慢性肾功能衰竭、内分泌和代谢性疾病如甲状腺功能亢进和糖尿病、恶性肿瘤和血液病以及神经精神疾病等。常见的外因包括药物、食物、化合物、感染、温度或湿度变化等。

炎症性瘙痒介质和神经通路异常及相互作用在瘙痒症的发生中发挥重要作用，如皮肤免疫细胞释放的细胞因子可以直接激活感觉神经元介导瘙痒。

二、临床表现

虽然没有原发皮损，但可见搔抓导致的皮肤剥脱甚至溃疡发生，也可继发水肿和苔藓样变皮损。皮肤常见干燥、萎缩、粗糙和细小鳞屑。根据波及范围可分为全身性瘙痒症及局限性瘙痒症。

1. 全身性瘙痒症　可以开始即为全身泛发，也可以先局限后泛发。瘙痒部位可以相对固定，也可以经常变化。可有发作性加重，夜间加重多见。常由皮肤干燥引起（如老年患者皮脂腺功能降低引起老年瘙痒症），还可继发于神经精神疾病（如各种神经系统器质性病变、焦虑、抑郁等）、系统性疾病（如原发性胆汁性肝硬化、尿毒症、甲亢或甲减、糖尿病、内脏肿瘤）、妊娠等；其中老年瘙痒症的患病率约为21.0%。在腹膜透析的患者中25%～62%有肾性瘙痒，在血透的患者中38%～84%有肾性瘙痒。

2. 局限性瘙痒症　多见于肛门、阴囊和外阴等部位，以中老年人常见，可因精神情绪诱发或加重，病程反复。局限性瘙痒常与局部因素相关，如局部多汗、摩擦可引起阴囊瘙痒症，衣物、药物刺激等也可引起局限性瘙痒症。

三、实验室检查

本病通常通过临床表现诊断。怀疑系统性疾病所致瘙痒症者，可进行血常规、肝肾功能、空腹血糖、甲状腺功能等进行病因筛查。

四、诊断与鉴别诊断

通过仅有瘙痒症状而无原发皮损表现，瘙痒症的诊断通常并不困难。存在继发性皮肤改变时，需要与疥疮、湿疹、神经性皮炎、硬化萎缩性苔藓等进行鉴别。

五、治疗与预后

瘙痒症的治疗包括对症处理和积极寻找可能引起瘙痒症的病因或潜在疾病，并进行相应处理。

1. 一般治疗 生活方式教育，如加强润肤，保持皮肤光洁滋润，修复皮肤屏障；避免可能加重瘙痒或破坏皮肤屏障的因素，如热水烫洗等。

2. 对症治疗 局部外用止痒药物，如辣椒碱（活化香草酸受体）、薄荷脑（活化TRPM8）、多塞平或钙调磷酸酶抑制剂等。病情严重者可口服抗组胺药或抗焦虑药，但口服抗组胺药通常无效；阻断传入神经通路的药物如沙利度胺和加巴喷丁也可考虑。

3. 针对潜在病因或基础疾病的处理 积极控制血糖、血脂；胆汁淤积性瘙痒可考虑口服胆酸结合剂；肾性瘙痒注意透析效率，外周κ阿片受体（KOR）激动剂是用于肾性瘙痒的药物。

本病通常为慢性病程，常有复发加重，但也有自发缓解趋势。

第2节 慢性单纯性苔藓

慢性单纯性苔藓又称神经性皮炎，是由于习惯性地搔抓或摩擦引起的皮肤苔藓样变表现的皮肤病。慢性单纯性苔藓患病率为2%～12%，发病率约为4.04%。

一、病因与发病机制

慢性单纯性苔藓的病因通常与焦虑或紧张等神经精神问题相关。因为搔抓或摩擦使皮肤免疫细胞释放的细胞因子可以直接激活感觉神经元介导瘙痒，并产生痒-抓-痒的恶性循环，新近研究发现与皮损局部的小纤维神经病变有关。

二、临床表现

1. 典型皮损 表现为境界清楚的苔藓样变肥厚斑块，皮肤纹理加深，可伴色素沉着。

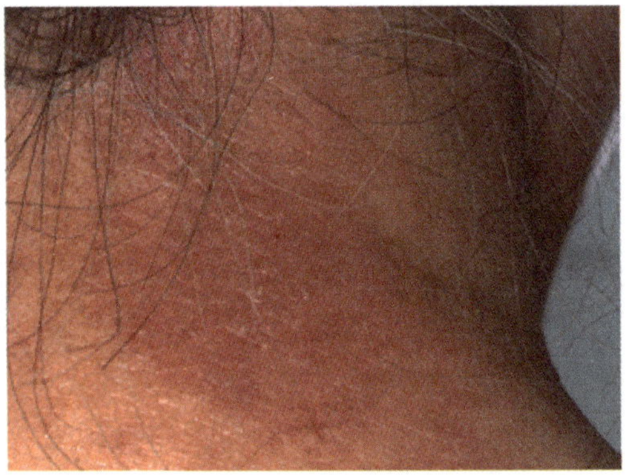

图11-1 慢性单纯性苔藓

2. 好发部位 为枕部、颈项（图11-1）、前臂、小腿伸侧、肛周、阴囊。

3. 发病因素 多见于成人，通常与紧张焦虑的精神相关，搔抓或摩擦可诱发和加重，病程反复。

三、实验室检查

典型者通过临床表现即可诊断，无需进行辅助检查。病理可见角化过度，颗粒层增厚，棘层肥厚，表皮突不规则延长，真皮乳头层常可见粗大的纵行纤维，真皮浅层血管周围稀疏淋巴细胞浸润。

四、诊断与鉴别诊断

通过特定的发病部位和皮损表现，伴有明显瘙痒，慢性单纯性苔藓的诊断通常并不困难。注意与特应性皮炎、苔藓样皮肤淀粉样变、疣状扁平苔藓鉴别。

五、治疗与预后

外用糖皮质激素药膏治疗为主，其他对症治疗基本同瘙痒症的治疗。本病呈慢性病程，常有复发加重，但也有自发缓解趋势。

第3节　痒　疹

痒疹是表现为瘙痒显著的多发孤立丘疹或结节的皮肤病，四肢伸侧多见，对称分布，也与习惯性搔抓或摩擦相关。结节明显时称结节性痒疹。痒疹患者合并高血压、高血脂和抑郁的概率高于一般人群。

一、病因与发病机制

通常与特应性体质或焦虑紧张等神经精神问题相关。与慢性单纯性苔藓相同，也存在痒-抓-痒的恶性循环。

二、临床表现

1. 基本损害　为坚实的圆顶形丘疹和结节，颜色可为肤色、红色至棕色，中心可以有鳞屑、结痂、糜烂甚至溃疡，可呈疣状或表面裂隙不平，周围皮肤可有苔藓样变（图11-2）。

2. 好发部位　多发皮损，对称分布，四肢伸侧、上背部、骶尾区和臀部多见，上背部中央手不易够到的部位常不累及，可以形成分布上特征性的蝴蝶征。

3. 发病因素　多见于成人，瘙痒显著，通常与特应性体质、紧张焦虑或者基础疾病（如甲亢、肝肾功能不全、淋巴瘤等）相关，病程反复。

三、实验室检查

通过其临床表现可诊断本病，进行病理检查可排除结节性类天疱疮等少见疾病。病理可见表皮高度增生肥厚，角化过度；真皮乳头层胶原束纵向排列，血管周围和间质混合性炎症细胞浸润。有时可见特征性的增生性神经纤维。

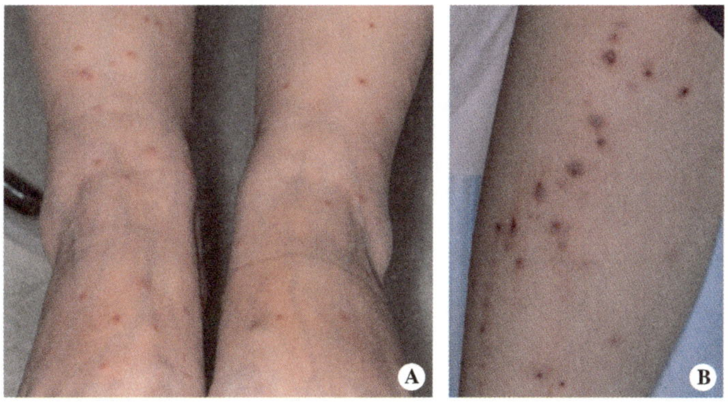

图11-2　痒疹

A. 孤立丘疹；B. 结节性痒疹

四、诊断与鉴别诊断

通过特定的发病部位和皮损表现，瘙痒显著，痒疹的诊断通常并不困难。鉴别诊断包括结节性类天疱疮、疣状扁平苔藓、疣状红斑狼疮、疥疮结节、虫咬皮炎、痒疹型营养不良性大疱性表皮松解症、多发性角化棘皮瘤等。

五、治疗与预后

痒疹的治疗是个体化综合治理，也需要打破瘙痒-搔抓的恶性循环，包括对症处理和对潜在基础疾病的处理。

1. 一般治疗 生活方式教育，如加强润肤等同慢性单纯性苔藓的治疗。

2. 对症治疗 超强效糖皮质激素药膏封包，或者皮损内注射糖皮质激素。紫外线光疗通常有效。也可以采用冷冻治疗。其他系统和局部使用的止痒药基本同慢性单纯性苔藓。

3. 针对潜在病因或基础疾病的处理 对于有抑郁表现的患者，三环类抗抑郁药和选择性5-羟色胺再摄取抑制剂通常有效。有特应性体质者，可考虑口服环孢素治疗。

本病呈慢性病程，常有复发加重，但也有自发缓解趋势。

（王文慧）

第12章 红斑鳞屑性皮肤病

红斑鳞屑性皮肤病是以红斑鳞屑为主要表现的皮肤病，常见病有多形红斑、银屑病、玫瑰糠疹、扁平苔藓等。

案例 12-1

患者，男，42岁，头皮、躯干四肢脱屑斑块20余年来诊。查体：体温36.8℃，一般情况好，头皮、躯干四肢多发境界清楚红色斑块，上有成层白色鳞屑。皮损钱币至大片地图状，基本对称分布。右手的第1、第4、第5甲床可见多量凹点和甲剥离。

问题：1. 患者目前最可能的诊断是什么？

2. 写出其诊断依据。需要与哪些疾病鉴别？

3. 如何进行治疗？

第1节　多形红斑

多形红斑（erythema multiforme，EM）是一种急性自限性免疫性皮肤病，常突然发生，为好发于肢端和面部的对称性水肿性红斑，呈典型或不典型的靶形外观。多与病毒感染相关，尤其疱疹病毒。病程2周左右，可复发。本病主要见于青年人，偶见于儿童。男性略多，未见种族差异。尚无多形红斑确切的发病率的报道。

一、病因与发病机制

目前认为多形红斑是在感染时发生的一种独特的靶向皮肤的免疫反应。最常见的相关感染是单纯疱疹病毒，其他少见的相关感染包括肺炎支原体、荚膜组织胞浆菌、副痘病毒等。超过90%以上的病例与感染相关，不到10%的病例可能与药物等相关。目前认为多形红斑的主要发病机制为机体过度活化的Th1型免疫反应，在对抗病毒感染时主要产生干扰素-γ，在药物反应时主要攻击角质形成细胞，造成角质形成细胞凋亡，临床出现红斑、水疱和坏死。

二、临床表现

典型皮损表现为靶型的水肿性红斑和红色水肿性丘疹，可以出现水疱、坏死。直径通常小于3cm，表现为规则的圆形，境界清楚，中心可形成水疱或结痂、颜色发暗，即靶形或虹膜样外观。逐渐可见中心和外周同心环表现的至少3个明显的条带样颜色分区（图12-1）。应注意不是所有的皮损都表现为典型靶形，所以检查全部皮损非常重要。好发于四肢和面部，尤其肢端、上肢。手背和前臂是最常见的受累部位，手掌、面颈和躯干也很常见，下肢受累相对少见。皮损常成群分布，尤其在肘膝部位。有时在损伤部位可见同形反应。黏膜受累见于重型多形红斑，多表现为颊黏膜和口唇的大疱损害，迅速进展为疼痛性糜烂面和结痂，有时也发生于眼部和生殖器黏膜，生殖器黏膜糜烂面通常更大，在潮湿基底呈多环形外观。

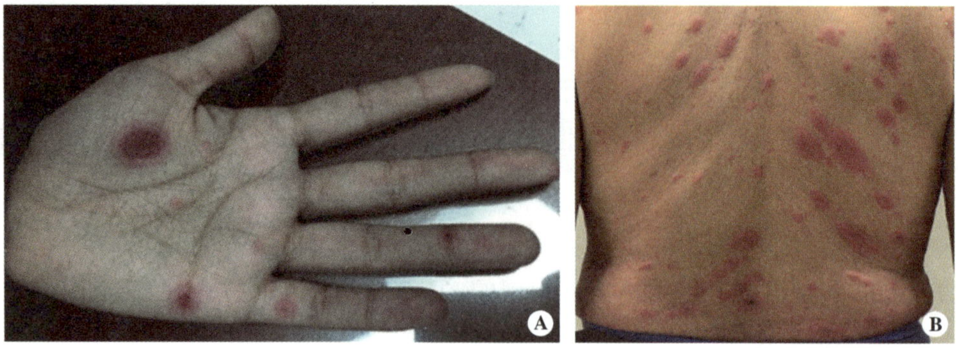

图12-1 多形红斑

多突然发生，大部分皮损出现在24小时内，3天内多发展完全，维持7天以上。可在起病前、发病当时或皮损消退后出现疱疹病毒感染，最常见在靶形皮损出现前的3～14天有口唇疱疹。多数患者病程2周，有自限性，但可能复发，如每年春季复发一次（经典的轻型多形红斑），有免疫抑制背景的患者复发次数更频繁，每次发作时间更长。可以有瘙痒或者烧灼感。轻型多形红斑多无系统症状，重型多形红斑可有前驱或伴随的发热、乏力、关节痛等系统症状。

三、实验室检查

具有典型临床表现者通常可临床确诊。病理上，多形红斑主要病理变化为局灶性角质形成细胞坏死，空泡性界面皮炎，真皮浅层血管周围淋巴细胞浸润。

四、诊断与鉴别诊断

1. 诊断 通过典型的靶形皮损、分布及病程经过，多形红斑的诊断通常并不困难。

2. 鉴别诊断 需与病毒疹、二期梅毒疹、大疱性类天疱疮、红斑狼疮等相鉴别。

（1）病毒疹 可有发热等全身症状，同时瘙痒相对轻微，在有可疑用药史时鉴别相对困难。

（2）二期梅毒疹 可以表现为红斑鳞屑性皮损。掌跖、生殖器部位梅毒特征性损害，接触史、硬下疳病史及血清学检查通常可助确诊。梅毒的组织病理可见浆细胞，螺旋体染色可阳性。

（3）大疱性类天疱疮 多形红斑在出现水疱性损害时需与大疱性类天疱疮鉴别。该病多发生于中老年人，全身多发红斑水疱，疱壁紧张不易破裂，抗BP180、BP230抗体可出现阳性，病理提示表皮下水疱，可见较多嗜酸性粒细胞浸润。

（4）红斑狼疮 亚急性皮肤型红斑狼疮的环形红斑型以及系统性红斑狼疮的非特异性皮损如血管炎损害都需要与多形红斑鉴别，血清抗体和组织病理及荧光检查可助确诊。

五、治疗与预后

多形红斑治疗包括控制急性发作的治疗和预防复发的治疗。通常预后好，有自限性，多无后遗症，但可能复发。

1. 控制急性发作的治疗 局部治疗主要为创面保护。

系统治疗包括口服抗组胺药3～4天，可能有助于缓解刺痛或烧灼的症状，如果无效，不建议继续使用；在急性发作期可予抗病毒药物的治疗，但对急性发作期过后的皮损抗病毒药的作用通常有限。重症患者可考虑使用系统激素和（或）免疫抑制剂。

2. 预防复发的治疗 对于单纯疱疹病毒感染相关的复发性病例，可考虑至少6个月的预防性抗病毒治疗。对于抗病毒治疗抵抗的严重复发性病例，要特别注意有无免疫性疾病或免疫抑制药物的使用；有使用激素、硫唑嘌呤、沙利度胺、氨苯砜、环孢素、吗替麦考酚酯和补骨脂素（PUVA）的报道，但效果尚不明确。

第2节 银屑病

银屑病是一种常见的慢性复发性炎症性系统性疾病。皮损以境界清楚的鳞屑性红色斑块为特征，即斑块型银屑病，也可以表现为点滴型、红皮病型或脓疱型银屑病。关节炎是最常见的系统相关表现，中重度患者也常伴心血管疾病、代谢综合征等其他共病。我国银屑病患病率为0.1%～0.5%，患者数至少为600万。

一、病因与发病机制

目前认为银屑病是遗传和环境共同作用的疾病，患者可有涉及免疫通路或皮肤屏障的易感基因改变，常见的环境诱因包括链球菌感染、精神压力、创伤、药物、吸烟、肥胖、饮酒等。

银屑病的发病涉及多种细胞和分子间的交互作用，目前认为的主要机制为皮肤中的角质形成细胞受到创伤、感染等刺激后活化树突状细胞，树突状细胞产生IL-23等细胞因子诱导T细胞分化并分泌TNF-α、IFN-γ和IL-17等炎症性细胞因子，促进角质形成细胞增殖和中性粒细胞浸润，而活化的角质形成细胞产生多种炎症介质，吸引更多的T细胞和树突状细胞进入皮肤炎症局部，形成正反馈促进银屑病的进展和维持。

二、临床表现

1. 自然病程 各个年龄段均可起病，青壮年起病最为多见，有两个起病高峰，20～30岁和50～60岁。呈慢性复发性病程经过，冬重夏轻常见，可以出现自发缓解。

2. 典型皮损 表现为境界清楚的红色丘疹和斑块，上覆银白色鳞屑。表面可以刮出成层鳞屑，称为蜡滴现象；刮除鳞屑可见下方的薄膜，称为薄膜现象；薄膜易刮破，可见点状出血，称为Auspitz征（图12-2A）。

3. 好发部位 头皮、四肢伸侧、骶尾部和躯干是好发部位，皮损大小可从针尖大小的丘疹到超过数十厘米的大斑块，多呈圆形、椭圆形、环形、多环形或不规则地图形。也有患者屈侧或者外阴、腹股沟等部位受累明显，可归为反向银屑病。皮损多呈对称性分布。有时可以见到沿皮肤损伤部位出现的银屑病皮损，即同形反应（Koebner现象），同形反应提示疾病处于活动期（图12-2B）。

4. 甲损害 大多数银屑病患者在疾病过程中会有甲受累，通常重症患者甲受累更为严重，且甲受累患者关节炎多见，见图12-2C中的甲改变和腊肠趾。银屑病甲受累可以分为甲母质受累和甲床受累。甲母质受累可表现为甲凹点（顶针样甲）、白甲、甲半月红斑、甲脆裂等，甲床受累可表现为油滴样变、甲剥离、甲下角化过度、裂片状出血等。

5. 特殊类型银屑病

（1）点滴型银屑病 表现为数量众多、分布广泛的红色小丘疹或斑丘疹，多在链球菌感染后急性发生，消退后可保持长时间缓解。

（2）红皮病型银屑病 表现为全身弥漫的红斑和脱屑，可由感染、药物等多种诱因诱发。

（3）脓疱型银屑病 分为广泛受累的泛发性脓疱型银屑病和局部受累的掌跖脓疱型银屑病及连续性肢端皮炎，以红斑肿胀基础上多发孤立粟粒大小无菌性脓疱为特征。

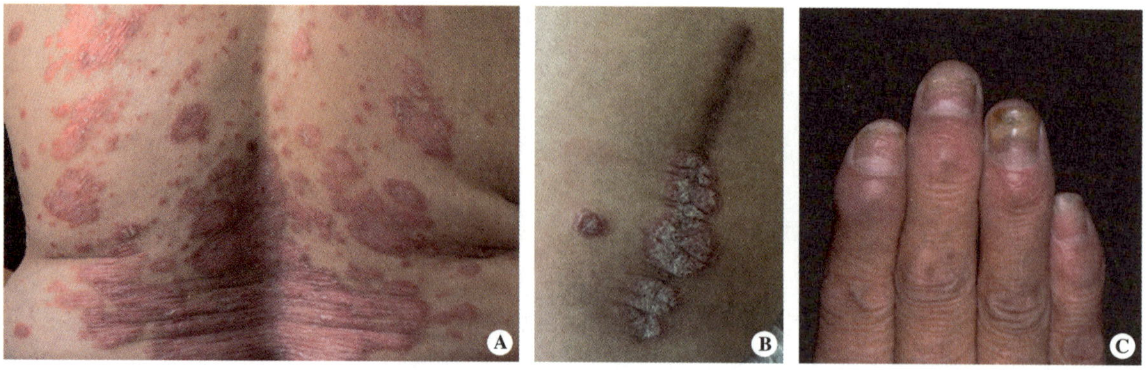

图 12-2 银屑病

A. 寻常型斑块状银屑病；B. 寻常型斑块状银屑病，同形现象；C. 银屑病甲

（4）关节病型银屑病　又称银屑病性关节炎。任何关节均可受累，包括肘膝大关节、指（趾）小关节及脊椎和骶髂中轴关节。表现为关节肿胀、疼痛、活动受限，严重时可出现关节畸形，呈进行性，类风湿因子常阴性。

链接

银屑病共病

银屑病不仅累及皮肤，更是一种系统性疾病。特别是中重度患者，可罹患血脂异常、糖尿病、代谢综合征、克罗恩病、动脉粥样硬化性心血管疾病和慢性肾脏疾病等共病。

三、实验室检查

银屑病的典型病理改变为融合性的角化不全、颗粒层变薄、棘层肥厚，表皮突指状下延；真皮乳头上延、毛细血管扩张迂曲并上延至真皮乳头顶部、真皮浅层血管周围淋巴细胞和少量中性粒细胞浸润。在斑块型银屑病急性期和脓疱型银屑病，还可见中性粒细胞聚集形成的角质层内Munro微脓肿和棘细胞上层内的Kogoj海绵状脓疱。

四、诊断与鉴别诊断

（一）诊断

通过典型的皮损、分布及病程经过，银屑病通常临床即可诊断。但要注意的是，经过治疗后或初期及消退期的皮损可以不典型，临床不典型时皮肤病理通常也不典型。

（二）鉴别诊断

1. 寻常型斑块状银屑病的鉴别

（1）玫瑰糠疹　表现为红斑基础上糠样鳞屑，可有领圈样脱屑，皮损多沿皮纹分布，躯干和近端肢体受累，头皮和甲不受累。病程通常为6周左右，一般不复发。

（2）毛发红糠疹　为毛囊性角化性丘疹及融合性斑块，皮损略呈黄红色，鳞屑较细碎。掌跖角化更多见。通常对治疗更加抵抗。

（3）湿疹皮炎类　该类疾病中脂溢性皮炎和慢性单纯性苔藓需要与银屑病鉴别，但也经常与银屑病合并出现。目前在生物制剂治疗的过程中还有可能出现新发湿疹或湿疹加重的现象，可能与免疫漂移有关。

（4）扁平苔藓　小腿伸侧的银屑病有时外观类似角化过度性扁平苔藓，但如果在其他部位发现典型的紫色的多角形丘疹以及黏膜网纹状斑片则提示扁平苔藓的诊断，扁平苔藓病理非常有特异性。

（5）梅毒　二期梅毒疹可以表现为鳞屑性红色斑片或斑块，但特征性的掌跖圈样鳞屑性红斑及生殖器部位扁平湿疣可以指向梅毒诊断，结合病史及梅毒血清学检查通常即可确诊。

（6）副银屑病　皮损基本损害是斑片，上有少量鳞屑，有时表面发皱，多在腹部对称分布，皮损不易消退，大斑块型副银屑病有时即是皮肤T细胞淋巴瘤的早期。

（7）皮肤T细胞淋巴瘤　典型皮损为非曝光部位的浸润性斑块，可有高低不平及异色症外观。结合组织病理、免疫组化及TCR基因重排结果确诊。

（8）皮肌炎　皮肌炎可以累及头皮、肘膝部位，可以表现为鳞屑性丘疹，有时也需要注意与银屑病鉴别。上睑水肿性紫红斑、披肩征、Gottron征、血清激酶检测等有助于鉴别。

2. 特殊类型银屑病的鉴别　点滴型银屑病可能被误诊为病毒疹或玫瑰糠疹；脓疱型银屑病需与脓疱疮、天疱疮、药疹、角层下脓疱病等鉴别；红皮病型银屑病要与其他原因引起的红皮病鉴别，如药物、肿瘤、湿疹皮炎、毛发红糠疹等。

五、治疗与预后

银屑病的规范化治疗十分重要。治疗目标是控制病情、提高生活质量、减少复发及关注共病。包括单药治疗、序贯治疗、转换治疗、联合治疗等不同形式的治疗方案。轻度患者常以外用治疗为主，中重度患者常需要光疗或系统治疗。

1. 外用治疗　润肤剂是所有银屑病患者的基础治疗。对于皮损受累面积较小的患者，可以选择单纯外用治疗。皮损受累面积广泛的患者，可以在系统治疗的基础上联合外用治疗。比较常用的外用治疗药物包括维生素D_3衍生物、糖皮质激素、维A酸、钙调磷酸酶抑制剂、抗人IL-8单克隆抗体乳膏、芳烃受体激动剂等。

2. 物理治疗　包括以窄谱UVB为主的紫外线光疗、光疗联合疗法、浴疗等。

3. 系统治疗　传统系统治疗主要包括阿维A、甲氨蝶呤、环孢素，目前靶向IL-17、IL-23、肿瘤坏死因子-α的生物制剂使银屑病治疗的疗效有了极大的提高，绝大多数患者治疗后可以达到皮损的基本清除。系统治疗在治疗前和治疗过程中需要进行安全性相关的筛查和监测，不同的系统治疗方案安全性影响不同，对共病及复发的影响也存在差异，治疗方法选择需要综合考虑各种因素，比如银屑病的严重程度、患病时间、患病部位、有无家族史、关节情况、代谢情况、感染情况、胃肠道情况、眼睛情况、肝肾疾病、焦虑抑郁状态等，还有银屑病对患者生活质量的影响、患者的经济水平和用药偏好也是需要考虑的因素。

第3节　玫瑰糠疹

玫瑰糠疹是一种常见的自限性红斑鳞屑性皮肤病，年轻人多见，可有前驱母斑，皮损长轴皮纹一致，并沿皮纹对称分布，躯干和四肢近端受累为主。也有少见的反向型、水疱型、紫癜型和脓疱型玫瑰糠疹。目前尚无玫瑰糠疹确切患病率和发病率的数据，比较明确的是该病常见于健康年轻人，以10～35岁多见。女性略多于男性。

一、病因与发病机制

病因尚不明确，多数学者认为与病毒感染有关，如人类疱疹病毒-7和人类疱疹病毒-6，也有疫苗注射后发生的报道。发病机制仍不明确，一些学者认为玫瑰糠疹是机体对病毒感染的一种反应性皮损，可能有2型和3型T细胞免疫反应参与。

二、临床表现

初起皮损为孤立的玫瑰色淡红斑，直径可迅速扩大至2～3cm，覆有细薄的鳞屑，称为前驱斑或母斑，可发生于躯干和四肢近端任何部位。

约1周后颈、躯干以及四肢近端逐渐出现大小不等的红色斑片，状同母斑，直径0.2～1cm，常呈椭圆形，边缘覆圈状游离缘向内的细薄鳞屑，长轴与皮纹平行，呈圣诞树样分布（图12-3）。也有母斑当天即有多发皮损。有少数患者以腋窝和腹股沟受累为主，称为反向型玫瑰糠疹，不典型皮损可以出现紫癜、脓疱、水疱及荨麻疹样损害。

年轻人多见，自限性，病程一般为4～8周，也有数月甚至数年不愈者。

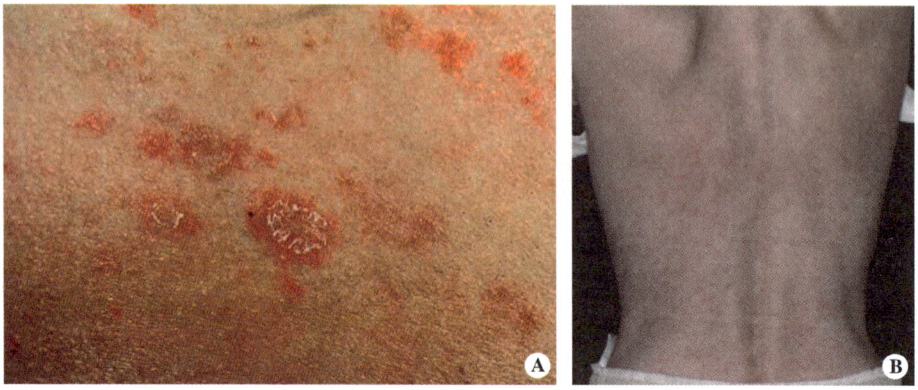

图12-3 玫瑰糠疹

三、实验室检查

本病通常通过临床特征诊断。病理表现无特异性，可用以排除银屑病、二期梅毒疹、皮肤T细胞淋巴瘤等。

四、诊断与鉴别诊断

（一）诊断

通过典型的与皮肤纹理长轴一致的皮损、分布、前驱斑及病程经过，玫瑰糠疹通常临床即可诊断。但不典型玫瑰糠疹鉴别诊断难度提高，病理可协助诊断。

（二）鉴别诊断

需与二期梅毒疹、药疹、钱币状湿疹或盘状湿疹、体癣、银屑病、痘疮样糠疹/苔藓样糠疹、副银屑病等疾病鉴别，鉴别要点如下。

1. 二期梅毒疹 可以表现为类似玫瑰糠疹样皮损，掌跖、生殖器部位梅毒特征性损害，接触史、硬下疳病史及血清学检查通常可助确诊。梅毒的组织病理可见浆细胞、螺旋体染色可阳性，但注意梅毒的确诊首选血清学检查，通常不需要进行病理检查。

2. 药疹 引起玫瑰糠疹样药疹的药物包括血管紧张素转换酶抑制剂、甲硝唑、异维A酸、奥美拉唑、依那西普等。药物引起的玫瑰糠疹样发疹皮损常不典型，组织病理多可见角质形成细胞凋亡、界面改变及嗜酸性粒细胞浸润，且通常消退较慢。

3. 钱币状湿疹或盘状湿疹 有水疱的玫瑰糠疹需注意与钱币状湿疹鉴别，钱币状湿疹四肢更好发，尤其小腿和前臂，通常瘙痒显著，可有多量结痂、抓痕、苔藓样变及角化过度，病程多迁延反复。

4. 体癣 玫瑰糠疹的母斑或泛发皮损时因为呈环形脱屑性皮损有时需要与体癣鉴别。体癣可单发或多发，但通常分布不对称，圆形、环形或多环形，中心呈消退趋势，边缘进展向外扩大，边缘鳞屑和丘疱疹明显，通常无领圈样脱屑。真菌检查阳性。

5. 银屑病 玫瑰糠疹有时需要和点滴型银屑病鉴别。与玫瑰糠疹相比，点滴型银屑病通常皮损较小，鳞屑更多且不呈领圈样，皮损更孤立，没有明显的圣诞树样分布。

6. 痘疮样糠疹或苔藓样糠疹 与玫瑰糠疹相比，痘疮样糠疹或苔藓样糠疹通常持续时间较长，尤其皮损超过4个月更应考虑，通常有更小的皮损，病理更易见到界面改变。

7. 副银屑病 小斑块型副银屑病多在腹部对称分布，基本损害也是斑片，上有少量鳞屑，有时需要与玫瑰糠疹鉴别，鉴别点主要包括皮损不易消退，病程长，有时皮损表面发皱等。

五、治　　疗

因为玫瑰糠疹通常有自限性，且一般症状轻微，以安抚对症治疗为主。

1. 外用治疗 症状明显者可以外用弱效至中效糖皮质激素，润肤霜对缓解皮损也有帮助。

2. 物理治疗 对于皮损广泛、症状明显者，可予窄谱UVB光疗。

3. 系统治疗 瘙痒明显者可以口服抗组胺药，与细菌感染关系密切者可以口服抗生素如红霉素，也可以酌情考虑有清热作用的中药。

第4节 扁平苔藓

扁平苔藓是一种多见于中年患者的炎症性皮肤病，典型皮损为平顶的色紫的丘疹或斑块，也可以表现为大疱、肥厚、溃疡、反向、环形、线状皮损等，通常瘙痒明显。可累及皮肤、毛发、甲、黏膜。

一、病因与发病机制

多与外源性因素相关，如病毒感染、药物、疫苗、牙科材料等，尤其丙肝病毒感染。目前认为扁平苔藓是机体对抵抗外源性因素的反应，是经典的1型T细胞免疫反应。由细胞毒性T细胞（CTL）、1型辅助性T细胞（Th1细胞）、1型固有淋巴样细胞和自然杀伤T细胞（NKT细胞）等对角质形成细胞发动免疫攻击，使角质形成细胞发生凋亡或程序性坏死。

二、临床表现

1. 典型皮损 紫红色多角形的丘疹、孤立或融合成斑块，表面相对比较光亮，可以有网格样的Wickham纹或者灰白色网点，涂石蜡油后观察更明显。有些丘疹可以有脐凹，斑块可以边缘隆起，呈盘状或环形表现。特殊类型可以表现为大疱、肥厚、溃疡。抓痕和脓疱很少见。

2. 好发部位 常见于四肢屈侧，手背、四肢伸侧、颈部和骶骨前也好发（图12-4）。可以沿Blaschko线呈线状排列。面部很少受累，如果受累，多见于眼睑和口唇。疾病活动期常可见到同形反应。黏膜受累多见，尤其超过半数患者口腔黏膜受累，有时患者可仅有口腔受累。龟头受累常见，呈环形或几何图形外观，可以出现糜烂；罕见情况包括结膜及食管受累。甲受累多见，甲母质和甲床都可受累，可以形成瘢痕和翼状胬肉；甲受累可以是首发表现，尤其在儿童病例。

3. 自觉症状 通常瘙痒明显。不同类型的扁平苔藓病程、症状不同。

三、实验室检查

病理可见角化过度，通常无角化不全，颗粒层灶状楔形增厚，苔藓样界面皮炎。在表皮下层和真皮上层可见凋亡或角化不良细胞形成的胶样小体。药物引起的扁平苔藓可有角化不全，多在棘细胞上层和颗粒层见到坏死的角质形成细胞，且药物反应的淋巴细胞浸润通常更深。

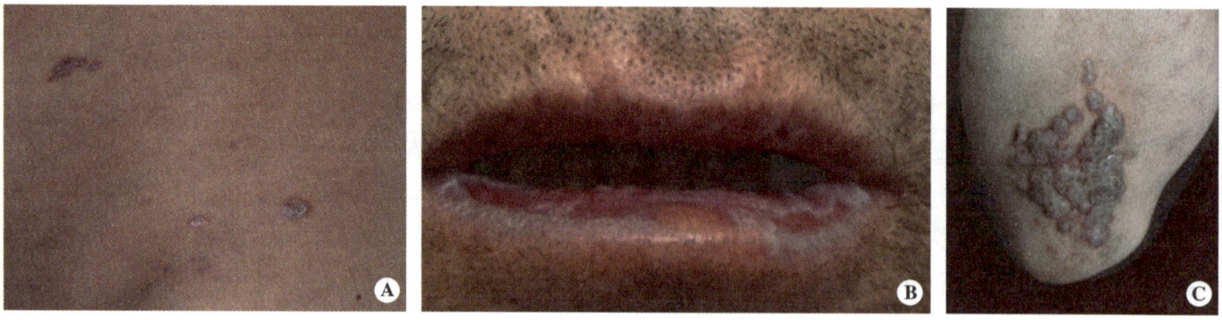

图 12-4 扁平苔藓

A. 四肢屈侧；B. 口唇；C. 肘部

四、诊断与鉴别诊断

1. 诊断 通过典型的平顶的或盘状的光泽性丘疹斑块及特殊类型扁平苔藓的特点，临床诊断非常有提示性，黏膜、甲损害及组织病理检查可帮助确诊。

2. 鉴别诊断 主要需要与慢性单纯性苔藓、慢性湿疹、银屑病、红斑狼疮等疾病相鉴别，临床鉴别困难时可依靠组织病理和直接免疫荧光等检查辅助鉴别。值得注意的是，红斑狼疮的皮损可表现为扁平苔藓样；治疗红斑狼疮的抗疟药有时可以引起扁平苔藓样药疹。也有的患者两种疾病共存，即扁平苔藓-红斑狼疮重叠综合征。

五、治疗与预后

扁平苔藓的治疗主要为寻找和去除诱因，以及对症治疗。

1. 寻找和去除诱因 积极寻找扁平苔藓的可能诱因，如病毒感染，接触物、药物过敏，移植物抗宿主病，潜在肿瘤等。

2. 外用治疗 外用强效至超强效糖皮质激素、钙调磷酸酶抑制剂。肥厚性扁平苔藓可以考虑糖皮质激素局部封闭治疗或封包治疗。

3. 系统治疗 皮损广泛的患者可以采用系统治疗，如口服糖皮质激素、维A酸，治疗抵抗者可以考虑免疫抑制剂如甲氨蝶呤、环孢素、霉酚酸酯等，也有使用生物制剂治疗扁平苔藓的报道。瘙痒明显者可以口服抗组胺药。

4. 物理治疗 局部或全身光疗均可用于扁平苔藓的治疗，包括紫外线疗法和激光疗法。

本病有一定自限性。发疹性扁平苔藓多在1年内消退，肥厚性扁平苔藓、口腔扁平苔藓和甲扁平苔藓病程更为持久，溃疡性口腔扁平苔藓常迁延不愈。

（王文慧）

第13章 结缔组织病

结缔组织病是一组病因未明、累及多器官多系统结缔组织，以发生黏液样水肿、纤维蛋白原变性及坏死性血管炎为特征的疾病，主要包括红斑狼疮、皮肌炎、硬皮病、干燥综合征、类风湿关节炎、结节性多动脉炎及风湿热等。本组疾病具有自身免疫疾病所共有的一些特征，如血清中可检测出多种自身抗体，应用糖皮质激素及免疫抑制剂治疗有效等。

案例 13-1

患者，男，34 岁，农民。面部皮疹 3 年，日晒后加重。右颊部可见一境界清楚的暗红色斑块，表面有褐色鳞屑，剥除鳞屑可见扩张的毛囊口，皮疹境界清楚，中度浸润，无压痛。

问题：1. 对该患者的初步诊断是？

2. 试述治疗方法。

第 1 节　盘状红斑狼疮

红斑狼疮（lupus erythematosus，LE）可分为皮肤型红斑狼疮和系统性红斑狼疮。皮肤型红斑狼疮包括急性皮肤型红斑狼疮、亚急性皮肤型红斑狼疮和慢性皮肤型红斑狼疮。慢性皮肤型红斑狼疮包括盘状红斑狼疮、疣状红斑狼疮、肿胀性红斑狼疮、深在性红斑狼疮和冻疮样红斑狼疮。本节主要阐述盘状红斑狼疮。

一、病因与发病机制

本病病因尚未完全明了，目前认为遗传因素、性激素、环境因素、感染因素、药物因素等可诱发或加重红斑狼疮。红斑狼疮发病与患者免疫异常有关。遗传易感基因与表观遗传调控异常共同导致了红斑狼疮患者免疫紊乱，T细胞DNA发生病理性低甲基化，自身免疫相关基因过度表达。B细胞功能亢进产生多种自身抗体，包括特异性和非特异性自身抗体等。这些自身抗体通过Ⅰ～Ⅳ型超敏反应，引起多器官、系统损伤，导致红斑狼疮的发生与发展。

二、临床表现

盘状红斑狼疮多见于中青年人，尤其是育龄期女性，女性与男性之比约为3∶1。

典型皮损为扁平或微隆起的附有黏着性鳞屑的盘状红斑或斑块，剥去鳞屑可见其下的角栓和扩大的毛囊口，皮损中央逐渐出现萎缩、色素减退，而周围多色素沉着。皮损好发于面部，特别是鼻背、面颊，呈蝶形分布，亦可累及耳郭、唇部、头部，头皮受累可致永久性瘢痕性脱发。患者常无自觉症状或有轻微灼热感，少数可有低热、乏力或关节痛等。曝光可使皮损加重或复发，少数病例（约5%）可发展为系统性红斑狼疮，个别皮损晚期可发生癌变。若皮损仅累及头面部者为局限性盘状红斑狼疮（图13-1），累及躯干及手足四肢时则称为播散性盘状红斑狼疮（图13-2）。

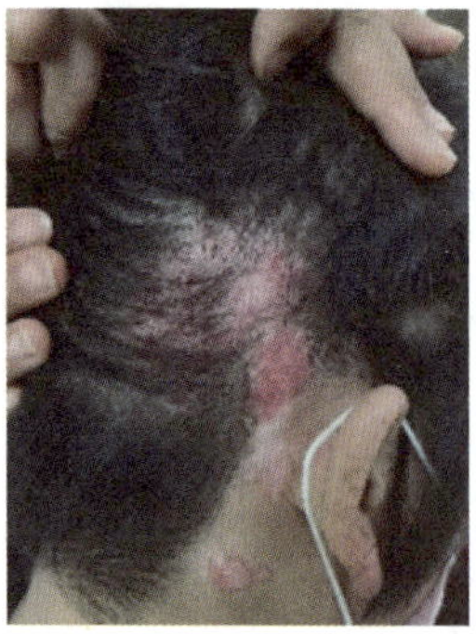

图 13-1 局限性盘状红斑狼疮

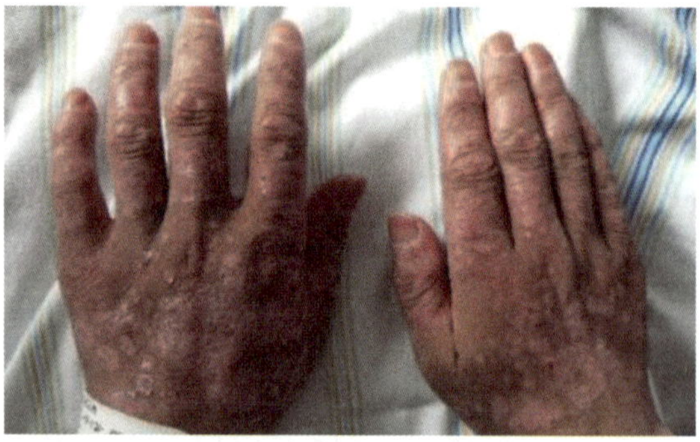

图 13-2 播散性盘状红斑狼疮

三、实验室检查

1. 血清免疫学检查 抗核抗体可阳性，类风湿因子可阳性，免疫球蛋白（IgG、IgA、IgM）可同时升高，抗ENA抗体、抗ds-DNA、抗sm抗体可阳性，补体C3、C4、CH50可降低，直接Coomb试验可阳性。

2. 组织病理 盘状红斑狼疮特征性病理表现为角化过度伴毛囊角栓、表皮萎缩、基底细胞液化变性、色素失禁等，真皮血管和附属器周围有灶性甚至可见较密集的淋巴细胞浸润，胶原纤维间可有黏蛋白沉积，对诊断具有重要意义。

3. 免疫病理 直接免疫荧光检查，即狼疮带试验（lupus band test，LBT），在盘状红斑狼疮皮损表皮-真皮交界处可见颗粒状IgG、IgM和C3的线性沉积，阳性率为80%～90%，正常皮肤LBT为阴性。

四、诊断与鉴别诊断

本病依据典型皮损特点，结合组织病理学改变不难做出诊断。应注意有无系统受累，与系统性红斑狼疮鉴别。此外需与脂溢性皮炎、扁平苔藓、多形性日光疹等鉴别。

五、预后与治疗

（一）预后

本病发生与紫外线照射密切相关，慢性病程，预后良好。

（二）治疗

早期治疗，应尽量避免阳光或紫外线照射，外出时可使用遮光剂。

1. 外用药物治疗 外用糖皮质激素；数目少、皮损顽固者可行糖皮质激素皮损注射。

2. 系统治疗 用于皮损较广泛或伴有全身症状者。抗疟药可增强对紫外线的耐受性，并有一定的免疫抑制、抗炎作用，运用时需排除黄斑变性等眼底病变。抗疟药治疗无效者可联合使用维A酸类药物，尤其对疣状盘状红斑狼疮效果好。对于盘状红斑狼疮合并其他异常者，一般口服中小剂量泼尼松，病情好转后缓慢减量。

第2节 皮 肌 炎

皮肌炎是一种累及皮肤和横纹肌的自身免疫性结缔组织病，以亚急性和慢性发病为主，通常包括皮肤、肌肉两方面病变，也可表现为单一病变。

一、病因与发病机制

病因尚不明确，可能与自身免疫、感染、肿瘤、遗传等因素有关。如部分患者体内可检测到多种肌炎特异性自身抗体，儿童皮肌炎患者发病前常有上呼吸道感染病史。本病可合并恶性肿瘤，类型与地域有关。皮肌炎患者HLA-B8、HLA-DR3、HLA-DR52、HLA-DR6、HLA-DR7等位基因阳性率高。

二、临床表现

任何年龄均可发病，有儿童期和40～60岁两个发病高峰，男女患者之比约3∶2。临床表现主要是皮肤和肌肉受累的症状。

（一）皮肤表现

1. Heliotrope征 以双上眼睑为中心的水肿性紫红色斑片（图13-3），可累及面颊及头发，具有很高的诊断特异性。这种皮疹还可出现在两颊部、鼻梁、颈部、前胸V形区和肩背部，称为披肩征（图13-4）。

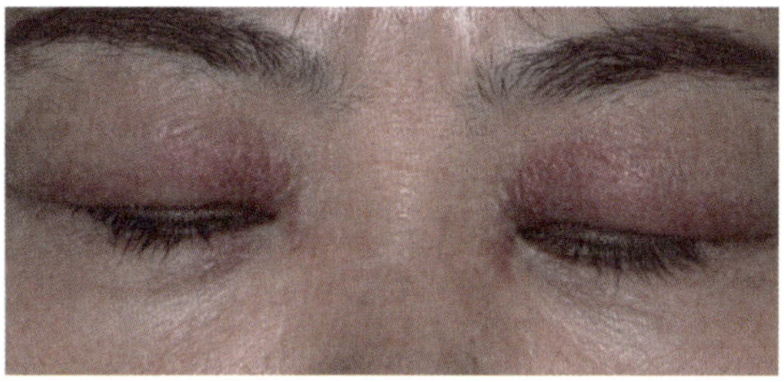

图13-3 Heliotrope征

2. Gottron丘疹 约1/3患者指指关节、掌指关节伸侧出现扁平紫红色丘疹，多对称分布，表面附着糠状鳞屑（图13-5）。

3. 技工手 在手指的掌两面和侧面皮肤角化过度、粗糙、裂纹及粗糙，类似于长期从事手工作业的技术工人手，故得名。

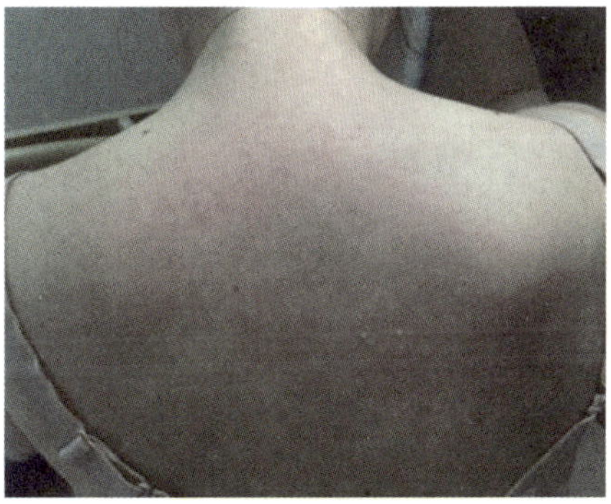

图13-4 披肩征

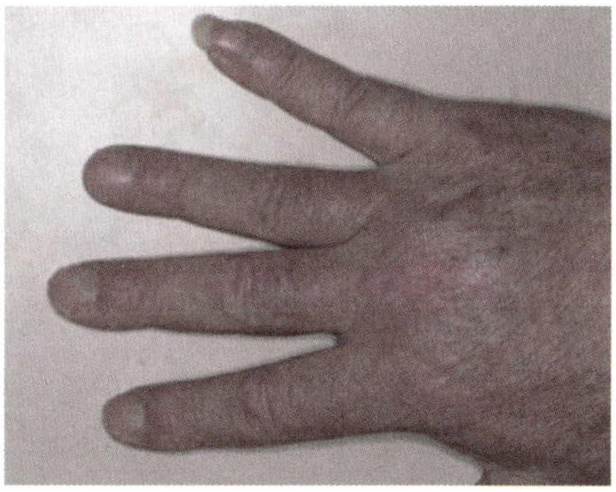

图13-5 Gottron丘疹

4. 皮肤异色症 部分患者在红斑鳞屑基础上出现褐色色素沉着、点状色素脱失、点状角化、轻度皮肤萎缩、毛细血管扩张等。

5. 甲周病变 甲根皱襞处可见毛细血管扩张性红斑或瘀点，甲皱及甲床有不规则增厚，局部出现色素沉着或色素脱失。

患者常无明显自觉症状，也可能出现瘙痒甚至剧烈疼痛。

（二）肌炎表现

主要累及横纹肌，表现为受累肌群无力、疼痛和压痛。最常侵犯四肢近端肌群、肩胛带肌群、颈部和咽喉部肌群，引起举手、抬头、上楼、下蹲、吞咽困难及声音嘶哑等，严重时可累及呼吸肌和心肌。仅有肌肉症状而无皮肤表现的称为多发性肌炎。

（三）其他

患者可有不规则发热、消瘦、贫血、肝脾淋巴结肿大、关节痛、腹胀、腹泻、便秘等现象。

部分成人患者合并恶性肿瘤，肿瘤可发生在患皮肌炎之前或之后，也可与之同时出现。伴发恶性肿瘤者，面部红斑常表现为醉酒样面容。

三、实验室检查

1. 常规化验 可见白细胞数正常或降低，血沉增快。

2. 自身抗体检查 大部分患者的血清中可检出自身抗体。

3. 肌红蛋白的测定 大部分肌炎患者均有血清肌红蛋白升高，可早于肌酸激酶出现。

4. 肌酶谱检查 在疾病过程中，血清中肌肉来源的酶可增高，其敏感性由高到低依次为肌酸激酶（CK）、醛缩酶（ALD）、天冬氨酸转移酶（AST）、丙氨酸转移酶（ALT）、乳酸脱氢酶（LDH）等。其中CK和ALD的特异性较高。

5. 肌电图检查 选择疼痛和压痛明显的受累肌肉进行检查，表现为肌源性损害相。

6. 组织病理检查 皮肤病理改变无特异性，故一般选择股四头肌、三角肌等近端肌肉进行组织活检，可见皮肌炎病理改变：①肌纤维变性、坏死、萎缩；②肌纤维间质、血管周围有炎症细胞浸润，以淋巴细胞为主；③肌束间纤维化，肌细胞有再生，再生细胞呈嗜碱性，核大呈空泡，核仁明显；④血管内膜增生。

四、诊断与鉴别诊断

1. 诊断 根据典型皮损、对称性四肢近端肌群和颈部肌无力、血清肌酶升高、肌源性损害肌电图、肌肉活检符合肌炎病理改变可诊断。确诊为皮肌炎需具有上述3～4项标准且有典型皮损，确诊为多发性肌炎需4项标准且无皮损。由于恶性肿瘤、心肺受累为皮肌炎患者的主要死亡原因，诊断后需评估系统受累情况、完成肿瘤筛查。

2. 鉴别诊断 皮肌炎需与系统性红斑狼疮、系统性硬皮病等进行鉴别；多发性肌炎需与重症肌无力、进行性肌营养不良、感染性肌病等进行鉴别。

五、治　疗

早诊断、早治疗、控制并发症有助于预后改善。

1. 一般治疗 急性期应卧床休息，避免日晒，预防感染，加强营养，积极治疗并发症；慢性期加强功能锻炼。

2. 药物治疗 糖皮质激素仍是治疗多发性肌炎和皮肌炎的首选药物，剂量取决于病情严重程度，一般初始剂量为泼尼松1～2mg/（kg·d）或等效剂量，病情控制后逐渐减至维持量。少数危重症病例可试用甲泼尼龙冲击治疗。严重病例可与激素合用或单用免疫抑制剂。

3. 其他 生物制剂也可用于治疗皮肌炎，重症患者可考虑给予大剂量静脉输注免疫球蛋白治疗。蛋白同化剂如苯丙酸诺龙肌内注射对肌力恢复有一定作用。皮损部位可外用遮光剂、润肤剂、糖皮质激素制剂等治疗。

第3节　硬　皮　病

硬皮病是一种以皮肤局部或广泛变硬和各系统胶原纤维进行性硬化为特征的慢性结缔组织病。依累及范围分为局限性硬皮病和系统性硬皮病。前者局限于皮肤，后者可有消化道、肺、心脏和肾等内脏器官受累。

一、病因与发病机制

病因未明，遗传因素、自身免疫、血管损害和胶原合成异常均可参与系统性硬皮病的发病过程。局限性硬皮病可能与遗传、感染、外伤、神经发育异常等有关。其发病机制的核心为成纤维细胞异常激活，从而合成过多胶原，导致皮肤和内脏器官的纤维化。

二、临床表现

本病多见于20～50岁，女性发病率约为男性的3倍。工作中常暴露于二氧化硅的人群患此病相对危险性增高。

（一）局限性硬皮病

病变主要累及皮肤，依据皮损特点分为点滴状、斑块状、线状和泛发性等。一般无自觉症状，偶有感觉功能减退。

1. 斑状硬皮病 又称硬斑病，可发生于身体各处，以躯干部多见。皮损早期为几个圆形、椭圆形或不规则形的红色水肿性斑块。以后逐渐扩大，中央出现象牙或黄白色凹陷，周围有红晕，触之似皮革硬，久之皮损表面光滑干燥，无毛无汗。本型病变较表浅，不累及筋膜，故一般不影响肢体功能。皮损多发时称泛发性硬斑病。

2. 线状硬皮病 好发于儿童及青少年，条状皮损，常沿单侧肢体或肋间神经呈线状分布。皮损形态与硬斑病相同，但进展迅速，且常累及皮下组织、肌肉、筋膜，最终硬化并与下方组织粘连，引起肢体挛缩、活动受限。发生于面额部中央时，形成刀砍样外观，累及头皮时可出现脱发（图13-6）。

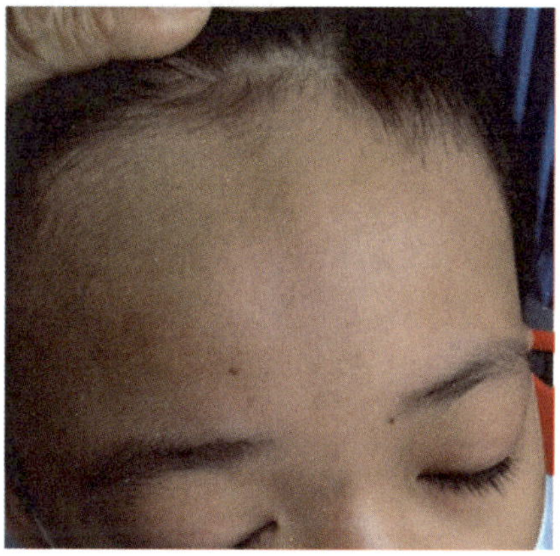

图13-6 线状硬皮病

（二）系统性硬皮病

系统性硬皮病又称系统性硬化症（systemic sclerosis，SSc）。病变不仅侵犯皮肤，同时可累及内脏多器官，故病情常较重。

SSc最常见的初期表现为雷诺现象及隐匿性肢端和面部肿胀，并有手指皮肤逐渐增厚，常伴有多关节病。部分患者可有不规则发热、食欲缺乏、体重减轻等非特异性表现。

1. 雷诺现象 为最常见的首发症状，即遇冷后双手阵发性苍白、发冷，麻木后变青紫，再转为潮红（图13-7）。

2. 皮肤硬化 常自手、面部开始，渐累及前臂、颈、躯干，呈对称性。皮损依次经历肿胀期、硬化期、萎缩期。早期皮肤肿胀、有紧绷感，其后发生皮肤硬化，表面光滑呈蜡黄色，不易捏起，晚期皮肤、皮下组织、肌肉均可萎缩，皮肤直接附着于骨面（图13-8）。胸部皮肤受累时硬化绷紧，影响呼吸运动；面部受累时表情淡漠，张口伸舌受限，表现为假面具脸。

3. 内脏损害 受累器官以关节、食管、肺多见。关节受累时出现肿痛、僵硬，甚至畸形；肌肉受累表现为肌无力、肌痛及肌萎缩；食管受累时常表现为蠕动障碍、吞咽困难，可出现胃食管反流；肺部受累常导致肺部纤维化、换气功能障碍而引起呼吸困难；心脏受累可出现心包炎、心律失常、心功能不全；肾脏病变常于尸检时发现，常见于疾病晚期，表现为蛋白尿、血尿、肾功能不全等。

根据皮肤受累的情况可分为以下5种亚型。①局限皮肤型：皮肤增厚变硬通常由肢体末端向近心端发展，且局限在肘、膝以远。②CREST综合征：是局限皮肤型SSc的一个亚型，表现为皮肤钙化、雷诺现象、食管功能异常、肢端硬化和毛细血管扩张。③弥漫皮肤型：皮肤增厚变硬超过肘、膝并达到其近端，甚至累及至躯干。④无皮肤硬化型SSc：少部分SSc患者缺乏典型皮肤病变，但有雷诺现象、SSc特征性的内脏表现和血清学异常，成为无皮肤硬化型SSc。⑤重叠综合征：弥漫或局限性皮肤型SSc与其他诊断明确的结缔组织病同时出现，包括系统性红斑狼疮、多发性肌炎/皮肌炎或类风湿关节炎。

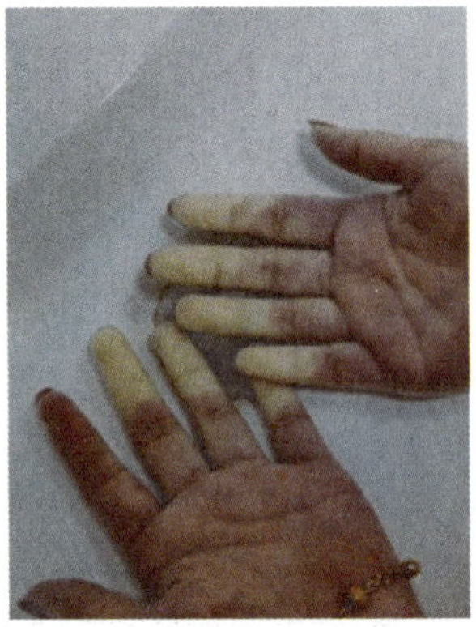

图13-7　雷诺现象

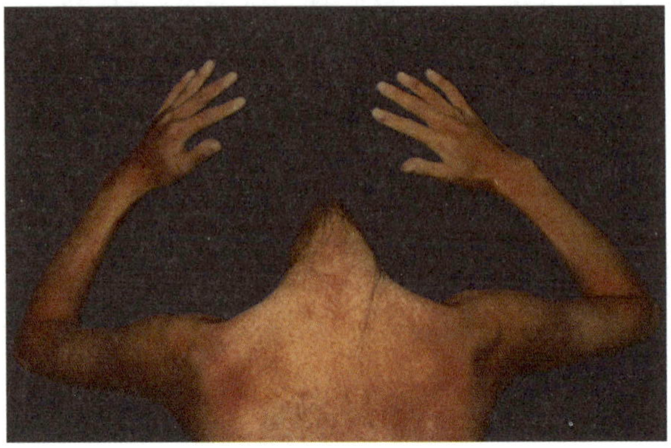

图13-8　系统性硬化症

三、实验室检查

局限性硬皮病患者实验室检查一般无明显异常。SSc患者可有轻度贫血、血沉加快、高丙种球蛋白血症等，并可查出多种自身抗体，90%患者抗核抗体阳性。伴发雷诺现象者常可检测到抗U_1RNP抗体，抗着丝点抗体为CREST综合征的标记抗体，抗Scl-70抗体是SSc的标志抗体。各内脏器官受累时进行相关检查可出现相应改变。

四、诊断与鉴别诊断

1. 诊断　根据本病的特殊表现及辅助检查，诊断不难。

2. 鉴别诊断　局限性硬皮病应注意与硬化性萎缩性苔藓、类脂质渐进性坏死进行鉴别，SSc应注意与系统性红斑狼疮、皮肌炎和混合结缔组织病等进行鉴别。

五、预后与治疗

（一）预后

局限性硬皮病一般无内脏受累，不影响肢体功能。SSc自然病程变化很大，很多患者的手指呈进行性硬化，屈曲挛缩而致残，几乎所有患者最终均有内脏受累。CREST综合征由于系统受累有限，病程缓慢，故预后较好；而发病初期已有肾脏、心和肺受累表现者，提示预后不佳。肺纤维化、心力衰竭、肾衰竭是患者死亡的主要原因。

（二）治疗

皮肤受累范围及程度、内脏器官受累的情况决定其预后和治疗选择。早期治疗的目的在于阻止新的皮肤和脏器受累，而晚期的目的在于改善已有的症状。治疗措施包括抗炎和免疫调节治疗、针对血管病变的治疗及抗纤维化治疗3个方面。

1. 一般治疗　系统性硬化症患者需戒烟，避免紧张情绪，注意保暖保湿，以减少雷诺现象的发作。

2. 抗炎和免疫调节治疗　早期弥漫性SSc可用甲氨蝶呤治疗，常用剂量为10～20mg/周。疾病进展较快、炎性损害明显可用中小剂量糖皮质激素，病情控制后逐渐减量至停止；已发生至皮肤硬化萎缩期的患者则不建议应用。

3. 血管病变的治疗 治疗SSc相关指端血管病变（雷诺现象和指端溃疡）常用的药物包括二氢吡啶类钙离子拮抗剂（如硝苯地平）和静脉注射伊洛前列素。治疗肺动脉高压的血管扩张剂包括钙离子拮抗剂、前列环素及其类似物、内皮素-1受体拮抗剂及5型磷酸二酯酶抑制剂等。

4. 抗纤维化治疗 目前尚无被证实对纤维化有确定疗效的药物，既往认为D-青霉胺可抑制胶原分子间的交联，抑制纤维化。

终末期的SSc相关间质性肺病患者可考虑肺移植。

（谢 君）

第14章 大疱性皮肤病

大疱性皮肤病是一组以皮肤黏膜发生水疱、大疱为特征的皮肤病，可能由免疫或遗传原因致病，包括天疱疮、大疱性类天疱疮、疱疹性皮炎、妊娠疱疹、线状IgA大疱性皮病、家族性良性慢性天疱疮、大疱性表皮松解症等。

案例 14-1

患者，男，52岁，近1个月出现反复口腔溃疡，伴疼痛，影响睡眠、进食。半个月前无明显诱因出现颈部及胸部散在水疱、大疱，逐渐增多，部分疱壁破溃后不易愈合，糜烂面伴疼痛。起病以来，患者精神、睡眠、食欲缺乏，大小便如常，体力、体重稍下降。查体：体温36.6℃，一般情况好，颈部、胸前、背部多发红斑，松弛性薄壁大疱，不规则糜烂面；口腔颊黏膜和上颚黏膜可见松弛性薄壁水疱，不规则糜烂面。心、肺、腹检查正常。

问题：1. 对该患者的诊断是什么？

2. 为确诊需要进一步做哪些检查？写出其诊断依据。

3. 需要与哪些疾病鉴别？

第1节 天 疱 疮

天疱疮是一种表皮内棘细胞松解的自身免疫性大疱性疾病，由致病性自身抗体介导，表现为皮肤及黏膜松弛性水疱或大疱，尼氏征阳性。

一、病因与发病机制

病因尚未明确。发病诱因可能与肿瘤、药物等因素有关，内因与疾病遗传易感性有关。

目前认为，本病是自身免疫性疾病。患者体内产生靶向表皮细胞桥粒芯糖蛋白的IgG自身抗体。抗Dsg抗体与Dsg抗原结合，引起细胞间黏附功能丧失，导致棘细胞层松解，形成表皮内水疱或大疱。

二、临床表现

天疱疮好发于中年人。根据临床特点可将天疱疮分为寻常型、增殖型、落叶型、红斑型4个重要类型。其他特殊类型的天疱疮包括疱疹样、药物性、副肿瘤性及IgA天疱疮等类型。

1. 寻常型 最常见且严重的类型。多见于中年人。好发于口腔、胸、背、头颈部，多数患者首先出现口腔黏膜受累。典型皮损表现为正常外观的皮肤上或红斑基础上出现水疱或大疱，疱壁薄、水疱松弛，尼氏征阳性，疱液清亮，易破溃形成糜烂面、渗液结痂，发生继发感染时可伴臭味（图14-1）。严重者可出现全身广泛皮损，甚至危及生命，死亡原因多为继发感染、药物副作用或多脏器衰竭等。

2. 增殖型 较少见，为寻常型天疱疮的良性型。多发生于年轻人。好发于鼻唇、腋窝、乳房下、腹股沟、肛周、外阴等部位，皮损初为薄壁水疱，疱易破裂呈糜烂面，后糜烂面上出现乳头状肉芽组织增殖斑块或结节（图14-2）。病程呈慢性，预后较好。

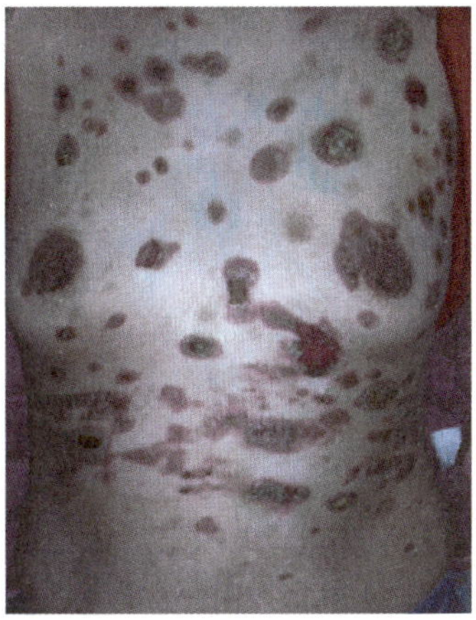

图14-1 寻常型

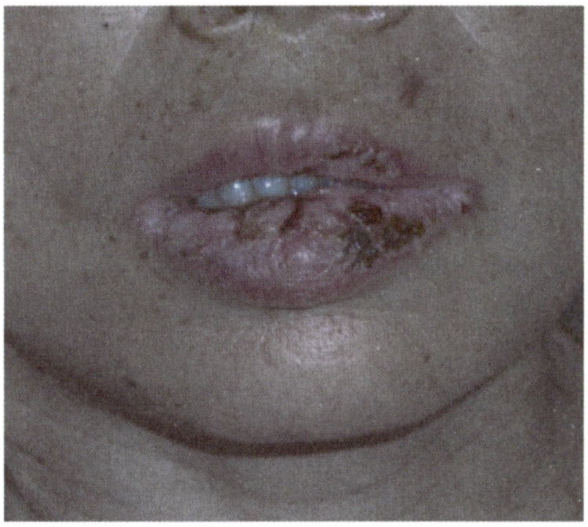

图14-2 增殖型

3. 落叶型 多见于中老年人。好发于头面部、胸背部，较少累及口腔黏膜。疱壁薄，易破裂，糜烂面较浅表，其上可附着油腻性疏松性叶片状剥脱、痂和鳞屑，伴有腥臭味（图14-3）。严重者皮损广泛，进展迅速。

4. 红斑型 为落叶型天疱疮的良性型。好发于皮脂溢出部位，如头面、躯干上部，很少累及下肢和黏膜。皮损表现为浅表性水疱、糜烂、结痂鳞屑（图14-4）。有时仅表现为红斑鳞屑，可有类似红斑狼疮的面部蝶形红斑损害。

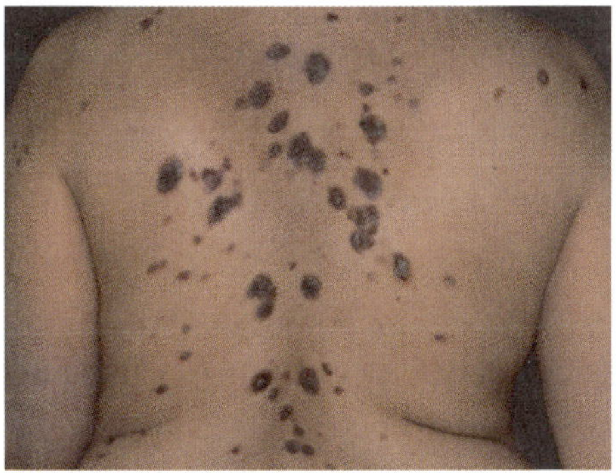

图14-3 落叶型

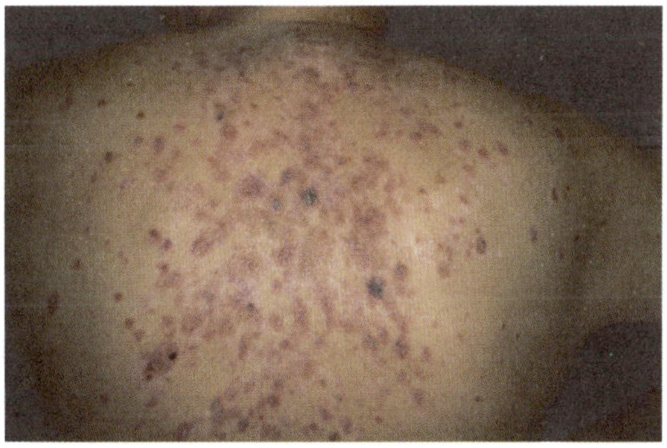

图14-4 红斑型

三、实验室检查

直接免疫荧光检查可见表皮细胞间IgG、C3网状沉积。间接免疫荧光检查可发现血清中特异性抗Dsg1或（和）Dsg3抗体，抗体滴度多与疾病严重程度呈相关性。水疱疱底刮片，行吉姆萨染色，镜下可见天疱疮细胞（即Tzanck cell），具有诊断意义。

四、组织病理

本病主要病理变化是棘层松解、表皮内裂隙和水疱、疱腔内有棘层松解细胞。

五、诊断与鉴别诊断

主要根据临床表现、组织病理、免疫学检查等可以诊断和分型。本病需与大疱性类天疱疮、疱疹样皮炎、线状IgA大疱性皮病、多形红斑、重症药疹等相鉴别。

六、治　疗

（一）一般治疗

加强支持治疗，应给予高热量、高蛋白、高维生素饮食，维持水、电解质平衡，预防和纠正低蛋白血症。

（二）局部治疗

加强皮肤护理，清除脓痂，预防感染，保护创面，促进愈合。可选用生理盐水、1∶8000高锰酸钾溶液、1∶1000苯扎溴铵溶液等清洗创面，外用糖皮质激素及抗生素可促进创面愈合。口腔黏膜损害可用漱口液含漱，预防念珠菌感染。

（三）系统治疗

1. 糖皮质激素　为首选药物，应早期、足量使用，根据病情严重程度及范围调整药物剂量。一般推荐泼尼松0.5～1.0mg/（kg・d），给药后密切观察病情，待无新水疱出现1～2周，多数情况下可逐渐减量至维持量，多数患者要维持用药数年。治疗过程中应密切注意可能出现的副作用。

2. 抗生素　皮损糜烂面易继发感染，应取皮损分泌物进行细菌培养及药敏试验，使用敏感抗生素。在给予激素治疗的同时更应警惕感染。

3. 免疫抑制剂　可与糖皮质激素合用，提高疗效，并可降低激素用量，减少激素副作用。如硫唑嘌呤、环磷酰胺、环孢素、吗替麦考酚酯等。应密切注意如骨髓、肝、肾、消化道反应等副作用。

4. 其他　血浆置换疗法、中医疗法等，也可有一定作用。对于重症或难治性患者，可选用生物制剂抗CD20单抗（利妥昔单抗）治疗。

第2节　大疱性类天疱疮

大疱性类天疱疮是一种自身免疫性大疱性皮肤病，特点为表皮下张力性大疱，尼氏征阴性，病程慢性，预后良好。

一、病因与发病机制

本病是一种自身免疫性疾病，大部分患者血清中存有抗基膜带的自身抗体，主要为抗BP180抗体和BP230抗体，抗原抗体结合，发生系列级联反应，最终导致表皮下水疱形成。

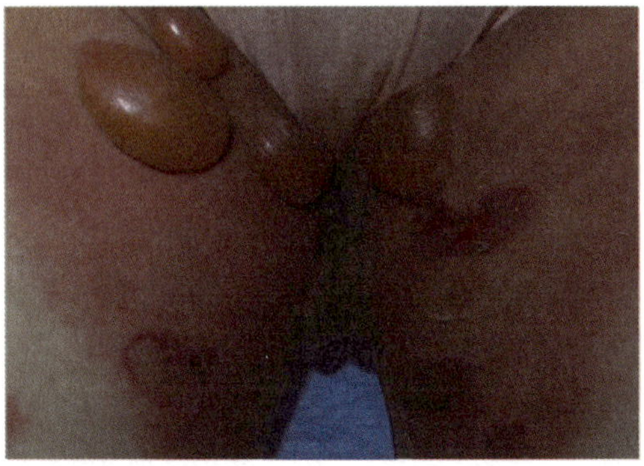

图14-5　大疱性类天疱疮

二、临床表现

本病多见于60岁以上老年人。皮损好发于躯干、四肢屈侧，典型皮损为在正常皮肤上或红斑基础上发生紧张性水疱或大疱，呈半球状，大小不等，疱壁较厚、紧张、不易破溃，尼氏征阴性。疱液多为浆液性，少数为血性（图14-5）。少数患者伴有口腔黏膜水疱或糜烂。可有不同程度的瘙痒。病程大多进展较慢，有自限性，愈后遗留色素沉着。若不予治疗，少数老年患者可导致死亡。

三、组织病理

本病主要病理变化为表皮下单房性水疱，疱腔内可见嗜酸粒细胞浸润，无棘层松解现象。

四、诊断与鉴别诊断

根据好发于老年人，皮肤张力性大疱，尼氏征阴性，以及组织病理特点等可以诊断。本病需与天疱疮、疱疹样皮炎、线状IgA大疱性皮病等相鉴别。

五、预防与治疗

（一）一般治疗

加强营养支持治疗，纠正和预防低蛋白血症，同时预防继发感染及药物相关的并发症。

（二）局部治疗

加强皮肤护理，预防继发感染。可选用1∶8000高锰酸钾溶液等局部清洗，外用糖皮质激素及抗生素。

（三）系统治疗

1. 糖皮质激素 为首选药物，根据病情严重程度及范围确定药物剂量。一般推荐中等剂量，泼尼松0.5～1.0mg/（kg·d），病情控制后则逐渐减量至维持量。

2. 免疫抑制剂 可单用或与糖皮质激素联用，如硫唑嘌呤、甲氨蝶呤、吗替麦考酚酯等。

3. 抗生素 伴有继发感染者，应及时选用敏感抗生素。

4. 其他 可使用氨苯砜、血浆置换、四环素或红霉素、烟酰胺等治疗。

（董励耘）

第15章 血管性皮肤病

血管性皮肤病是一类发生于皮肤动脉、静脉和毛细血管的疾病，包括血管炎症、栓塞、功能障碍和血液异常等。其中，皮肤血管炎相对较为常见，为皮肤血管壁的炎症，临床表现多样，可仅为皮肤受累，也可为系统性疾病的一部分。

案例 15-1

患者，女，42岁。双侧小腿多发紫癜2周，无明显自觉症状。无发热、关节痛、腹痛、血尿等不适。皮疹成批出现，部分皮疹可自行消退，但间断仍有新发皮疹出现。查体：双小腿胫骨前可见多发紫红色丘疹，压之不退色，未见水疱、大疱、坏死、溃疡。

问题： 1. 请根据以上资料提出初步诊断和鉴别诊断。

2. 试述治疗方法。

第1节 过敏性紫癜

过敏性紫癜（Henoch-Schönlein purpura，HSP），又称IgA血管炎（IgA vasculitis，IgAV），是儿童中最常见的系统性血管炎，临床特征为非血小板减少性可触性紫癜、关节炎或关节痛、腹痛及肾病四联征。

一、病因与发病机制

本病的病因可能与感染、免疫紊乱、遗传等因素相关，其中上呼吸道感染，尤其是A组β溶血性链球菌感染是最为常见的触发因素；其他如麻疹、风疹、腮腺炎三联疫苗，某些药物，以及*HLA*基因等基因多态性可能与其发病相关。发病机制主要以IgA介导的体液免疫异常为主，IgA沉积于小血管壁引起自身炎症反应和组织损伤。

二、临床表现

儿童好发，其中2～6岁为发病高峰，以秋冬季节发病多见。过敏性紫癜的临床表现如下。

1. 皮疹 典型的皮疹为可触性紫癜，但早期可表现为风团样皮疹或充血性红斑、丘疹，皮疹常成群出现，对称性分布，主要累及下肢（图15-1），臀部和上肢也可受累。一般在数周后可消退，部分遗留色素沉着，但可逐渐消退。

2. 关节症状 本病关节受累发生率为82%，但仅有30%～43%的患儿以关节痛或腹痛为首发症状，早期无皮疹表现。以单关节受累为主，主要累及踝关节和膝关节，通常为一过性和非变形性。

3. 胃肠道症状 发生率为50%～75%，包括轻度腹痛和（或）呕吐，有时可出现剧烈腹痛，偶有胃肠道大量出血、肠梗阻和肠穿孔的发生。

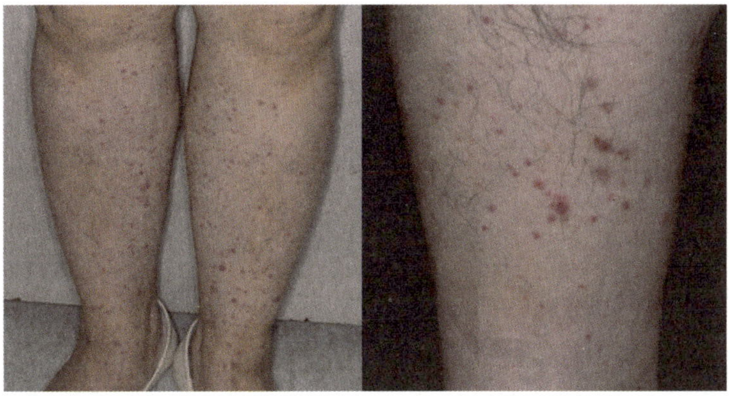

图15-1 过敏性紫癜

4. 肾脏损害 发生率为20%～60%。最常见的表现为镜下或肉眼血尿，可出现轻度蛋白尿。少数患者存在大量蛋白尿、血清肌酐水平升高和（或）高血压，严重的可出现急性肾衰竭。

三、实验室检查

尿常规检查可见蛋白尿、血尿和管型尿，但血小板、出凝血时间均正常。可伴有外周血IgA水平升高。

四、诊断与鉴别诊断

通常根据临床表现诊断：可触性紫癜不伴血小板减少和凝血病，以及以下四个标准之一：关节炎或关节痛、腹痛、肾脏受累和组织病理学提示IgA沉积。部分患者仅单纯表现为皮疹。对于典型皮疹急性发作的患者，排除相关疾病后可进行临床诊断；对于皮疹不典型或未见急性发作性皮疹者，应进行皮肤活检，包括IgA特异性免疫荧光染色。需与血小板减少性紫癜、色素性紫癜性皮病、其他的皮肤小血管炎、急腹症、肾脏疾病及系统性红斑狼疮等鉴别。

五、治　　疗

过敏性紫癜具有自限性，单纯皮疹通常不需要治疗。

1. 一般治疗 寻找病因，抬高患肢，尽可能去除致病因素。目前尚无明确证据证明食物过敏是导致过敏性紫癜的病因，故仅在过敏性紫癜胃肠道损害时需注意控制饮食，轻症患儿可以进食少量少渣易消化食物，严重腹痛或呕吐者需要营养要素饮食或暂时禁食并进行胃肠外营养支持治疗。

2. 皮疹的治疗 皮疹很少需要治疗。临床常用抗过敏、抑酸剂治疗，如赛庚啶等。糖皮质激素治疗对皮疹的消退及复发有一定疗效，且糖皮质激素可用于治疗坏死性皮疹。

3. 皮肤外表现的治疗 发热和关节痛患儿可使用非甾体抗炎药对症治疗。过敏性紫癜胃肠道症状、关节炎、血管神经性水肿、肾损害较重及表现为其他器官的急性血管炎的患者应考虑糖皮质激素治疗。严重者可加用免疫抑制剂、静脉注射免疫球蛋白等治疗。

第2节 皮肤小血管炎

皮肤小血管炎为不伴系统性血管炎和肾小球肾炎的局限于皮肤的单器官小血管炎，又称过敏性血管炎、皮肤白细胞碎裂性血管炎、变应性皮肤血管炎。

一、病因与发病机制

皮肤小血管炎主要由小血管内免疫复合物沉积所致，药物、感染、肿瘤等均可诱发该病。

二、临床表现

主要临床表现为可触性紫癜，好发于下肢，皮疹可融合，形成溃疡。还可以出现红斑、风团、血疱、脓疱等改变（图15-2）。皮肤小血管炎患者一般不存在内脏器官受累，但皮肤小血管炎可作为系统性小血管炎的初始表现，后期出现内脏受累。

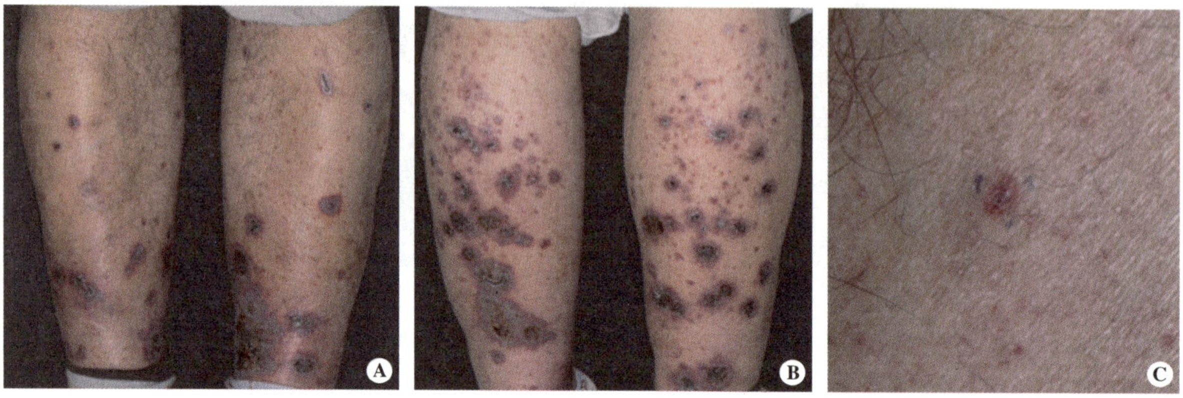

图15-2 皮肤小血管炎

A、B. 小腿紫癜性丘疹、瘀斑，中央有坏死、结痂、血疱；C. 丘疹基础上的血疱

三、诊断与鉴别诊断

根据临床表现以及诱发药物使用史或感染史可提示皮肤小血管炎。对于临床疑诊皮肤小血管炎的患者，应完善皮肤活检进行组织病理和直接免疫荧光检查，活检组织有真皮浅层血管壁及周围中性粒细胞浸润、白细胞碎裂或核尘、血管壁纤维素样坏死，直接免疫荧光检查可发现新发病变的血管壁IgG、IgM和（或）补体沉积，诊断皮肤小血管炎后应继续评估其病因，以及是否存在其他器官受累。

四、治　　疗

（一）病因治疗

对于存在潜在病因或诱因的皮肤小血管炎患者，应详细评估其可能的致病因素。如药物引起，应停用诱发药物，病情多会在数天至数周内缓解。对于潜在的持续感染，如感染性心内膜炎、丙型肝炎等慢性感染，应给予针对病原体的治疗。

（二）对症治疗

1. 无并发症的急性特发性皮肤小血管炎 对于持续时间少于4周，无水疱、皮肤坏死和溃疡、初次发病的患者，由于临床表现很可能自行消退，首选休息、抬高下肢和穿弹力袜，非甾体抗炎药或抗组胺药对症治疗局部的疼痛或瘙痒感。

2. 有并发症、慢性或复发性特发性小血管炎 对于有血疱、皮肤坏死或溃疡，病情活动持续4周以上，有既往发作史的患者，应积极进行药物治疗，初始治疗多首选短疗程糖皮质激素治疗，后续可使用秋水仙碱和（或）氨苯砜。对上述治疗疗效不佳者，可考虑免疫抑制剂治疗。

第3节　结节性红斑

结节性红斑本质上是一种间隔性脂膜炎，在皮损中有严重的混合性或中性粒细胞为主的炎症细胞浸润时，可观察到继发的血管炎改变。因此，将结节性红斑归入血管性皮肤病章节。

一、病因与发病机制

常见的致病因素有细菌（尤其是上呼吸道链球菌感染）、病毒、真菌、衣原体及药物等，部分患者与炎症性肠病、白塞病的基础疾病相关。目前，临床上仍有约半数的患者无明确的诱发因素，称为特发性结节性红斑。结节性红斑的发病机制可能为多种抗原诱发的迟发型超敏反应。

二、临床表现

本病典型表现为双侧对称性、疼痛性红斑、结节，好发于小腿伸侧，偶有大腿和前臂受累。发病前可有低热、头痛、乏力、肌痛和关节痛等前驱症状。一般不发生破溃，多在数天或数周后缓慢消退，不遗留瘢痕（图15-3）。病程多有自限性，亦有反复发作者。有些患者病程迁延，皮疹游走或离心性扩展，称为亚急性游走性脂膜炎或游走性结节性红斑。

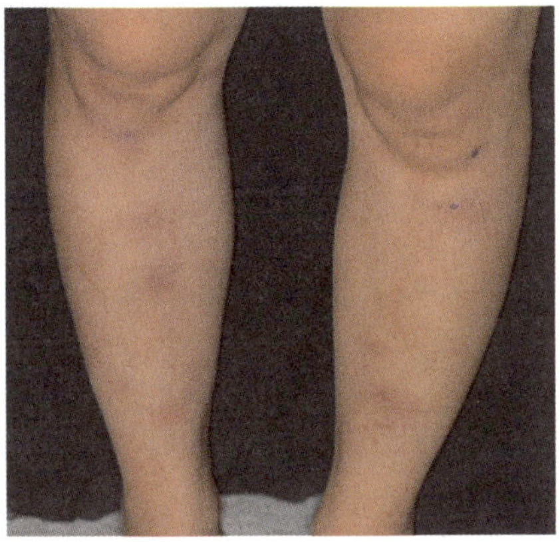

图15-3　结节性红斑

三、诊断与鉴别诊断

根据年轻人，尤其女性的小腿伸侧对称性、疼痛性结节等特点，可进行临床诊断。当皮疹数量少，出现在小腿外的其他部位，或持续时间较长（大于6周）时，需注意与其他脂膜炎，尤其是硬红斑（结节性血管炎）和感染性脂膜炎相鉴别。

四、治　　疗

轻症患者，一般采取卧床休息、抬高患肢，寻找并去除病因（如感染、药物等），口服非甾体抗炎药对症治疗。碘化钾可通过抑制细胞免疫和中性粒细胞趋化、抑制中性粒细胞产生氧中间产物而发挥治疗作用。其他治疗方法包括系统性使用糖皮质激素、秋水仙碱、羟氯喹、环孢素、沙利度胺和TNF-α抑制物治疗。

对于合并白塞病或炎症性肠病等基础疾病的患者，针对基础病的治疗也可对并发的结节性红斑有效。

第4节　青斑样血管病

青斑样血管病是一种慢性、疼痛性、血栓阻塞性皮肤血管病，常累及双下肢远端。以青中年女性好发，典型表现为皮肤青斑样改变、白色萎缩和溃疡。

一、病因与发病机制

青斑样血管病可能的发病机制包括局部或全身性凝血增加或纤溶受损，从而导致真皮血管因纤维蛋白血栓而阻塞。

二、临床表现

青斑样血管病常见于小腿、踝部和（或）足背，多为双侧发病，也可单侧发病。典型表现如下。

1. 青斑样改变 即网状或线状红斑（图15-4A）；

2. 白色萎缩 即象牙白色萎缩性瘢痕，周围可见丘疹性毛细血管扩张（图15-4B）；

3. 溃疡 为持续性、疼痛性、穿凿样溃疡。

有些患者可能存在血栓形成的基础疾病或易感因素，包括易栓症、抗磷脂抗体、结缔组织病等。

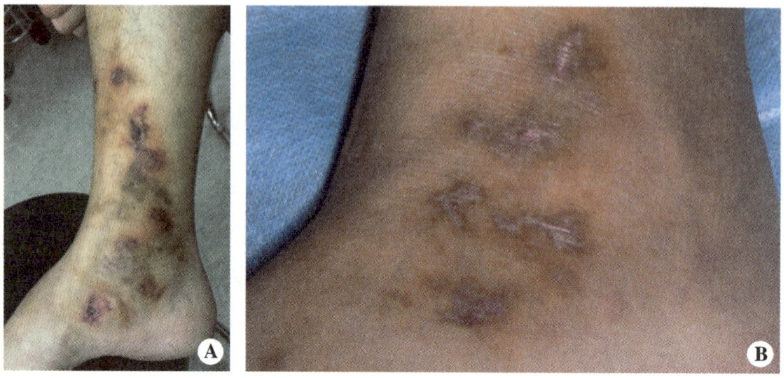

图15-4 青斑样血管病

A. 网状红斑、色素沉着、溃疡；B. 白色萎缩

三、诊断与鉴别诊断

对于临床出现下肢典型皮损的患者，应进行皮肤活检，与其他疾病鉴别。活检应在新发的紫癜性丘疹或新发溃疡的边缘取材，特征性的病理表现有：血管壁透明样变，血管腔内血栓形成，真皮浅层血管周围轻度淋巴细胞浸润、红细胞外溢。组织学明确诊断后，应通过病史采集、体格检查和实验室检查，评估患者有无易栓症或结缔组织病等基础疾病。

本病应与可能引起下肢色素改变、皮肤紫癜、结节或溃疡的疾病鉴别，包括慢性静脉功能不全、周围血管病变、皮肤小血管炎、机械性皮肤损伤等。

四、治　疗

一般治疗包括疼痛管理和伤口护理。对于疼痛明显患者可口服非甾体抗炎药或神经病理性疼痛药物（如加巴喷丁、普瑞巴林等）控制疼痛。伤口护理应保持创面湿润并控制继发感染。

一线治疗多为阿司匹林联合或不联合双嘧达莫、己酮可可碱治疗。一线治疗疗效不佳者，可给予抗凝治疗，包括华法林、低分子肝素或口服新型抗凝药（如利伐沙班、达比加群）。其他可能有效的治疗包括应用组织纤溶酶原激活剂、多西环素、达那唑，高压氧，静脉注射免疫球蛋白等。

（陈　典）

第16章 皮肤附属器疾病

皮肤附属器疾病是一组原因相对明确、发病机制较为复杂的皮肤病，包括与毛囊皮脂腺单位相关的痤疮、脂溢性皮炎，与颜面神经血管调节失调相关的玫瑰痤疮，与毛囊毛发相关的斑秃、雄激素性脱发，以及与汗腺或甲有关的疾病等。

案例 16-1

患者，女，20 岁，学生。额部发现皮疹 1 年。患者于 1 年前不明原因出现面部皮疹，无明显自觉症状。查体：额部大量密集针尖至粟粒大小白色粉刺，无炎性丘疹及结节。

问题：1. 对该患者的初步诊断是什么？

2. 试述对该患者的治疗原则。

第 1 节　寻常痤疮

寻常痤疮是一种具有遗传背景的毛囊皮脂腺单位的慢性炎症性疾病，具有一定的损容性。各年龄段人群均可患病，但以青少年发病率为高。

一、病因与发病机制

痤疮的发病主要与雄激素及皮脂分泌增加、毛囊皮脂腺开口处过度角化、痤疮丙酸杆菌感染及继发炎症反应等四大原因相关，部分患者的发生还与遗传、免疫、内分泌障碍、情绪及饮食等因素有关。

二、临床表现

多发于15～30岁的青年男女，皮损好发于面颊、额部，其次是胸部、背部及肩部，多为对称性分布，常伴有毛孔粗大和皮脂溢出。痤疮的各种类型皮损均是由毛囊不同程度的炎症以及其他继发性反应造成的，包括因毛囊皮脂腺导管阻塞所致的粉刺（图16-1A）、发生于毛囊口处的表浅脓疱、炎性丘疹、结节、囊肿及瘢痕等（图16-1B）。临床上根据病情严重程度采用Pillsbury分类法将痤疮分为Ⅰ～Ⅳ度，见表16-1。

表 16-1　Pillsbury 分类法

严重程度	临床表现
Ⅰ度（轻度）	仅有粉刺
Ⅱ度（中等度）	Ⅰ度+炎性丘疹
Ⅲ度（重度）	Ⅱ度+脓疱
Ⅳ度（重度～集簇性）	Ⅲ度+结节、囊肿、瘢痕

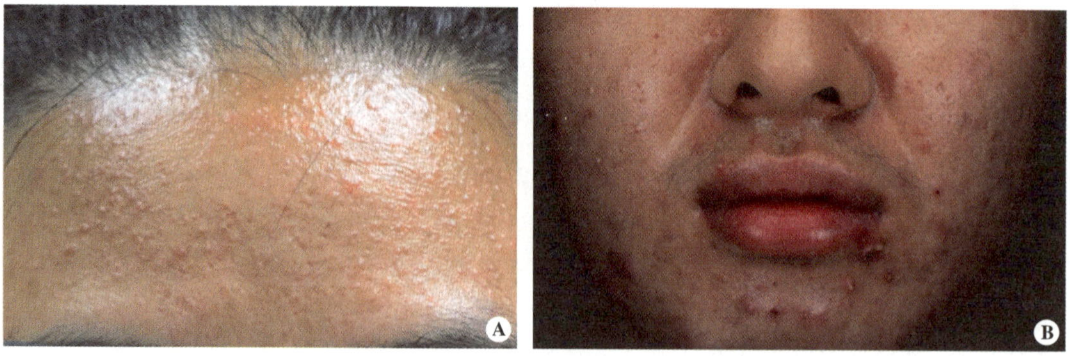

图16-1 寻常痤疮

A. 粉刺；B. 炎性丘疹、脓疱、结节

三、诊断与鉴别诊断

根据青年男女，发生在颜面、前胸和背部，粉刺、丘疹、脓疱、结节及囊肿，对称分布等特点可以诊断。

本病应与玫瑰痤疮、脂溢性皮炎、颜面播散性粟粒性狼疮等进行鉴别。

四、治　疗

本病治疗原则主要为去脂、溶解角质、杀菌、消炎及调节激素水平。

（一）一般治疗

限制高糖和油腻及辛辣饮食的摄入，适当控制体重、规律作息、避免熬夜及过度日晒等均有助于预防和改善痤疮发生。

科学护肤，痤疮患者皮肤常伴有皮脂溢出，皮肤清洁可选用控油保湿清洁剂洁面，去除皮肤表面多余油脂、皮屑和微生物的混合物，避免过度清洗，忌挤压和搔抓。清洁后，要根据患者皮肤类型选择相应护肤品配合使用。此外，应谨慎使用或选择粉底、隔离、防晒剂及彩妆等化妆品，避免化妆品性痤疮发生。

（二）外用治疗

外用治疗适用于轻型患者。

1. 维A酸类药物　外用维A酸类药物具有改善毛囊皮脂腺导管角化、溶解微粉刺和粉刺、抗炎，预防和改善痤疮炎症后色素沉着和痤疮瘢痕等作用。阿达帕林常作为一线治疗选择。

链接

维A酸类药物使用方法及注意事项

维A酸类药物治疗痤疮有良好的疗效，但由于其可能产生刺激反应，如局部红斑、脱屑，出现紧绷和烧灼感，影响患者治疗的依从性，充分的患者教育是保证治疗依从性和疗效的前提。建议睡前在痤疮皮损处及好发部位同时应用；药物使用部位可能出现的刺激反应往往可随着使用时间延长逐渐耐受；部分患者在开始使用2～4周会出现短期皮损加重现象。采取较低起始浓度、小范围试用、减少使用次数以及尽量在皮肤干燥情况下使用等措施，有助于增加患者依从性及避免严重刺激反应的发生；同时配合使用皮肤屏障修复剂并适度防晒。

2. 抗菌药物

（1）过氧化苯甲酰　具有杀灭痤疮丙酸杆菌、抗炎及轻度溶解粉刺作用。炎性痤疮首选外用抗菌药物，可单独使用，也可联合外用维A酸类药物或外用抗生素使用。使用中可能会出现轻度刺激反应。

（2）抗生素　具有抗痤疮丙酸杆菌和抗炎作用。常用外用抗生素包括红霉素、克林霉素及夫西地酸等。外用抗生素较少出现刺激反应，但由于其易诱导痤疮丙酸杆菌耐药，不推荐单独或长期使用，建议与过氧化苯甲酰、外用维A酸类或者其他药物联合应用。

（3）其他　如壬二酸、氨苯砜、二硫化硒、硫黄和水杨酸等药物。

（三）系统治疗

1. 抗菌药物　口服四环素类药物能抑制痤疮丙酸杆菌和抑制中性粒细胞趋化，并使面部皮脂中游离脂肪酸浓度下降。常用药物为米诺环素，此外多西环素、红霉素类药物也可选用。

2. 维A酸类　可减少皮脂分泌，抑制异常角化、黑头粉刺的形成及痤疮丙酸杆菌，对结节性、囊肿性和聚合性等重症痤疮效果好，首选异维A酸，一般初始剂量为0.25～0.5mg/（kg·d），之后可根据患者耐受性和疗效逐渐调整剂量。一般3～4周起效，在皮损控制后可以适当减少剂量继续 巩固治疗2～3个月或更长时间，通常不应少于16周。可致口唇发干、脱屑、血脂升高等，故应注意血液学以及肝、肾功能等变化，因本药有致畸作用，育龄期男女服药期间应避孕，停药半年后方可怀孕。

3. 抗雄激素药物　炔雌醇环丙孕酮、螺内酯、西咪替丁、二甲双胍能对抗雄激素，对部分患者有较好疗效。

4. 糖皮质激素　小剂量的泼尼松或地塞米松具有抗炎作用，适用于短期治疗严重结节性痤疮、聚合性痤疮、囊肿性痤疮的炎症期和暴发性痤疮。对严重的结节或囊肿性痤疮可选用皮损内注射糖皮质激素，每两周一次，3～4次后有较好效果，但不宜长期反复使用，以免出现不良反应。

（四）物理与化学治疗

物理与化学治疗主要包括光动力、红蓝光、激光与强脉冲光治疗，化学剥脱治疗等，作为痤疮辅助或替代治疗以及痤疮后遗症处理的选择。

第2节　玫瑰痤疮

玫瑰痤疮又称酒渣鼻，是一种好发于面中部，以持久性红斑与毛细血管扩张为主的慢性炎症性皮肤病。

一、病因与发病机制

发病机制可能是在一定遗传背景基础上多因素诱导的以皮肤免疫和血管舒缩功能异常为主导的慢性炎症性疾病。此外，毛囊蠕形螨虫感染、过量运动、日晒、辛辣刺激食物、胃肠功能紊乱、内分泌失调、突然停用糖皮质激素或其他成瘾性药物等亦可诱发本病。

二、临床表现

本病好发于中年女性，但病情严重者常是男性，可并发痤疮和脂溢性皮炎。临床上分4型。

1. 红斑毛细血管扩张型　面中部持续性红斑，可伴有阵发性潮红，可随外界刺激因素周期性加重或减轻（如温度变化、日晒、情绪改变或食用辛辣刺激食物等），常伴毛细血管扩张，皮肤干燥、灼热、刺痛等自觉症状。

2. 丘疹脓疱型　在红斑基础上出现针尖至绿豆大小丘疹、脓疱，毛细血管扩张更明显，女性患者常在经前加重（图16-2A）。

3. 鼻赘型　鼻部皮脂腺肥大增生、纤维化，形成紫红色结节状突起，致使鼻尖、鼻翼肥大，形成鼻赘（图16-2B）。

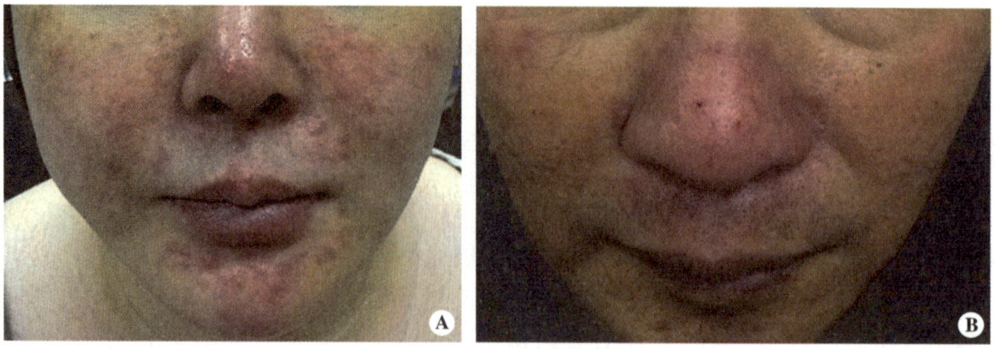

图16-2 玫瑰痤疮

A. 丘疹脓疱型；B. 鼻赘型

4. 眼型 眼部症状通常是伴随症状，多累及眼睑、睫毛毛囊及眼睑相关腺体，包括眼睑结膜充血、局部角膜基质浸润或溃疡、角膜巩膜炎及异物感、光敏、视物模糊、灼热、刺痛等。

三、诊断与鉴别诊断

根据面中部为主的红斑、毛细血管扩张、丘疹或丘脓疱疹及眼部症状等即可诊断。需要鉴别的疾病包括寻常痤疮、口周皮炎、脂溢性皮炎、激素依赖性皮炎等。

四、治　　疗

1. 一般治疗 避免过度清洁面部皮肤、局部过热过冷刺激，加强保湿防晒；禁食辛辣刺激食物，保持大便通畅；规律生活，劳逸结合，避免剧烈情绪波动。

2. 外用治疗 甲硝唑、克林霉素、伊维菌素、壬二酸、过氧化苯甲酰、酒石酸溴莫尼定、水杨酸、眼部润滑剂等可一定程度改善局部症状。

3. 系统治疗

（1）抗微生物制剂　是丘疹脓疱型的一线治疗药物，常用四环素类或大环内酯类抗生素及甲硝唑。

（2）维A酸类制剂　鼻赘患者首选，常用异维A酸，避免与四环素类药物合用。

（3）羟氯喹　具有抗炎、抗免疫、抗紫外线损伤等作用，需定期做眼底检查。

（4）β肾上腺素能受体抑制剂　主要用于难治性阵发性潮红和持续性红斑明显的患者，需警惕低血压和心动过缓。

（5）抗焦虑类药物　适用于长期精神紧张、过度焦虑的患者，如米氮平等。

4. 光电等物理治疗 可减少扩张的毛细血管及增生肥大皮损，建议谨慎使用。

5. 手术疗法 对于单纯以毛细血管扩张或赘生物损害为主的玫瑰痤疮，药物效果不佳时可酌情选用。

第3节　脂溢性皮炎

脂溢性皮炎系发生于头面及胸背等皮脂溢出较多部位的一种慢性炎症性皮肤病。

一、病因与发病机制

病因与发病机制尚未清楚。精神、饮食、维生素B族缺乏、嗜酒等因素均可影响本病的发生和发展。亦有研究发现与马拉色菌等的定植与感染有关。马拉色菌等微生物水解皮脂中的甘油三酯，产生游离脂肪酸，刺激皮肤产生炎症反应。

二、临床表现

本病可发生于各年龄阶段。好发于皮脂溢出部位，以头、面、胸及背部等处多见，以红斑鳞屑性皮损为特征。皮损初起为毛囊性丘疹，渐扩大融合成暗红或黄红色斑，被覆油腻鳞屑或痂，可出现渗出、结痂和糜烂并呈湿疹样表现。伴有不同程度瘙痒。本病慢性经过，可反复发作。

头皮损害常以鳞屑、结痂为主（图16-3）；颜面受累时常与痤疮伴发；耳部受累者可累及耳后皱襞、耳郭和外耳道；躯干部皮损多为淡红色圆形、椭圆形斑片，境界清楚，表面覆有油腻性细碎鳞屑，可有轻度渗出。肥胖中年人多累及皱褶部（如乳房下、腋窝、外生殖器、大腿内侧、腹股沟等），易继发念珠菌感染。

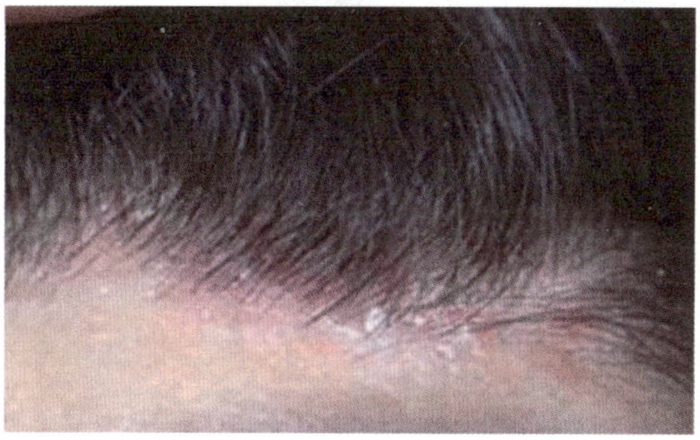

图16-3　脂溢性皮炎

三、诊断与鉴别诊断

根据典型临床特点，本病不难诊断。需与头皮银屑病、玫瑰糠疹、湿疹及体癣鉴别。

四、治　　疗

1. 一般治疗　生活规律，睡眠充足，调节饮食，限制多脂及多糖饮食，多吃水果、蔬菜，忌饮酒和辛辣刺激性食物。避免过度清洁和摩擦，少用热水、碱性肥皂洗浴。

2. 外用治疗　原则为去脂、消炎、杀菌、止痒。常用的药物为含抗真菌药的混合制剂（如复方咪康唑霜、复方益康唑霜）；外用钙调磷酸酶抑制剂（如吡美莫司及他克莫司软膏）可用于严重患者或低强度糖皮质激素治疗无效者；少量渗出、糜烂部位可用1%雷凡诺尔锌氧油，头部皮损可用含酮康唑的洗发水洗头，每周2次。

3. 系统治疗　瘙痒剧烈时可予以止痒镇静剂；补充B维生素或锌剂；有真菌感染或泛发性损害可用伊曲康唑，疗程2～3周；有细菌感染时用四环素或红霉素；范围较大、炎症明显，甚至有红皮病倾向且无禁忌证者，可短期使用小剂量泼尼松，并可加用雷公藤多苷。

第4节　斑　　秃

斑秃是一种突然发生的局限性斑片状脱发，可发生于身体任何部位。

一、病因与发病机制

病因尚不完全清楚，目前认为可能与遗传、情绪应激、内分泌失调、自身免疫等因素有关，可能属于多基因疾病范畴。

二、临床表现

本病可发生于任何年龄，但以青壮年多见。典型表现为突然出现的圆形或椭圆形，大小、数目不等，

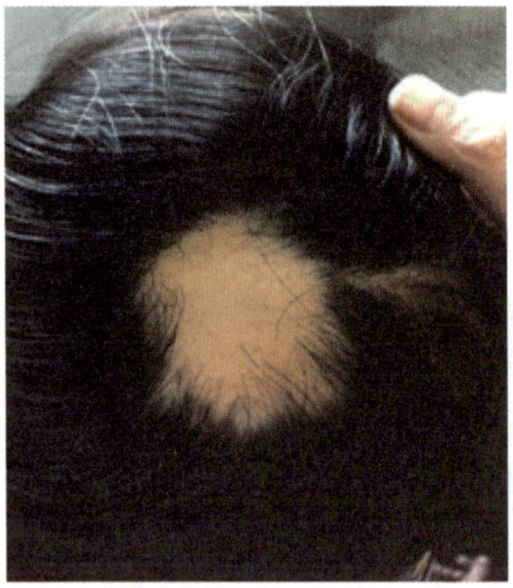

图16-4 斑秃

边界清楚的脱发区，脱发处皮肤光滑，无炎症、鳞屑和瘢痕，无自觉症状（图16-4）。按病期分为：①进展期：脱发区边缘头发松动，很易拔出（轻拉试验阳性），头发呈上粗下细的惊叹号样。②静止期：脱发区边缘的头发不再松动，3～4个月后进入恢复期。③恢复期：有新毛发长出，最初为细软色浅的绒毛，发量逐渐增加，颜色变深，最后完全恢复正常。

斑秃继续发展出现头发全部脱失，称为全秃，严重者眉毛、睫毛、腋毛、阴毛和全身毳毛全部脱落，则称为普秃。全秃和普秃病程迁延，且发病年龄越小，恢复的可能性也越小。

三、诊断与鉴别诊断

诊断要点是头发呈斑状脱发，头皮正常，无自觉症状。本病应与假性斑秃及头癣鉴别。

链接

斑秃预后不佳的指征：①儿童期发病；②泛发病变作为初发表现；③匐行性脱发模式；④斑秃家族史和（或）自身免疫性疾病易患体质；⑤特应性疾病史；⑥指甲病变（如凹坑、粗糙等）。

四、治　疗

1. 一般治疗　去除可能诱发的因素，注意劳逸结合。向患者解释病程及预后，绝大多数斑秃在6～12个月自然痊愈，对秃发范围广或全秃、普秃的患者，宜戴假发以减轻心理负担。

2. 外用治疗

（1）糖皮质激素　能有效抗炎、控制病情，是斑秃的一线疗法。

（2）皮损内注射糖皮质激素　适于脱发面积较小的稳定期成人患者。

（3）局部免疫疗法　适用于重度斑秃，常用药物是二苯基环丙烯酮和方酸二丁酯。

（4）米诺地尔外用制剂　常需与其他治疗联合应用。

3. 系统治疗

（1）糖皮质激素　适用于急性进展期和脱发面积较大的中、重度成人患者。

（2）免疫抑制剂　仅在病情严重且常规疗法难以控制时使用。

4. 光电治疗　长波紫外线、窄谱中波紫外线、光动力疗法、308nm单频准分子光和准分子激光、脉冲红外二极管（904nm）、低能量激光及点阵二氧化碳激光等均对斑秃有一定疗效。

第5节　多　汗　症

多汗症是指患者局部或全身出汗异常过多，系小汗腺分泌过多所致。

一、病因与发病机制

一般为异常的生理反应，也可因局部交感神经损伤使乙酰胆碱分泌过多，致小汗腺分泌过多汗液所致。有时为其他系统性疾病的症状之一，如甲状腺功能亢进、糖尿病等。

二、临床表现

1. 局限性多汗症　常见于手掌（图16-5）、足跖、腋下，其次为鼻尖、前额、阴部等，常自儿童或青春期开始，25岁后症状自然减轻。常伴手足皮肤湿冷、青紫或苍白，易有冻疮等末梢血液循环功能障碍表现。

2. 全身性多汗 全身皮肤湿润，常伴阵发性出汗。

三、诊 断

根据典型临床表现不难诊断。

四、治 疗

1. 一般治疗 避免精神紧张及情绪激动，保持出汗部位透气良好，保持皮肤清洁，积极寻找可能存在的病因。

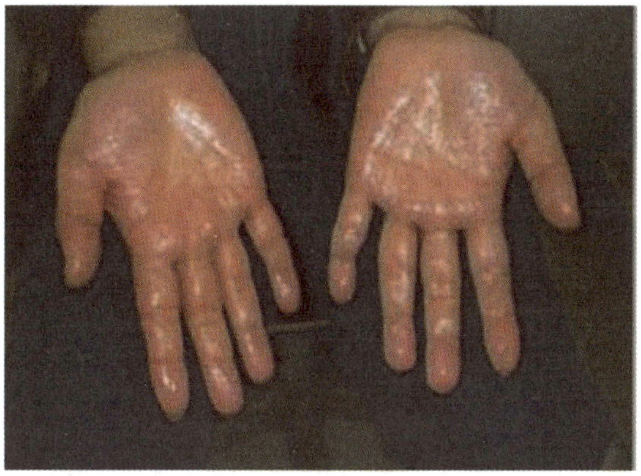

图16-5 多汗症

2. 外用治疗 收敛性药物如10%戊二醛溶液、2%～4%甲醛溶液、20%氯化铝乙醇溶液、5%明矾溶液或复方硫酸酮溶液等。

3. 系统治疗 应用抗胆碱能药物如阿托品、颠茄、普鲁本辛等。

4. 物理治疗 电离子透入治疗适用于手掌多汗症。

5. A型肉毒杆菌毒素注射 可抑制神经肌肉接头的神经轴突释放乙酰胆碱，从而达到治疗效果。

6. 手术治疗 顽固性患者可谨慎考虑手术治疗，内镜下胸交感神经节切除术是最常用的外科手段，可能获得永久性的缓解。在其他方法都无效的情况下可以考虑，但可能导致代偿性多汗等副作用。

（王志虹）

第17章 色素性皮肤病

色素性疾病是以色素脱失、色素减退或色素沉着为特征性表现的一组疾病。皮肤的颜色主要由皮肤内色素的含量和皮肤解剖学结构决定，其中，黑素是决定皮肤颜色的主要因素，根据临床特点，一般将色素性皮肤病分为色素增加和色素减退两大类。

案例 17-1

患者，男，8岁，学生。左侧上臂内侧、胸、背部发现白斑5个月。患者于5个月前不明原因出现左侧上臂内侧、胸、背部白斑，无自觉症状。专科检查：白斑为一不规则乳白色片状色素脱失斑，表面光滑，边界清楚，无萎缩、肥厚，其间可见色素岛。

问题：1. 请提出初步诊断。

2. 试述治疗的目的。

第1节 白 癜 风

白癜风（vitiligo）是一种常见的后天性色素脱失性皮肤黏膜疾病，肤色深的人群比肤色浅的人群发病率高，人群患病率为0.1%～2.0%。

一、病因与发病机制

病因与发病机制目前尚不完全清楚，多数学者认为本病发生是具有遗传素质的个体在多种内外因素激发下，出现自身免疫、氧化应激、黑素细胞自毁、神经精神及内分泌代谢等多方面的功能紊乱，导致酪氨酸酶系统抑制或黑素细胞破坏，终使患病处色素脱失。

二、临床表现

白癜风为后天发作，无明显性别差异，任何年龄均可发病，以青壮年多见，好发于暴露及摩擦部位，如颜面部、颈部、手背、腕部、前臂及腰骶部等，口唇、阴唇、龟头、包皮内侧黏膜亦可累及。白斑单发或散发，孤立或对称分布。皮损大小不等，圆形、椭圆形或不规则形乳白色或瓷白色色素脱失斑，表面光滑，边界清楚，无萎缩、硬化及肥厚等改变，一般无自觉症状。在病程进展期，白斑可向正常皮肤移行，有时机械性刺激如压力、摩擦，烧伤、外伤后可继发白癜风（同形反应）；至稳定期，皮损停止发展，呈境界清楚的色素脱失斑，损害边缘的色素增加（图17-1）。

根据皮损范围和分布将本病分为节段型、非节段型、混合型及未定类型4型。

三、诊断与鉴别诊断

根据后天性乳白色色素脱失斑，无自觉症状，不难诊断本病。

本病需与白色糠疹、花斑糠疹、贫血痣、无色素痣、炎症后色素减退等疾病鉴别。

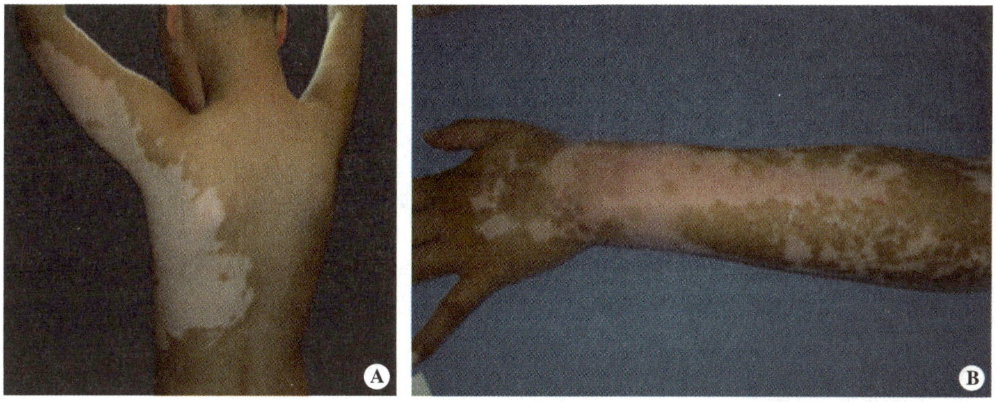

图17-1 白癜风

四、治　　疗

本病治疗比较困难，治疗周期长，治疗目的包括控制疾病发展、促进黑素细胞再生和黑素形成及修复内环境。本病早期应积极治疗，最好采用综合疗法，且疗程至少3个月，同时应注意避免外伤和暴晒。

1. 外用药物治疗

（1）糖皮质激素制剂　适用于病变范围小于10%体表面积的患者，进展期疗效较好，需注意长期局部应用引起的皮肤萎缩、毛细血管扩张等副作用。

（2）钙调磷酸酶抑制剂　适用于成人及儿童，特别是面部、黏膜及薄嫩皮肤。

（3）维生素D_3衍生物　如卡泊三醇软膏，与NB-UVB联合应用可增强疗效。

2. 光疗　窄谱紫外线（308-311nm NB-UVB）和308nm准分子激光可治疗局限型或泛发型白癜风，需注意进行眼、面部及外生殖器的正确防护。

3. 系统治疗

（1）糖皮质激素　进展期患者需尽快控制症状时可考虑使用。

（2）辅助治疗　抗氧化剂如假过氧化物酶、维生素E、维生素C、泛醌等可恢复细胞内的氧化还原状态来达到复色。

4. 移植疗法　自体表皮移植和黑素细胞移植适用于局限型、节段型的静止期患者，可将自体表皮或黑素细胞移植到脱色区，以达到色素恢复的目的，与光疗联合可提高疗效。

5. 脱色治疗　白斑面积大于95%体表面积的患者，对各种复色治疗抵抗，向患者说明情况并获许可后可进行脱色治疗。脱色后需注意避免日光损伤。

6. 心理治疗　除上述治疗外，本病也可采用心理治疗。

第2节　黄　褐　斑

黄褐斑（melasma）是一种慢性、获得性面部色素增加性皮肤病，亚洲育龄期女性好发。

一、病因与发病机制

多种原因可致黄褐斑，遗传易感性、日光照射、性激素水平变化是黄褐斑三大主要发病因素，黑素合成增加、皮损处血管增生、炎症反应及皮肤屏障受损均参与了黄褐斑的发生。此外，睡眠障碍，使用汞、铅含量超标等劣质化妆品，烹饪等热辐射接触，甲状腺疾病，女性生殖系统疾病和肝脏疾病

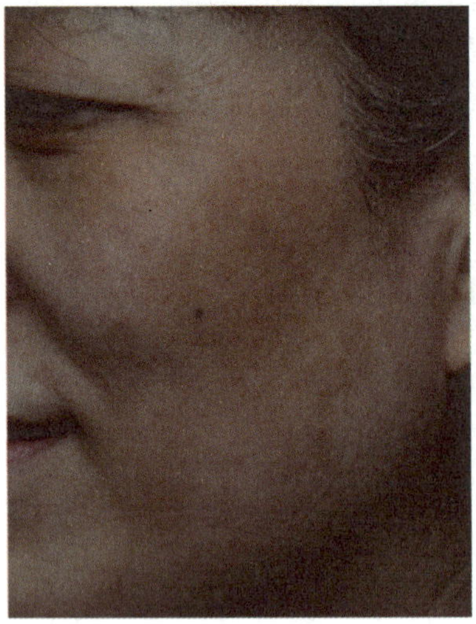

图17-2 黄褐斑

等也可诱发或加重黄褐斑。

妊娠期雌孕激素作用使色素生成增加，称为妊娠斑，分娩后可消失。

二、临床表现

好发于青中年女性，男性也可发生。皮损常对称分布于颜面颧部及颊部而呈蝴蝶形，亦可累及前额、鼻、口周或颏部。皮损为大小不一、边缘清楚的黄褐色或深褐色斑片，受日晒后颜色加深；常在春夏季加重，秋冬季则减轻。无自觉症状。病程不定，可持续数月或数年（图17-2）。

三、诊断与鉴别诊断

根据典型的临床表现即可诊断。

本病需与色素性化妆品皮炎、炎症后色素沉着、颧部褐青色痣、黑变病、雀斑及光化性扁平苔藓等面部色素性皮肤病进行鉴别。

四、治　疗

治疗原则为减少黑素生成、抗炎、抑制血管增生、修复皮肤屏障、抗光老化，以实现色斑变淡或恢复正常，面积缩小或消失，减少复发的治疗目标。

首先应积极寻找病因，避免诱发因素，注重防晒，配合使用修复皮肤屏障的功效性护肤品、美白类护肤品，结合临床分期与分型，联合系统及外用药物、化学剥脱、激光和中医药治疗。

1. 外用药物治疗 脱色剂如2%～5%氢醌霜（避光保存）、4%曲酸、15%～20%壬二酸霜和复方熊果苷乳膏等可抑制酪氨酸酶活性，减少色素的产生；0.025%～0.1%维A酸能够影响黑素的代谢，亦有一定的疗效；超氧化物歧化酶霜通过抑制和清除氧自由基可减少黑素生成。用果酸进行化学剥脱并加用脱色剂可取得良好效果。

2. 系统治疗 包括口服维生素C、维生素E、氨甲环酸、甘草酸苷、谷胱甘肽等治疗。

3. 光电治疗 适用于稳定期患者，包括Q开关激光、皮秒激光、非剥脱点阵激光、射频及强脉冲光等。

第3节　雀　斑

雀斑（freckle），是常见于中青年女性面部的黄褐色色素斑点。

一、病　因

患者有遗传倾向，与常染色体显性遗传有关。日光及紫外线照射后皮损加重。

二、临床表现

多始见于5岁左右儿童，女性居多。常春夏季加重，秋冬季减轻。好发于面部（特别是鼻部），也可见于肩、背部。典型皮损为淡褐色至褐色针尖至米粒大小斑点，孤立而不融合，数目多少不一，分布对称，受紫外线照射后皮损可变大，同时颜色加深、数目增多（图17-3）。一般无自觉症状。

三、诊断与鉴别诊断

根据病史、皮疹特点易于诊断。

本病需与雀斑样痣、黄褐斑等鉴别。

四、治　疗

应避免日晒，外出时应外用遮光剂。治疗目前首选红宝石激光、翠绿宝石激光或强脉冲光等治疗，有较好疗效，但容易复发，应注意避光。传统治疗还有局部腐蚀、皮损化学剥脱疗法（如30%～35%三氯醋酸溶液或苯酚点涂）均可使雀斑剥脱，但部分患者可形成瘢痕或色素紊乱，应尽量避免使用。

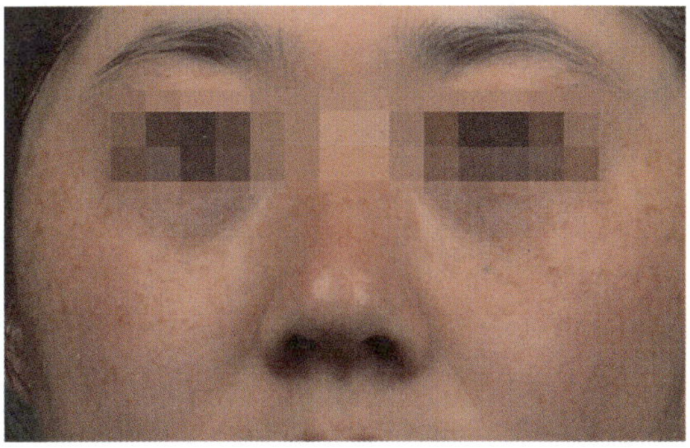

图17-3　雀斑

第4节　黑　变　病

黑变病（melanosis）是发生在以面部为主的灰褐色色素沉着病，中年女性多见。

一、病　因

病因尚不完全清楚。长期接触沥青、焦油、石油等具有强光敏作用的物质，日照后导致暴露部位皮肤发生炎症反应，遗留色素沉着。长期使用含光敏物质的化妆品亦可致黑变病发生。

二、临床表现

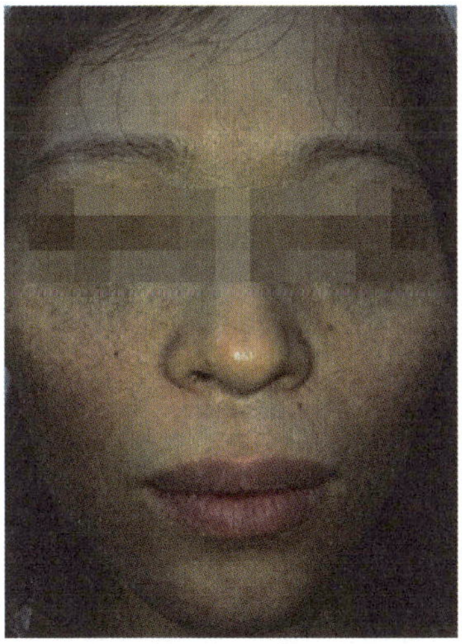

图17-4　黑变病

皮损好发生于面部，始于颧颞部，渐波及前额、颊、耳后等暴露部位（图17-4）。皮损初起为红斑，日晒后自觉瘙痒。日久损害渐变为网状排列的色素沉着斑，呈灰紫色或紫褐色，边界不清。典型皮损发展分为炎症期、色素沉着期、萎缩期。

三、诊断与鉴别诊断

根据面颈部灰褐色色素斑病史及特征，结合好发因素如长期接触光敏性物质史即可诊断。必要时需借助病理确诊。本病需与黄褐斑、艾迪生病等鉴别。

四、治　疗

积极寻找诱发因素，避免接触光敏性物质及强烈日光照射。局部可应用3%氢醌霜或超氧化物歧化酶霜，内服复合维生素B或大剂量维生素C等。

（王志虹）

第18章 皮肤肿瘤

在各种致病因素作用下，皮肤细胞与组织异常增生而形成肿瘤，临床分为良性皮肤肿瘤和恶性皮肤肿瘤两类，良性肿瘤中容易演变为恶性者称为癌前期皮肤病。常见的皮肤良性肿瘤通常以发生组织命名，如皮脂腺痣、先天性血管瘤等。恶性皮肤肿瘤多来自上皮组织，如基底细胞癌、鳞状细胞癌及黑素瘤等。对于皮肤肿瘤要早期诊断、早期治疗才能取得最好的治疗效果。

案例 18-1

患儿，女，3月龄。出生1周后左上臂出现一个红色斑块，后逐渐增大增厚。查体：红色斑块表面呈草莓状增生，境界清楚，边缘不规则，质软。

问题： 1. 患儿目前最可能的诊断是什么？需要进一步做哪些检查？

2. 请写出其诊断依据。需要与哪些疾病鉴别？

3. 试述治疗方法。

第1节　良性皮肤肿瘤

良性皮肤肿瘤生长速度缓慢，病程长，不发生转移，破坏性较小，大多不影响健康。

一、色　素　痣

色素痣又称痣细胞痣，为人类最常见的良性皮肤肿瘤。临床形态多样，根据痣细胞在皮肤内分布的位置不同，分为交界痣、皮内痣、复合痣。根据发病时间也可分为先天性和后天性。

（一）病因与发病机制

病因不明，目前认为与紫外线照射有关，或系常染色体显性遗传所致。

（二）临床表现

本病常见，可发生于任何部位皮肤（图18-1），随年龄增长数目增加。

1. 交界痣　痣细胞位于表皮下部与真皮交界处。可见于初生时，但常见于2岁后。好发于掌、跖和生殖器部位。皮疹为大小不等、扁平或略隆起、呈浅褐色或暗褐色的斑疹，表面光滑，无毛发生长。痣细胞处于活跃状态，少数可恶变。

2. 皮内痣　痣细胞位于真皮浅层。多见于成人。好发于头颈部。皮疹为半球形隆起、直径小于1cm的褐色或黑色丘疹。常伴有疣状、乳头状或蒂状表现，表面可有毛发生长，较一般毳毛稍粗。

3. 复合痣　外观似交界痣，但皮损略高出皮面，具有交界痣和皮内痣两型的特点。

先天性色素痣在出生时已存在，大小不一。后天性色素痣一般发生于2岁后，发展速度缓慢，多无自觉症状。

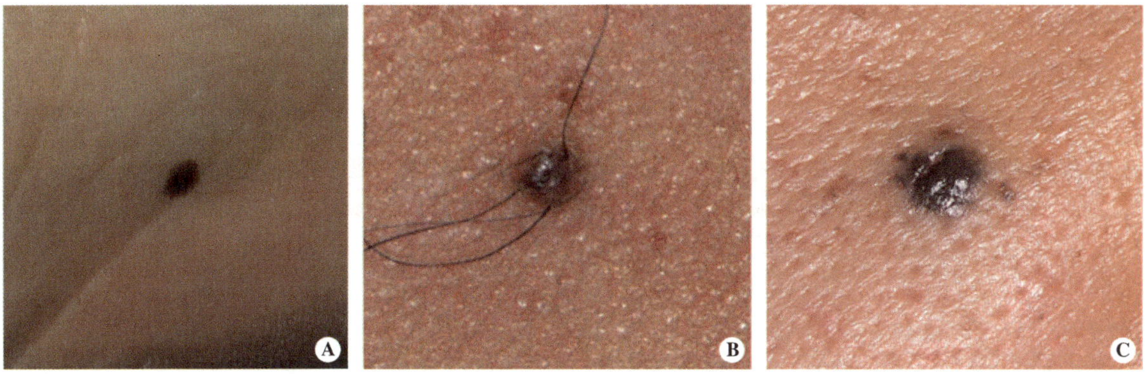

图18-1 色素痣

A. 交界痣；B. 皮内痣；C. 复合痣

（三）组织病理

痣细胞多为巢状排列。交界痣的痣细胞位于真皮-表皮交界处，皮内痣的痣细胞位于真皮内，复合痣痣细胞位于表皮下部及真皮内。

（四）诊断

根据病史、临床表现，结合皮肤影像学检查（如皮肤镜、皮肤共聚焦显微镜等）和组织病理学检查可以确诊。

（五）治疗

一般不需治疗，应避免反复刺激，以免发生癌变。发生在掌跖、腰周、腋窝和腹股沟等反复摩擦部位时，应考虑手术切除。若发生皮损增大增厚、破溃、出血等变化，应及早切除，并行组织病理学检查。

二、血 管 瘤

血管瘤是血管内皮细胞异常增殖的血管源性肿瘤。根据性质、组织学特点及消退特征等分为婴儿血管瘤、先天性血管瘤、血管内皮瘤等。

婴儿血管瘤（infantile hemangioma，IH）又称为草莓状血管瘤，是以胚胎期血管内皮细胞异常增生为特点，为最常见的新生儿肿瘤。在此对婴儿血管瘤进行重点讲述。

（一）临床表现

婴儿血管瘤好发于出生后数周内，女婴发病率高于男婴。皮损常为单发于身体任何部位，最常见于头面部、颈肩部。皮损起初为高出皮面、颜色鲜红、境界清楚、呈柔软分叶状的肿瘤，压之不易退色，生长速度快，可呈现斑块状、桑葚状或不规则形（图18-2）。

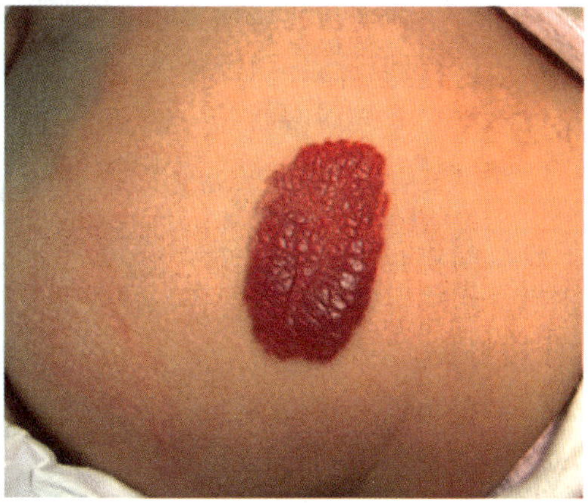

图18-2 婴儿血管瘤

皮损演变分为3期。

1. 增生期 持续至1岁左右，3～6个月生长最为迅速。

2. 稳定期 持续数月至数年。

3. 消退期 5岁时完全消退率为50%～60%，部分患者不能消退。多数患儿消退后不留痕迹，少数患儿可残存瘢痕、萎缩、色素减退或皮肤松弛等表现。

（二）诊断与鉴别诊断

根据病史、临床表现，结合超声、影像学检查（CT/MRI）可以诊断。需与脉管畸形相鉴别（表18-1）。

表18-1 婴儿血管瘤与脉管畸形的鉴别诊断

	婴儿血管瘤	脉管畸形
发病时间	出生时或出生不久	多见于出生时
男女比例	1∶（3～4）	1∶1
发展情况	增生期、消退期、消退完成期	与儿童的生长发育成比例
病变颜色	鲜红色或透出蓝色	视畸形的脉管种类而定
表面温度	正常或温度升高	温度升高
自觉症状	不明显	不明显
排空试验	阴性	可能阳性
体位试验	阴性	可能阳性
组织病理	血管内皮细胞增生	血管内皮细胞正常，血管形态乱，管腔异常

（三）治疗

对于浅表型婴儿血管瘤，可外用药物治疗（β受体阻断剂类）和脉冲染料激光治疗。对于快速增殖、影响器官功能或局部治疗无效者，可口服普萘洛尔治疗。必要时，可采用局部注射、栓塞、手术等治疗。

三、脉管畸形

脉管畸形是血管系统的发育畸形，血管内皮细胞无明显增殖。根据血管类型的不同，分为毛细血管畸形（微静脉）、静脉畸形、动静脉畸形、淋巴管畸形和混合畸形等。

毛细血管畸形又称鲜红斑痣、葡萄酒色斑，为最常见的先天性脉管畸形，出生时即可存在。

（一）临床表现

鲜红斑痣可呈局限性或节段性分布，好发于面部及颈部，沿三叉神经支配部位分布，颜色可由浅粉色至紫红色不等（图18-3）。随着年龄增长皮损颜色加深、皮损增厚、出现结节改变，持续生长，不会自发消退。

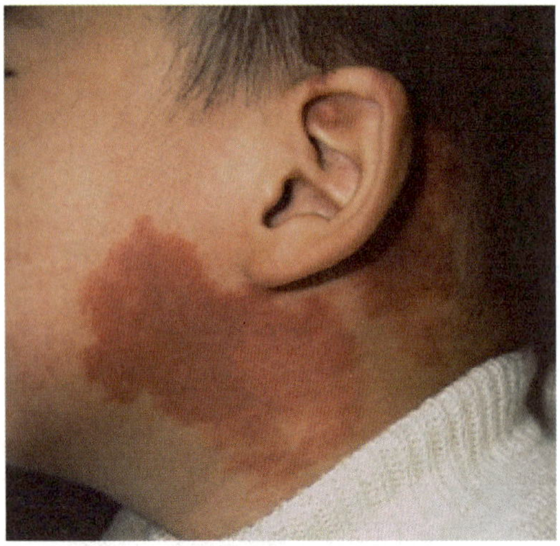

图18-3 鲜红斑痣

本病可伴有其他畸形，如：①Sturge-Weber综合征。合并软脑膜及蛛网膜血管畸形、癫痫、对侧脑瘫，结膜、虹膜及脉络膜血管畸形等。②Klippeel-Trenaunay综合征（骨肥大静脉曲张综合征）。合并软组织及骨肥大、静脉曲张及动静脉瘘等。

（二）治疗

根据部位、大小等，可采用脉冲染料激光或光动力治疗，必要时可行手术治疗。

四、瘢痕疙瘩

瘢痕疙瘩为皮肤组织损伤后或自发结缔组织过度增生

所引起的良性皮肤肿瘤。

（一）病因与发病机制

瘢痕体质和家族史是发病的重要因素，呈常染色体隐性或显性遗传。感染、外伤、烧伤、烫伤、注射、手术或昆虫叮咬等刺激可促发本病。

（二）临床表现

本病多见于成年人，好发于胸部、背部、肩部、四肢部。

1. 初起皮损 为小而坚硬的红色丘疹，缓慢增大，形成圆形、椭圆形或不规则形的坚硬扁平隆起，往往超过原有损伤部位，呈蟹足状向外伸展，边界清楚，表面光滑发亮，其上无毛发生长。

2. 进行期皮损 颜色红并可有触痛，橡皮样硬度，表面常伴有毛细血管扩张（图18-4）。

3. 静止期皮损 颜色变浅，质地坚硬，缺乏自觉症状。

少数皮损达一定程度后质地变软、变小变平，最后呈萎缩性瘢痕。继发于烧伤、烫伤者，可形成大面积瘢痕疙瘩；发生于关节处的严重皮损可影响肢体功能；发生于面部者口眼活动可受限，甚至毁容。

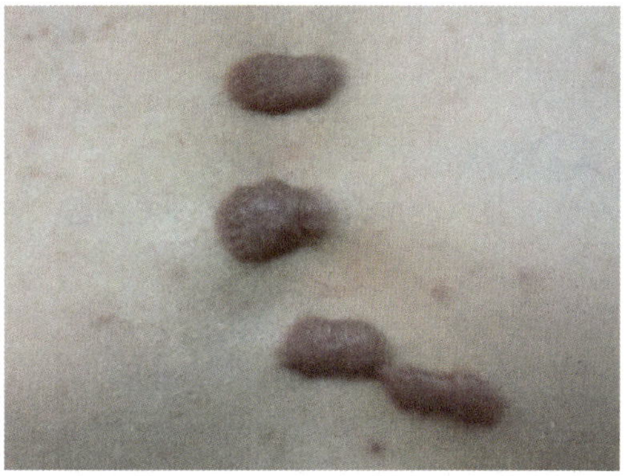

图18-4 瘢痕疙瘩

（三）诊断与鉴别诊断

根据瘢痕体质、病史及临床特征可以诊断。主要应与增生性瘢痕相鉴别，增生性瘢痕皮损不超过原有皮损范围，无蟹足状外展改变，生长数月后可停止，并可自行消退。

（四）治疗

本病治疗较困难，部分患者治疗数年后仍可复发。瘢痕体质者，应避免外伤、手术、皮肤感染等各种刺激，皮肤瘙痒者可给予止痒对症处理。

皮损内可局部注射糖皮质激素，适量应用，避免局部萎缩；难治性皮损可行手术切除后联合X线放射治疗。小面积颜色较红皮损可行脉冲染料激光治疗。

五、脂溢性角化病

脂溢性角化病又称老年疣、基底细胞乳头状瘤，是老年人常见的一种良性皮肤肿瘤。

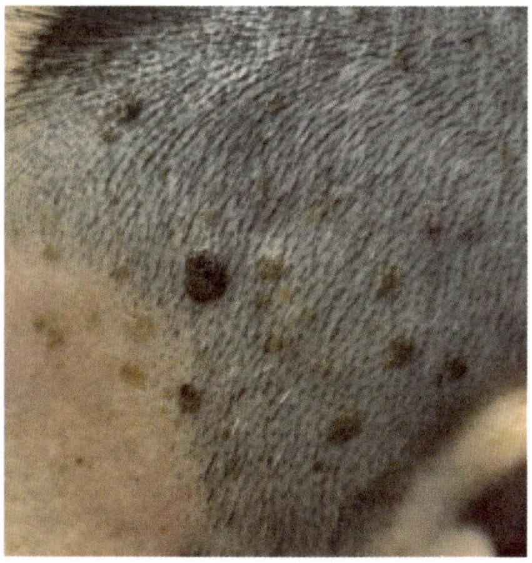

图18-5 脂溢性角化病

（一）病因与发病机制

病因不明，可能与日晒、慢性炎症刺激等因素有关。本病的发生被认为有遗传倾向。

（二）临床表现

本病多见于老年人，好发于面部，尤其颞部多见，也可见于手背、胸背、四肢等部位。皮损初起为一个或多个淡黄色或浅褐色斑丘疹，呈圆形、卵圆形或不规则形，边界清楚，表面粗糙呈细小颗粒状至轻度疣状，皮损逐渐增大、增厚，颜色加深呈褐色至黑色，表面常附着油腻性鳞屑（图18-5）。多无自觉症状，偶有痒感。病程缓慢，无自愈倾向，呈良性经过，极少恶变。皮肤镜可见脑回样结构、粉刺样开口和粟丘疹，有诊断意义。

（三）治疗

一般不需治疗，应避免刺激。必要时可用激光、冷冻或电灼疗法或行手术切除并送病理学检查。

第2节 癌前期皮肤病

光化性角化病

光化性角化病又称日光性角化症、老年性角化病，是一种多发生于常暴晒于日光下、肤色较淡的中老年人的癌前期皮肤病变。

（一）病因与发病机制

除日光暴晒外，电离辐射、热辐射、沥青及煤焦油产物等也可引发本病。

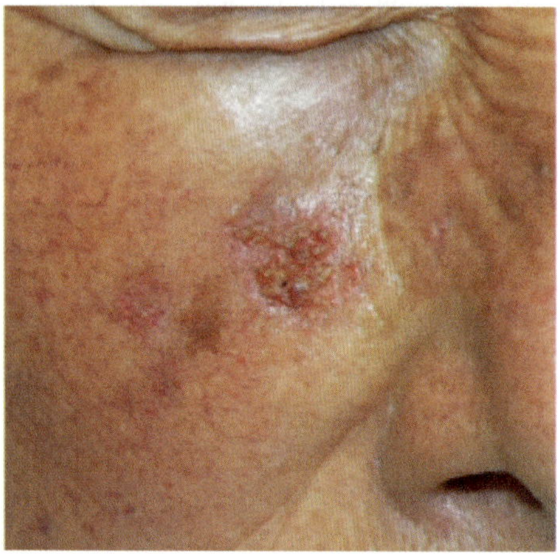

图18-6 光化性角化病

（二）临床表现

本病多见于中老年人群，男性较女性发病率高。好发于头面部、手背、前臂等暴露部位。皮损表现为不规则形角化性丘疹，境界清楚，表面覆有干燥黏着性鳞屑，厚薄不等，用力除去鳞屑可出血，基底为凹凸不平的湿润面，皮损周围可见红晕（图18-6）。无自觉症状或微痒。病程呈慢性，未经治疗者部分可能发展为鳞癌。

（三）治疗

避免日光暴晒等诱发因素。若已出现皮损，应尽量减少局部刺激。皮损单一或数目较少者，可采用局部切除、冷冻、电灼、激光等治疗。皮损多发或面积较大者，可局部外用氟尿嘧啶、维A酸、光动力治疗等，多发角化明显皮损可口服阿维A酯。

第3节 恶性皮肤肿瘤

恶性皮肤肿瘤生长迅速，可发生局部或向其他部位转移，预后不佳。晚期可发生恶病质，危及生命。

一、鲍温病

鲍温病又称原位鳞状细胞癌，是一种发生于皮肤或黏膜的表皮内鳞状细胞癌。

（一）病因与发病机制

发病机制尚未完全明确，可能与日光曝晒、长期接触无机砷有关，也可能与HPV病毒感染、免疫功能抑制有关。

（二）临床表现

本病多见于中老年人。好发于颜面部、躯干及四肢远端，也可见于口腔、鼻、咽、女阴及肛门等处皮肤黏膜部位。皮损通常单发，为界限清楚的暗红色斑片或斑块，呈圆形或不规则形，大小不等。其范围缓慢扩大，表面覆以鳞屑、渗出和结痂，除去鳞屑和痂皮可见红色颗粒状或肉芽状湿润糜烂面（图18-7）。无明显自觉症状，偶感轻度瘙痒或疼痛。多数病程缓慢，少数患者可进展为鳞状细胞癌。

（三）治疗

本病首选手术切除治疗。皮损面积较小或不能耐受手术治疗者，也可用电烧灼、冷冻或激光治疗、外用5-氟尿嘧啶软膏或咪喹莫特软膏等，此外还可采用光动力治疗。

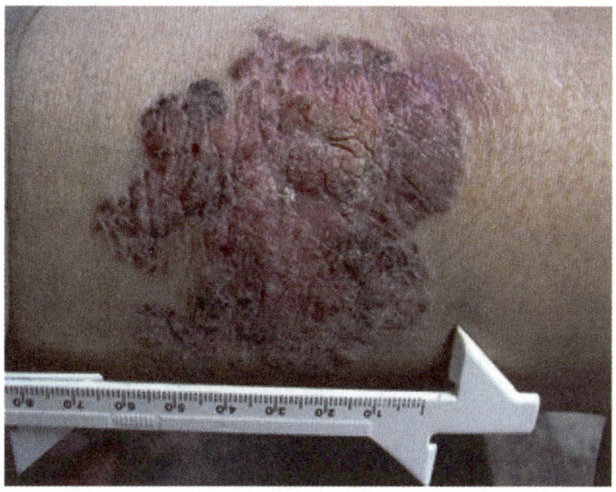

图18-7 鲍温病

二、鳞状细胞癌

鳞状细胞癌（squamous cell carcinoma，SCC）简称鳞癌，又称棘细胞癌或表皮样癌，是一种可发生转移的恶性肿瘤。

（一）病因与发病机制

病因尚不明确，多认为其发病可能与长期日光暴晒、放射线、化学致癌物质、HPV病毒感染、免疫抑制有关。某些皮肤疾病如日光角化病、盘状红斑狼疮、寻常狼疮、慢性溃疡、烧伤瘢痕等，可能诱发或继发鳞癌。

（二）临床表现

本病多见于50岁以上老年人，好发头面部、手背、前臂等曝光部位。皮损初起为小而硬的暗红色结节，后出现疣状或乳头状增生，继而逐渐扩大，中央易形成溃疡，溃疡基底为肉红色，表面呈颗粒状，质地较硬，易出血、坏死，伴腥臭，边界不清（图18-8）。肿瘤进行性扩大，向周围及深部组织侵犯，可达肌肉甚至骨骼，疼痛明显。可发生淋巴结转移，晚期也可向内脏转移，出现全身症状。

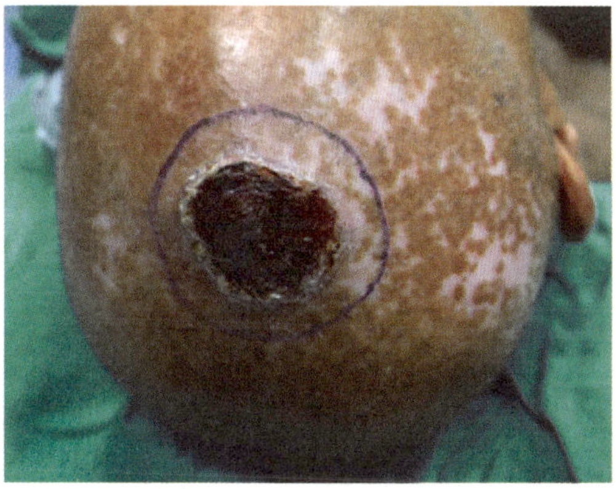

图18-8 鳞状细胞癌

（三）诊断

根据临床表现，结合组织病理学表现，不难诊断。本病需与基底细胞癌、日光性角化、角化棘皮瘤等进行鉴别。

（四）治疗

根据肿瘤的大小、组织分化程度、患者基础情况等综合考虑。

手术治疗包括：标准切除加术后切缘评估为SCC的常规治疗方法，根据风险因素和皮损直径的情况进行皮损扩大切除；Mohs显微描记手术，术中可对切缘进行充分检查，治愈率更高，复发率和转移率更低；慢Mohs显微描记手术；前哨淋巴结活检及清扫，治疗性区域淋巴结清扫是淋巴结转移患者首选的外科治疗方法。

术后可配合放、化疗法，或术后联合应用5-氟尿嘧啶、5%咪喹莫特乳膏治疗，或采用光动力疗法、电烧灼治疗等。术后应持续随访，需警惕复发和新发肿瘤等。

三、基底细胞癌

基底细胞癌（basal cell carcinoma，BCC），又称基底细胞上皮瘤，是一种起源于表皮基底层或附属器、分化程度较好的皮肤恶性肿瘤。本病病程缓慢，有局部破坏性，极少发生转移。

（一）病因与发病机制

病因尚不明确，可能与日光暴晒、电离辐射、常接触化学性致癌物质、烧伤、瘢痕等有关。也有部分患者无明显诱因。

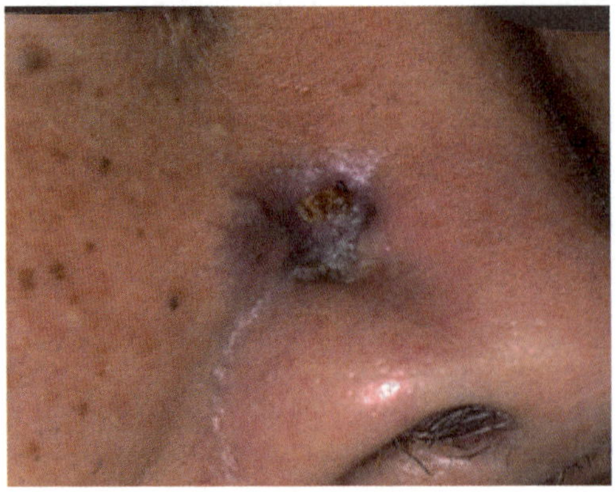

图18-9 基底细胞癌

（二）临床表现

好发于中老年人的曝光部位，尤其为颜面部。根据临床特点可分为5型。

1. 结节溃疡型 最常见，好发于颜面部，尤其以颊部、鼻唇沟、前额处多见。典型皮损初为灰白色或蜡样光泽小结节，质地较硬，缓慢增大，继而表面破溃形成溃疡，绕以向内卷曲的堤状隆起边缘，溃疡基底为红色肉芽组织，触之易出血，中央可见结痂（图18-9）。

2. 浅表型 常发生于躯干或四肢。皮损表现为单个或多个轻度浸润性红斑，表面鳞屑附着，缓慢扩大，边缘可见细线状或珍珠状轻度隆起。

3. 色素型 与结节溃疡型相似，但皮损呈褐色或深褐色，边缘颜色较深，中央呈点状或网状分布，易误诊为恶性黑素瘤。

4. 纤维上皮瘤型 发生于背部，为一个或多个隆起性淡红色结节，表面光滑，中等硬度，临床类似纤维瘤。

5. 硬斑病型 少见，见于头面部，常单发，局部皮肤硬化或轻度萎缩，呈黄白色蜡样斑块，无溃疡和结痂，进展缓慢，临床类似局限性硬皮病。

（三）诊断

根据临床皮损特点及组织病理学表现，诊断不难。但需要与鳞状细胞癌、鲍温病等疾病相鉴别。

（四）治疗

根据患者年龄、皮损的部位及大小，综合考虑选择合适的治疗方法。本病的首选治疗为手术切除。不能耐受手术者，可采用光动力治疗、冷冻、电烧灼、激光等局部治疗，或外用5-氟尿嘧啶、咪喹莫特乳膏治疗。

链接

基底细胞癌的手术治疗

手术治疗：①标准手术切除适合低危型基底细胞癌。标准切除后复发风险低，对于直径<20mm的皮损，推荐4mm的外科切缘。② Mohs显微描记手术可以最大限度保存正常组织，满足功能和美观需求，手术复发率较低，但花费较大。③整体切除加环周切缘评估又称慢Mohs显微描记手术，适合高危型基底细胞癌。优势在于不需要处理冰冻切片的专业设备及人员，但缺点是因常规病理制片导致手术切口延迟闭合。

四、恶性黑素瘤

恶性黑素瘤又称黑素瘤，是来源于黑素细胞、恶性程度较高的一种恶性肿瘤。

（一）病因与发病机制

本病的发生与多因素相关，如过度紫外线照射、遗传倾向、创伤和刺激等，也可由部分良性色素性皮肤病恶变而来。此外，病毒感染、机体免疫功能低下等也可能与黑素瘤发生相关。

（二）临床表现

好发于浅肤色人种，发病率男性高于女性。主要有4种临床亚型。

1. 浅表扩散性黑素瘤 为常见的类型。由原位浅表黑素瘤发展而来，好发于躯干和四肢。皮损起初表现为不规则斑片或斑块，可呈棕黄色、褐色或黑色，或呈淡红色、蓝色和灰色。逐渐发展成蓝色或蓝黑色丘疹和结节，呈浸润性生长，可出现硬化、溃疡。

2. 肢端雀斑样痣黑素瘤 为我国的最常见类型。好发于掌跖、甲及甲周，足底最为常见。皮损起始表现为深褐色至黑色深浅不一边界不规则斑片或斑块（图18-10）。位于甲母质、甲板及甲床表现为纵行色素带，甲周皮肤色素改变。本型进展快，呈水平及垂直双向生长，出现结节、破溃，可发生转移，5年存活率较低。

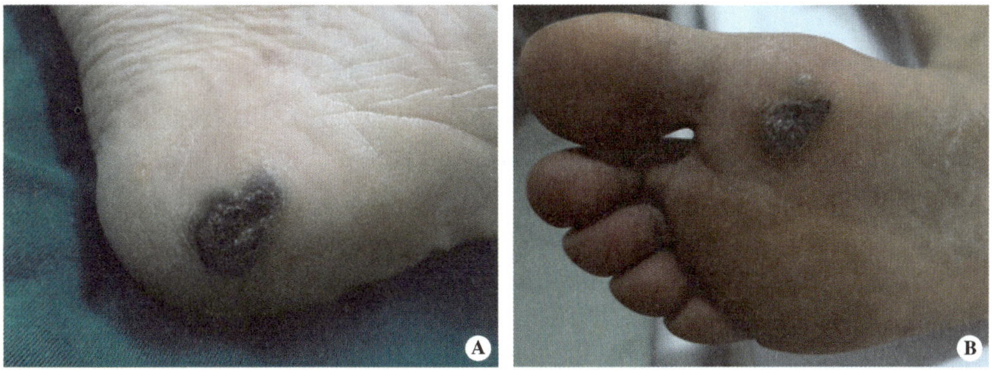

图18-10 恶性黑素瘤

3. 恶性雀斑样痣黑素瘤 常见于老年人的颜面等曝光部位。皮损起初为褐色或灰黑色不均匀的色素性斑片、斑点，边缘不规则，缓慢扩大。本型进展慢、发生转移晚，可见局部淋巴结转移，5年存活率较高。

4. 结节性黑素瘤 好发于头颈、躯干等处。皮损为蓝黑或褐色隆起性结节，垂直生长，进展迅速，瘤体可发展呈蕈状、乳头瘤状或菜花状，形成溃疡，可较早发生转移，预后较差。

（三）诊断与鉴别诊断

根据临床表现及组织病理学特点，可明确诊断。

早期诊断可提高黑素瘤生存率，“ABCDE”标准有助于早期诊断黑素瘤：A. 不对称性（asymmetry）；B. 边界不规则（border irregularity）；C. 颜色斑驳（color variegation）；D. 直径（diameter）＞6mm；E. 进展（evolving）。

影像诊断则有助于判断患者有无远处转移，包括CT、MRI、全身骨扫描、PET-CT、淋巴结超声。对于已经存在转移或复发的黑素瘤，可通过对转移灶或复发灶的活检以明确病理诊断。

黑素瘤需与色素性基底细胞癌、色素痣、脂溢性角化病、化脓性肉芽肿、卡波西肉瘤及甲床下出血等相鉴别。

（四）治疗

可根据黑素瘤分型、分期等综合考虑治疗方案。早期发现、早期手术切除是最有效的治疗方法。根据黑素瘤病灶浸润深度，确定手术切除范围。累及淋巴结时进行局部淋巴结清扫。对已有转移者，可采用化疗或联合化疗。对于老年患者不能耐受手术者也可考虑放疗。对于晚期不可手术、已有转移的患者，或作为手术后辅助治疗，可考虑免疫检查点阻断治疗，如PD-1单抗、CTLA-4单抗。此外，干扰素、白细胞介素-2、肿瘤疫苗及免疫细胞疫苗等免疫治疗也可考虑。

（董励耘）

第19章 遗传性皮肤病

遗传性皮肤病是一组由于遗传物质改变而导致的皮肤黏膜病变。随着分子生物学和遗传学的飞速发展，其与皮肤性病学不断深入结合，遗传性皮肤病得到广泛关注。根据决定其临床表型的等位基因多少，可分为单基因遗传性和多基因遗传性皮肤病；根据遗传模式又分为显性遗传性和隐性遗传性皮肤病。

案例 19-1

患儿，男，7个月。腹泻1月余，口周、枕部、臀部出现红斑糜烂1个月。患儿曾母乳喂养5个月，开始人工喂养后，患儿出现腹泻，每日5～8次，为腥臭水样便。眼周、鼻部周围、口周、肛周、枕部、臀部及四肢末端逐渐出现红斑、糜烂、结痂，毛发脱落，容易啼哭，曾按湿疹治疗无效，皮损逐渐加重。患儿足月顺产，家族中无类似患者，发育中等，精神萎靡。

问题： 1. 请根据以上资料提出初步诊断。

2. 如何从临床特点分析本病？

3. 试述治疗方法。

第1节 鱼 鳞 病

鱼鳞病是一组常见的以皮肤干燥且伴片状鱼鳞样的黏着性鳞屑为特点的遗传性角化障碍性皮肤病，俗称鱼鳞癣、中医称蛇皮癣。

一、病 因

本病属先天遗传性皮肤病，根据临床类型不同而存在差异。临床特征、遗传特性和皮肤结构、生化、分子生物学的发展有助于鉴别这些疾病。如寻常型鱼鳞病是常染色体显性遗传；性连锁隐性遗传鱼鳞病，是X染色体隐性遗传；板层状鱼鳞病，是一种常染色体隐性遗传病；而先天性大疱性鱼鳞病样红皮病，为常染色体显性遗传；先天性非大疱性鱼鳞病样红皮病，是常染色体隐性遗传。

二、临床表现

1. 寻常型鱼鳞病 此型最常见。由中间丝聚合蛋白基因功能缺失突变引起。自幼发病，皮肤干燥，皮疹轻重不一。四肢躯干附细小、黏着性鳞屑、小腿皮损严重，可出现大片鳞屑；掌跖纹理增粗；足跟沟纹变深。

典型皮疹是淡褐色至深褐色菱形或多角形鳞屑，中央黏着，边缘游离，如鱼鳞状（图19-1），对称分布，常无自觉症状。以四肢伸侧尤其是小腿伸侧及躯干下部显著，四肢屈侧皱褶部位，如肘窝、腋下、腘窝，无皮疹。轻者仅冬季干燥寒冷天气皮肤粗糙干燥，有细碎的糠状鳞屑；夏季温暖潮湿天气缓解。在儿童期逐渐进展，但是随着年龄增长会有所改善。常伴有掌跖角化、毛周角化和特应性皮炎。

2. X-连锁隐性遗传鱼鳞病 本型较少见，又称类固醇硫酸酯酶缺乏症，仅见于男性，由女性携带者遗传给下一代。新生儿或婴儿期发病，早期出现轻度红皮病和全身脱屑，后出现典型皮疹，较寻常型鱼鳞病重，颜色较深呈黄褐色或污黑色，鳞屑大而显著（图19-2），常遍布全身，以四肢伸侧，尤其小腿伸侧及躯干下部为重。可累及四肢屈侧皱褶部位，面颈部耳前亦常受累。掌跖则无角化异常。症状不因年龄增长而减轻。患者可伴隐睾，角膜可有点状浑浊。

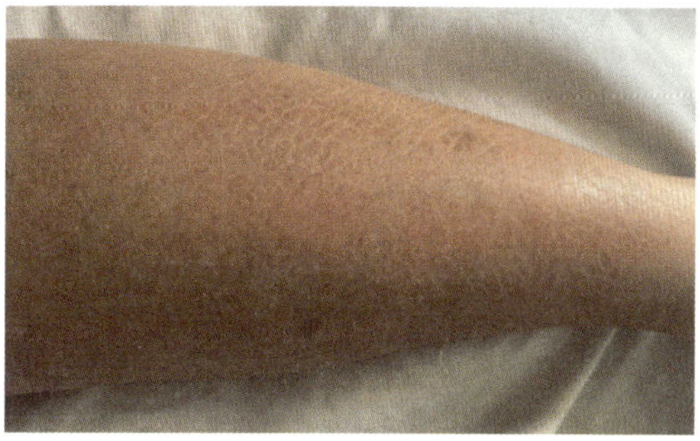

图19-1 寻常型鱼鳞病

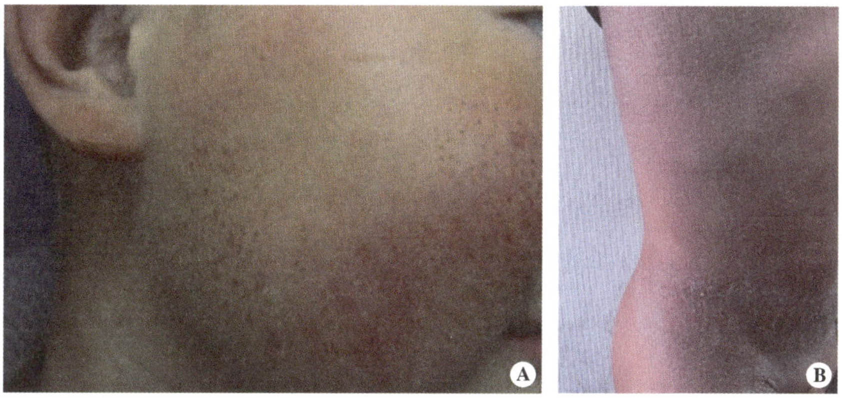

图19-2 X-连锁隐性遗传鱼鳞病

3. 先天性大疱性鱼鳞病样红皮病 又称表皮松解性鱼鳞病，分别由编码角蛋白1和角蛋白10的基因杂合变异所致。出生时即有泛发性的损害，皮肤潮红、湿润和表皮脱落，受到轻微创伤或摩擦后红斑上出现大小不等的薄壁松弛性水疱，易破溃形成糜烂面。可继发感染而发生臭味。红斑及水疱随年龄的增长而逐渐减轻，代之以角化过度性鳞屑，在躯干及四肢屈侧皱褶部位尤为突出，呈疣状角化过度。可因感染或者电解质紊乱而致死亡。

4. 先天性非大疱性鱼鳞病样红皮病 已发现由多个基因的突变导致，主要为常染色体隐性遗传。大部分患儿出生时被羊皮纸样或火棉胶样膜包裹（图19-3），活动受限，伴睑外翻。以后出现全身皮肤泛发性红斑，持续性细碎鳞屑，常有重度皲裂性掌跖角化症。轻型者仅出现症状轻微的红皮病，但是仍有全身泛发的鳞屑和不同程度掌跖受累。可伴随瘢痕性脱发、甲营养不良。成人患者鳞癌和基底细胞癌的风险增大，建议长期皮肤监测。

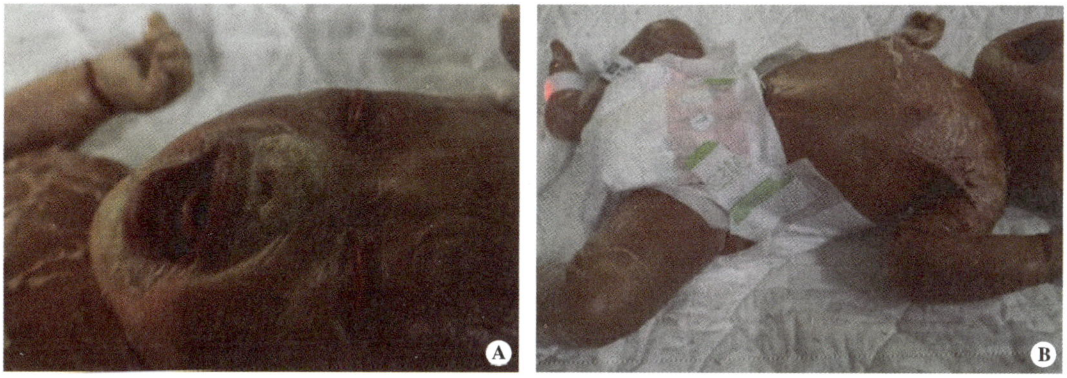

图19-3 火棉胶婴儿

5. 板层状鱼鳞病 出生时即有皮疹，经典型在出生时就明显地表现出严重症状，大部分在出生时被一层火棉胶样膜包裹，1周内火棉胶样膜逐渐演变为泛发的大片鳞屑，为黄棕色四方形鳞屑（板层状），遍及整个体表。严重者鳞屑呈厚铠甲样，围绕关节的皮肤可呈棘状突起。1/3的患者有眼睑和口唇外翻，掌跖角化过度程度不一。常伴出汗困难，不耐热。

三、诊断与鉴别诊断

根据发病年龄、皮损形态及特征性的分布及组织学特征，一般可以明确诊断，必要时可以通过基因检测进一步明确诊断和遗传方式。需与获得性鱼鳞病相鉴别，后者在某些恶性肿瘤如淋巴网状系统瘤等疾病、红斑狼疮、瘤型麻风及严重营养不良的患者中发生。部分患者需要与掌跖角化病患者相鉴别。

链接

掌跖角化病

掌跖角化病是一组以掌跖部弥漫性或局限性角化过度为特征的遗传性皮肤病。病因多为常染色体显性遗传。可以是先天性，也可以是获得性。可以为其他遗传性皮肤病的一个组成部分，如鱼鳞病、红皮病、大疱性表皮松解症和外胚层发育不良。

四、预　防

避免使用碱性肥皂，加强皮肤保护和润肤。目前尚无根治疗法，临床上主要为对症治疗，缓解症状。

五、治　疗

1. 局部治疗 以温和、保湿、轻度剥脱为原则。

（1）增加皮肤水合作用及保持皮肤柔软，温水浴后使角质层充分吸收水分后外搽凡士林、10%～20%尿素霜或软膏。

（2）角质松解剂可去除黑褐色鳞屑，使皮肤润泽，如6%水杨酸软膏，或含6%水杨酸、40%丙二醇的凝胶剂。α-羟基软膏亦有效。部分鱼鳞病（板层状鱼鳞病）使用维A酸的外用制剂也可改善角化程度，减少鳞屑，与糖皮质激素软膏间歇联合应用可明显增加疗效。

（3）钙泊三醇软膏外用，共用12周。每周最大量为120g，疗效较好。

2. 系统治疗 对症状较重及严重类型可口服异维A酸或阿维A，能缓解症状。但长期使用带来的副作用使患者难以坚持使用。

第2节　毛周角化病

毛周角化病又称毛发苔藓或毛发角化病，是一种遗传性毛囊角化异常性皮肤病。特征为在毛囊口内有一个小的角质栓或大如针头与毛孔一致的角化性丘疹，伴有程度不等的毛囊周围红斑。

一、病　因

病因不明确，是一种独立性疾病，或为其他疾病的症状之一。与常染色体显性遗传有关，伴有可变的显性率。也有人认为营养缺乏、内分泌异常或代谢障碍与本病的发生有关。

二、临床表现

本病多见于青壮年。好发于上臂后外侧、股外侧和臀部，严重者可累及面部、肩胛、前臂和小腿。

皮疹为针尖到粟粒大小一致的皮色或淡红色坚硬毛囊性丘疹，丘疹顶端有淡褐色角质栓，摸之粗糙。毳毛在中心穿出或蜷曲在内。除去角栓可见漏斗状小凹陷，不久角栓又再长出。皮疹数目多，互不融合，簇集成群对称分布，类似鸡皮，一般无自觉症状（图19-4）。受累部位皮肤有特殊粗糙感。通常冬重夏轻。

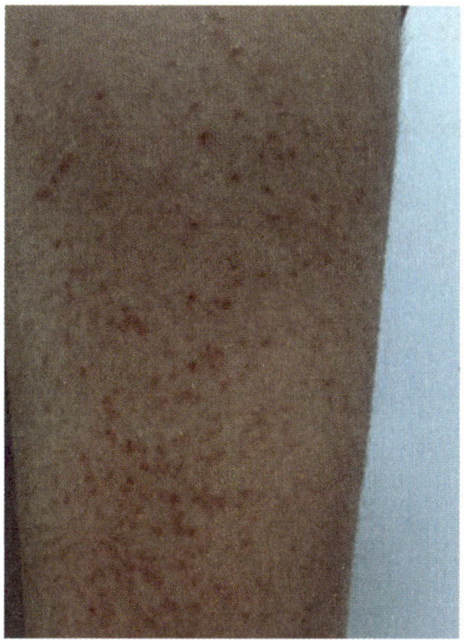

图19-4 毛周角化病

三、诊断与鉴别诊断

根据好发部位及好发年龄，与毛孔一致的角化性丘疹，毛囊口的角质栓，互不融合，无自觉症状，即可诊断。需与维生素A缺乏症、小棘苔藓及毛发红糠疹相鉴别。

四、治 疗

本病呈慢性经过，预后良好，一般不需治疗。

1. 局部治疗 局部外用3%～5%水杨酸软膏、10%～20%尿素霜、0.05%～0.1%维A酸软膏、他扎罗汀、10%鱼肝油软膏、12%乳酸铵洗剂等，可以软化或者溶解角质。

2. 系统治疗 症状严重者口服维生素A 5万U，每天3次；维生素E 100mg，每天2次。

第3节 肠病性肢端皮炎

肠病性肢端皮炎是一种少见的遗传性与锌缺乏有关的疾病，以肢端和腔口周围炎症、腹泻、脱发为其主要临床特征。婴儿期发病。

一、病 因

本病为常染色体隐性遗传所致的胃肠道锌吸收障碍导致的锌缺乏疾病，由致病基因*SLC39A4*突变引起。锌是人体最重要的微量元素之一，在200多种锌依赖性金属酶的功能中起着关键作用，这些酶可以调节脂质、蛋白质和核酸的合成和降解，在维持免疫力、抗氧化作用、凋亡、细胞增殖和分化及生长等生理功能方面有重要作用。锌缺乏必然会引起一系列病理过程。

二、临床表现

常于婴儿断母乳后，或者人工喂养后不久出现，平均发病年龄9个月。临床表现在以下3个方面。

1. 皮炎 好发于口、鼻、肛门、女阴等腔口周围及四肢末端骨突部位。口角炎是常见的早期症状。皮疹初起为干燥的鳞屑性湿疹样斑块，继之呈对称分布，群集性的水疱或大疱，尼氏征阴性，数天后干燥结痂，形成鳞屑，呈银屑病样损害。常继发白色念珠菌和细菌感染演变成脓疱。皮疹可逐渐融合成境界清楚的鳞屑性暗红色斑，周围有红晕（图19-5）。

2. 腹泻 90%患者有腹泻表现。大便呈水样或泡沫状，恶臭或带酸味，每天5～8次不等。常有加剧或缓解交替表现。消化道症状经常与皮损严重程度一致。因慢性腹泻常导致进行性营养不良，消瘦或发育迟缓。

3. 毛发、指（趾）甲损害 毛发稀疏，细黄且无光泽，片状或弥漫性脱发，严重者全秃，眉毛、睫毛亦可脱落，四肢末端有慢性持续性皮炎者，常伴甲沟炎，指（趾）甲肥厚、变形或萎缩。

4. 其他 患儿经常有情绪或精神障碍，出现精神萎靡、烦躁、抑郁表现。可出现睑缘炎、结膜炎、角膜浑浊或畏光。

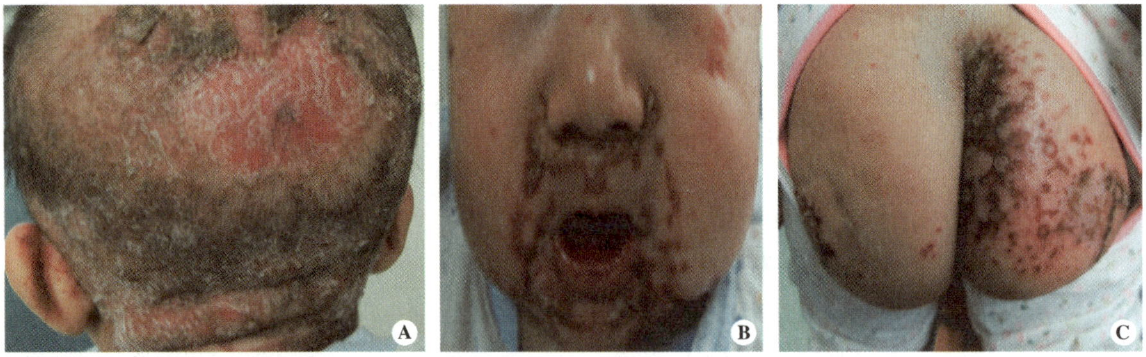

图19-5 肠病性肢端皮炎

三、诊断与鉴别诊断

根据好发部位、特有皮疹、尼氏征阴性、加剧和缓解交替发生的胃肠功能失调、秃发和血清锌水平降低，可做出诊断。需与大疱性表皮松解症、连续性肢端皮炎、泛发性念珠菌感染等鉴别。

四、预　防

提倡母乳喂养，加强支持疗法，防止继发感染，补充锌制剂。

五、治　疗

皮肤和系统性表现均对硫酸锌或葡萄糖酸锌治疗有显著反应。常用硫酸锌2mg/（kg·d）口服，一般用药后24小时腹泻改善，24～48小时迅速改善精神症状。用药2～3周皮疹缓解，3～4周后能达满意疗效。但停药后易复发，再用药仍有效。局部对症处理。

第4节　遗传性大疱性表皮松解症

遗传性大疱性表皮松解症（inherited epidermolysis bullosa，EB）是一组以摩擦部位皮肤出现机械性水疱、大疱为特点的遗传性皮肤病。根据水疱发生的部位分为三大类：①单纯型大疱性表皮松解症，水疱在表皮内；②交界型大疱性表皮松解症，水疱在透明板内；③营养不良型大疱性表皮松解症，水疱在致密板下方。

一、病　因

由于皮肤结构特异性角蛋白外显率异常及其基因异常的先天性缺陷，从而皮肤发生松解而出现大疱。

二、临床表现

各型大疱性表皮松解症的共同特点是皮肤在受到轻微摩擦或碰撞后出现水疱或者大疱，好发于肢端及关节伸侧，严重者可发生于皮肤黏膜的任何部位。可见粟丘疹和头皮萎缩性秃发，可引起指（趾）甲脱落，严重者可继发肿瘤。

1. 单纯型大疱性表皮松解症（simplex inherited epidermolysis bullosa，EBS） 大多数为常染色体显性遗传，由编码K5和（或）K14的基因突变所致。水疱发生于表皮内。皮疹最轻，最表浅，愈后一般不留瘢痕，仅见于肢端及四肢关节伸侧，几乎不累及黏膜和指（趾）甲（图19-6A、图19-6B）。

2. 交界型大疱性表皮松解症（junctional inherited epidermolysis bullosa，JEB） 此型较罕见，均为常染色体隐性遗传，与*LAMB3*基因和*BPAG2*基因突变有关。水疱发生在透明板内。出生后即有广泛的水疱、大疱及糜烂面，牙釉质发育不全，甲营养不良或无甲。预后差，患儿多在2岁内死亡。

3. 营养不良型大疱性表皮松解症（dystrophic inherited epidermolysis bullosa，DEB） 本型皮疹较重，常染色体显性和隐性遗传均有，致病基因为*COL7A1*基因。水疱位置较深，位于致密板下方，愈后遗留明显瘢痕。常于出生后不久发病，损害可发生于体表任何部位的皮肤和黏膜，以肢端最为严重。肢端反复发生的水疱及瘢痕，可造成指/趾间的皮肤粘连、指骨萎缩呈爪形手、假性并指，导致手功能永久丧失（图19-6C）。

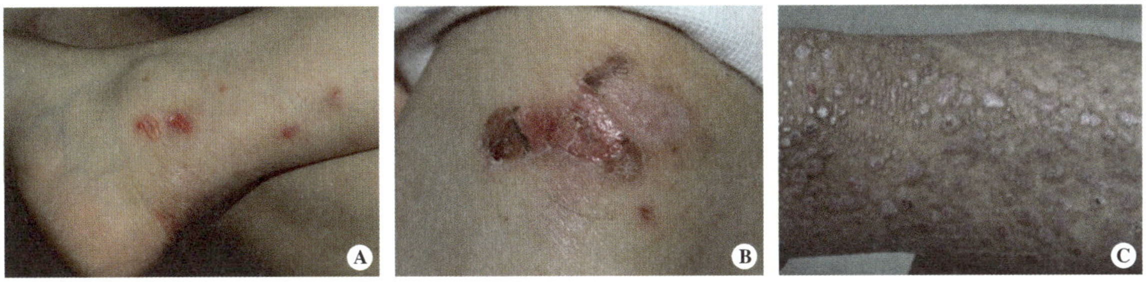

图19-6 大疱性表皮松解症

A、B. 单纯型大疱性表皮松解症；C. 营养不良型大疱性表皮松解症

EB患者皮肤的缺陷同样存在于其他上皮组织，包括眼、口腔、消化道、泌尿生殖系统、呼吸道。主要发生于隐性遗传营养不良型和交界型EB。口咽部黏膜的反复破溃、瘢痕形成可致患者张口及吞咽困难，预后不佳。可导致结膜水疱破溃，以致失明。严重者引起胃肠道和泌尿生殖系统受累，出现相应的症状，例如慢性营养吸收不良，严重便秘肛裂、肛门狭窄，尿道反流和肾积水等。其中常染色体隐性遗传DEB诱发皮肤癌（尤其是鳞状细胞癌）发生率明显增加。

三、诊断与鉴别诊断

根据家族史、各型临床特征、免疫组织化学和透射电镜检查可确诊。本病需与获得性大疱性表皮松解症、大疱性类天疱疮、天疱疮鉴别。

四、治 疗

尚无明显有效的治疗方法，仅能对症处理。

1. 注意保护患儿皮肤，防止摩擦和压迫，清洁创面，用非粘合性敷料、无菌纱布和广谱抗菌素软膏外用预防感染。

2. 重症患儿同时应用支持疗法。

3. 皮肤外病变严重者，应根据需要选择手术治疗。自体网状层厚皮移植可用于治疗难治性皮损。

4. 基因疗法 将编码层粘连蛋白332一个链的基因转入患者的角质形成细胞，将其接种到免疫缺陷小鼠后，上皮无大疱形成。另有，EB患者皮肤回复突变型镶嵌现象表现了自然基因治疗，从康复的皮肤区域获取的自体移植物，对中度泛发性JEB患者成功进行了局部治疗。因此，基因疗法或许能在不久的将来治疗某些类型的EB。

第5节 家族性慢性良性天疱疮

家族性慢性良性天疱疮又称Hailey-Hailey病，系一种少见的常染色体显性遗传性皮肤病，以摩擦部位反复出现水疱、糜烂为特征。

一、病　因

遗传因素是本病主要的病因。本病的缺陷与角质形成细胞之间黏附障碍有关，由编码新型钙离子泵的*ATP2C1*基因突变引起，其在维持高尔基体的钙离子浓度中起重要作用。摩擦、细菌、酵母菌及某些病毒感染都是本病的诱发因素。

二、临床表现

本病多在10～30岁发病。好发于颈项部、腋窝及腹股沟等受摩擦部位，少见于肛周、乳房下、肘窝和躯干。极少数患者可有黏膜损害，主要累及口腔、喉、食管、外阴及阴道黏膜。皮疹为红斑基础上多发性水疱，疱壁薄易破溃、糜烂、结痂。损害向周围扩散，边缘可有水疱和结痂，中央愈合，伴色素沉着或出现颗粒状赘生物，局部湿润，数月后愈合，不遗留瘢痕，尼氏征阳性。肛周或生殖器部位可以出现疣状丘疹，类似尖锐湿疣。自觉瘙痒或有烧灼感。摩擦部位常有浸渍、皲裂（图19-7），引起活动性疼痛，为慢性经过。

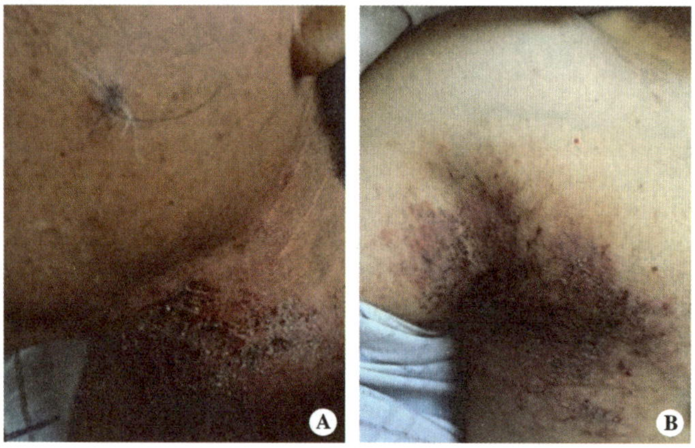

图19-7　家族性慢性良性天疱疮

三、诊断与鉴别诊断

根据发病年龄、部位和临床表现、家族史、组织病理和免疫病理检查特点进行诊断，需与其他大疱性皮肤病相鉴别，如寻常型天疱疮、增殖型天疱疮、毛囊角化病等。

四、治　疗

本病表皮细胞间粘合出现异常，反复摩擦可以诱发新的皮损，高温和出汗亦可加重病情。应尽量避免各种诱因，避免疾病复发及加剧。病情一般可以得到完全缓解，不影响预期寿命。主要控制并发症，包括各种感染和少数发生恶变的可能。

1. 局部治疗　可选抗生素、抗真菌制剂及糖皮质激素软膏局部外用对部分患者有效。

2. 系统治疗

（1）可系统应用抗生素对治疗本病有效，可选用四环素、青霉素、红霉素和米诺环素。

（2）氨苯砜100～200mg/d，分2次口服，维持量为50mg/d，对部分患者有效。

（3）严重者可用泼尼松30mg/d，或甲氨蝶呤每周7.5～15mg。

3. 其他　顽固及皮损肥厚者，可用X线局部照射。光动力疗法也可用于病情严重者。

（刘　平）

第20章 系统性疾病的皮肤表现

许多系统性疾病都有相应的皮肤黏膜表现，临床医师应了解相关的临床表现，能帮助临床更好地诊断系统性疾病，并进行相应的专科会诊、转诊，对患者及时地进行诊疗。

案例 20-1

患者，女，60 岁。口周、眼睑、腋下黑褐色斑块 1 个月。无自觉症状。既往：近半年间断腹痛、便秘，伴体重下降，近期查肠镜提示乙状结肠占位。无高血压、糖尿病等慢性基础疾病。查体：体温 36.2℃，体形消瘦，眼睑、口周、颈部、腋下可见黑色斑块，境界相对清楚，表皮粗糙、有天鹅绒样改变。结膜、口腔黏膜、生殖器黏膜无受累。

问题：1. 对该患者的最可能的诊断是什么？需要与哪些疾病鉴别？

2. 为确诊需要进一步做哪些检查？

3. 如何进行治疗？

第 1 节　营养与代谢障碍性皮肤病

营养与代谢障碍性皮肤病是指由于影响营养状态的营养素或元素的摄入或代谢中的质和量的不足，导致相应的皮肤黏膜病变，可伴一系列系统性异常。

一、病因与发病机制

营养缺乏症可以影响包括皮肤的任何组织。其病因可以是原发性（外源性）或继发性（内源性）的；前者是由于营养素的摄入不足，后者则因吸收不良或是代谢异常。摄入不足的原因可能是贫困、年迈、儿童喂养忽视等，也可能为精神性厌食症、节食或因其他疾病过分限制饮食。炎症性肠病、短肠综合征、乳糜泻等胃肠道疾病，代谢性疾病和慢性系统性疾病，如恶性肿瘤、艾滋病，也可通过营养素的吸收不良、营养的运输、利用障碍或对营养需求的增加引起相应的营养缺乏。

二、临床表现

（一）蛋白质-能量营养不良

分为消瘦和恶性营养不良两种形式。消瘦是由于长期摄入不足，导致发育迟缓；皮肤由于皮下脂肪减少出现干燥、松弛、起皱等改变，颊脂垫的缺失导致过早衰老的外观，甲生长不良、开裂，毛发稀薄及较多胎毛样头发。恶性营养不良则是在热量摄入相对充足的情况下，慢性蛋白质缺乏所致，临床以水肿为特征，可以有皮炎的表现，初始在摩擦和压力区域出现色素减退至红色、紫红色斑，随后皮肤变暗，呈现出光泽的漆面外观，伴表皮剥脱（又称搪瓷涂层）。

（二）必需脂肪酸缺乏

必需脂肪酸是机体不能自身合成的不饱和脂肪酸，需要从食物中获得。单纯必需脂肪酸缺乏较为少见，但可以在接受肠外营养而脂肪供应不足的患者和过度食用低脂饮食的患者中出现。临床特征为鳞屑性皮炎、脱发和血小板减少，也可影响婴儿的生长发育、认知功能和视觉功能。

（三）维生素缺乏症

维生素是有机化合物，大多人体无法自身合成，虽不能直接作为能量来源，但它们作为细胞代谢过程中的辅酶，是维持正常代谢所必需的微量元素。按其溶解性分为两大类，即脂溶性维生素（维生素A、维生素D、维生素E、维生素K）和水溶性维生素（B族维生素和维生素C）。

维生素缺乏的病因及临床表现，见表20-1。

表20-1 维生素缺乏的特点

缺乏症	来源和功能	常见病因	皮肤表现	系统表现
维生素A	动物脂肪、肝脏、牛奶，极少量来源于绿叶蔬菜	摄入不足，动物脂肪吸收不良、精神性厌食、节食	毛囊角化过度或蟾皮病，为毛囊性丘疹伴角栓，好发于四肢伸侧；还可见皮肤干燥和脆发	夜盲症、结膜和角膜干燥症、毕脱斑（结膜上的灰白斑），严重者可引起角膜软化、晶状体脱出以及盲。生长和智力发育迟缓、情感淡漠对感染的易感性增加等
维生素D	黄油、鸡蛋、肝脏和鱼肝油	摄入不足，内源性合成减少（缺乏阳光照射）	枕秃（佝偻病表现） 一般无其他皮肤改变	低钙血症、低磷血症、儿童佝偻病、成人骨软化症
维生素E（生育酚）	植物油、种子和坚果	—	—	—
维生素K	绿叶蔬菜和肉类食物是合成凝血因子Ⅱ、Ⅶ、Ⅸ、Ⅹ和蛋白S、蛋白C所必需的维生素	摄入不足，广谱抗生素导致肠道菌群合成减少，维生素K拮抗剂	维生素K缺乏导致凝血级联反应障碍，出现皮肤紫癜、瘀斑和（或）牙龈出血、鼻衄、皮下血肿	内脏出血
维生素B_1（硫胺素）	酵母、豆类、猪肉、糙米、全谷类，在精米或小麦粉等经过精加工的白色谷物中含量很低	精米饮食导致摄入不足、慢性酒精中毒、妊娠（特别是妊娠剧吐）、哺乳、糖尿病和胃肠道疾病	皮肤黏膜水肿、舌炎伴舌痛	周围神经病变，记忆丧失、虚构症和Wernicke脑病，食欲缺乏、虚弱、便秘和充血性心力衰竭
维生素B_2（核黄素）	奶类和蛋类、肉类、鱼类、绿色蔬菜、酵母等	慢性胃肠道疾病、酗酒、甲状腺功能减退、其他营养缺乏症	口-眼-生殖器综合征：口角炎、舌炎、结膜炎、腔隙周围（口、鼻、眼、耳周围和生殖器部位）无痛裂隙和脂溢性皮炎样改变	贫血、智力发育迟缓和脑电图变化
维生素B_3（烟酸，尼克酸和烟酰胺）	优质来源包括酵母、肉类（尤其是肝脏）、谷物、豆类、经碱处理的玉米（如玉米饼中使用的玉米）和种子类	酗酒者，长期以未经处理的玉米或高粱为主要食物，类癌综合征或长期使用异烟肼等药物	光敏性色素性皮炎（光暴露区域）	腹泻、痴呆
维生素B_6	广泛存在于自然界	药物（如异烟肼、口服避孕药等）、尿毒症和肝硬化，常伴其他营养素缺乏	临界缺乏：非特异性口炎、舌炎、唇干裂 严重缺失：腔隙周围脂溢性皮炎样改变	临界缺乏：易激惹、意识模糊和抑郁，可能出现周围神经病变 严重缺失：小红细胞性贫血和癫痫发作

续表

缺乏症	来源和功能	常见病因	皮肤表现	系统表现
维生素B_{12}和叶酸（维生素B_9）	维生素B_{12}存在于动物产品；叶酸存在于动物肝脏、肉类、牛奶和绿叶蔬菜	严格素食主义者，或胃内因子减少（恶性贫血）、胃或回肠末端切除术	皮肤色素沉着，面部、手掌折痕处明显 指甲纵向色素沉着条纹 头发和皮肤的色素脱失（白癜风）	巨幼细胞性贫血、舌炎和神经精神症状；血液学异常和口腔表现，但缺乏神经系统症状
维生素C（抗坏血酸）	新鲜水果和蔬菜	摄入减少	前臂、腹部、下肢的毛囊性角化过度；"螺丝钻"发伴毛囊周围出血	出血、毛囊性角化过度、溶血性贫血、疑病症、癔症、抑郁和乏力

（四）矿物质缺乏

矿物质是无机元素，一些矿物质是人体必需的微量元素，摄入不足可造成严重的缺乏。其中与皮肤病有重要关联的微量元素包括锌、铜、硒等。

其中，锌元素尤为重要；锌元素缺乏可以为先天性（即肠病性肢端皮炎，详见遗传性皮肤病中肠病性肢端皮炎）或获得性；获得性锌缺乏症的病因包括锌摄入不足（长期纯母乳喂养或含锌量低的辅食），同时摄入植酸和纤维干扰锌吸收，以及吸收不良综合征（包括囊性纤维化）。临床表现相似，表现为皮炎、腹泻和脱发。

三、诊断与鉴别诊断

营养性疾病很少仅单一营养素或维生素缺乏，因此在轻中度缺乏症时，临床表现常不特异。然而，部分营养素、维生素等缺乏有特征性皮肤黏膜和系统表现，可以促使临床医生考虑营养性问题，并通过实验室分析确定诊断，并与其他常见皮肤病相鉴别。通过补充缺乏的营养素和（或）维生素进行试验性治疗，也可帮助诊断。

四、治　疗

补充相应营养素、维生素等。

第2节　皮肤淀粉样变

淀粉样变是一类疾病的总称，是指淀粉样物质在细胞外组织中的异常沉积。淀粉样蛋白在显微镜下表现为无定型、嗜伊红、透明的球状物质，刚果红染色阳性，在偏振光下呈苹果绿双折光，X线晶体衍射呈β反平行折叠构象。皮肤淀粉样变可以是局限于皮肤的疾病；也可以是系统性淀粉样变的皮肤表现。

一、病因与发病机制

淀粉样蛋白主要成分是原纤维蛋白，次要成分包括血清淀粉样蛋白P成分、糖胺聚糖和载脂蛋白E。目前已知有至少38种人蛋白质是淀粉样原纤维的前体。有些在淀粉样蛋白形成的部位产生（局限性淀粉样蛋白），有些则经血液循环后沉积于各组织和器官（系统性淀粉样变）。在多种淀粉样蛋白中，只有部分可导致皮肤表现，如淀粉样K蛋白（amyloid K，AK）、淀粉样L蛋白（AL）、淀粉样A蛋白、$β_2$微球蛋白，以及淀粉样甲状腺素运载蛋白。

二、临床表现

淀粉样变可分为原发性局限性皮肤淀粉样变、继发性局限性皮肤淀粉样变和系统性淀粉样变。

(一)原发性局限性皮肤淀粉样变

原发性局限性皮肤淀粉样变的淀粉样蛋白沉积于既往正常的皮肤中，无其他内脏器官受累。最常见的类型为斑状淀粉样变、苔藓样淀粉样变及双相型淀粉样变。

1. 斑状淀粉样变 表现为色素沉着性薄斑块，通常呈波纹状；好发于上背部，尤其是肩胛区，其次是四肢伸侧(图20-1)。患者往往自觉瘙痒，但也可无自觉症状。

2. 苔藓样淀粉样变 表现为散在的质硬、鳞屑性、圆顶状、肤色或色素沉着性丘疹，可融合成波纹状斑块。好发于四肢伸侧，如胫前。通常以单侧发病，后期可发展为双侧对称性受累(图20-2)。

有些患者兼有斑状和苔藓样淀粉样变的特征，称为双相型淀粉样变。

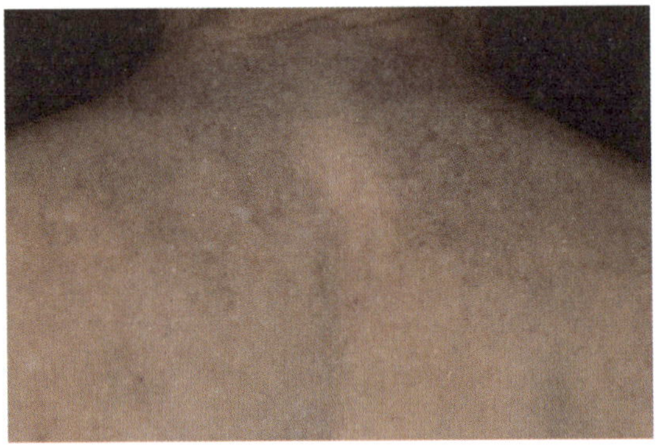

图20-1 斑状淀粉样变

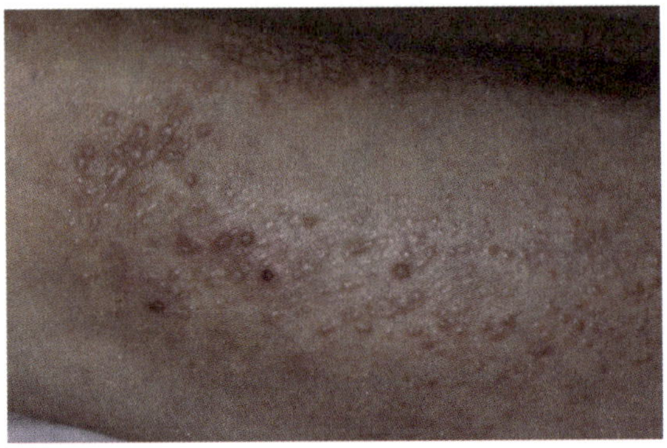

图20-2 苔藓样淀粉样变

3. 结节性淀粉样变 是单纯累及皮肤的局限性浆细胞病，进展为系统性淀粉样变的风险很小。表现为单发或多发、黄色至褐色的蜡样结节或斑块，无自觉症状；好发于肢端部位，但也可以出现在其他部位。

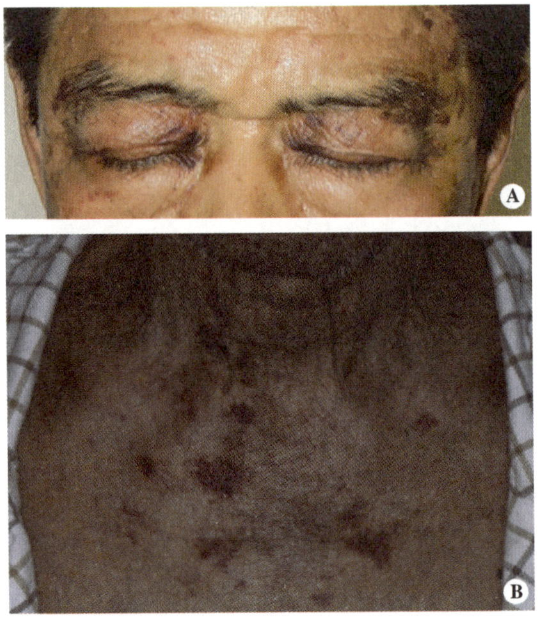

图20-3 原发性系统性淀粉样变

(二)继发性局限性皮肤淀粉样变

继发性局限性皮肤淀粉样变是无意发现患区皮肤有少量淀粉样蛋白，通常见于皮肤肿瘤，但也见于其他皮肤病。其淀粉样蛋白可能来自角质形成细胞。

(三)系统性淀粉样变

原发性系统性淀粉样变 又称AL型淀粉样变，一般与浆细胞病相关，是来源于免疫球蛋白轻链片段的蛋白沉积所致。可累及心脏、消化道、肾脏等多个系统器官。皮肤表现包括皮肤蜡样丘疹、结节和斑块，或皮肤弥漫性增厚；由于血管壁淀粉样蛋白沉积导致脆性增加，患者在轻微创伤或静脉压力增加的情况下即可出现瘀点、瘀斑和紫癜，好发于皮肤菲薄部位，如眼睑、颈部、腋窝和肛门生殖器区。眶周紫癜(熊猫眼)为该病的典型表现(图20-3)。其他非特异性表现还包括脱发、巨舌等。

三、诊断与鉴别诊断

皮肤淀粉样变的诊断主要依据皮损的特征性形态及组织学中皮肤淀粉样蛋白的沉积。对于结节性淀粉样变和原发性系统性淀粉样变，皮肤活检、病理学检查是必要的，同时也应进一步地进行单克隆免疫球蛋白相关的辅助检查，并进行血液科转诊。

依据皮损的形态，斑状淀粉样变应与炎症后色素沉着、色素性扁平苔藓、持久性色素异常性红斑、光毒性接触性皮炎及药物引起的色素沉着相鉴别。苔藓样淀粉样变应与慢性单纯性苔藓和肥厚性扁平苔藓相鉴别。

四、治　疗

（一）原发性局限性皮肤淀粉样变的治疗

1. 斑状和苔藓样淀粉样变 目前尚无疗效确切或根治的方法。首先应引导患者避免搔抓，阻断“痒-抓-痒”的恶性循环。一线药物治疗多首选强效糖皮质激素，可有效缓解症状。外用角质剥脱剂，如水杨酸或尿素，可提高疗效。病灶内注射曲安奈德也被报道有良好疗效。部分病例报告提示他克莫司也有一定的治疗效果。

其他治疗方法包括光疗、激光治疗、皮肤磨削术和全身药物治疗（如口服维A酸类、环孢素、环磷酰胺、沙利度胺等），通常只用于一线治疗失败的患者。治疗前应仔细考虑相关风险。

2. 结节性淀粉样变 治疗手段主要是物理切除或破坏结节，如手术切除、电干燥法、皮肤磨削术和二氧化碳激光治疗等，改善病变的外观。治疗后经常复发。

（二）系统性淀粉样变的治疗

治疗原发病为主，如原发性系统性淀粉样变治疗以控制基础浆细胞病为主，建议转血液科进行专科诊治。

第3节　黄　瘤　病

皮肤黄瘤是由脂质在细胞内和真皮内沉积所致，特征性表现是黄色至橙色的皮损，皮损形态多样，根据皮损的形态和分布，可分为发疹性黄瘤、结节性黄瘤、腱黄瘤、扁平黄瘤、疣状黄瘤等临床亚型。不同的亚型可提示潜在的脂代谢异常疾病的类型和异常蛋白血症的存在。

一、病因与发病机制

皮肤黄瘤是由皮肤中脂质沉积和相关的炎症导致，可发生于原发性或继发性脂代谢性疾病，也可能与单克隆γ-球蛋白病相关。

二、临床表现

1. 发疹性黄瘤 通常突然发病，特征为成批出现的1～5mm的红色至黄色丘疹，好发于四肢伸侧和臀部，极少弥漫分布于躯干或黏膜，可有瘙痒感和（或）触痛感（图20-4）。可出现Koebner现象。发疹性黄瘤与高甘油三酯血症相关。

2. 结节性黄瘤 为好发于四肢伸侧，尤其是肘膝关节伸侧的黄色至粉红色丘疹或结节，可孤立存在，也可成群存在。通常提示高胆固醇血症。

3. 腱黄瘤 表现为坚实、光滑、肤色结节，可移动，最常累及跟腱处，也可影响手、膝、肘的伸肌腱。腱黄瘤最常见于家族性高胆固醇血症（Frederickson Ⅱ型）、β脂蛋白血症和肝脏胆汁淤积。

4. 扁平黄瘤 是最常见的黄瘤，表现为黄色至橙黄色的质软斑块，有3种表现形式，即睑黄瘤（图20-5）、掌（纹）黄瘤和弥漫性扁平黄瘤。睑黄瘤与血脂异常的关联尚存在争议，但目前的研究表明睑黄瘤的患者血清胆固醇和低密度脂蛋白水平高于对照组。掌（纹）黄瘤及手掌皱褶中出现扁平黄瘤，仅出现在血脂异常的患者中。弥漫性扁平黄瘤通常累及面部、颈部和躯干上部，多不伴高脂血症，常伴发单克隆γ-球蛋白病等血液系统疾病。

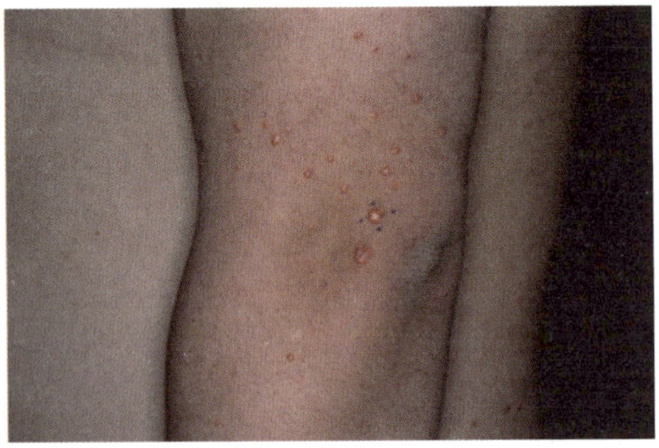

图20-4 发疹性黄瘤

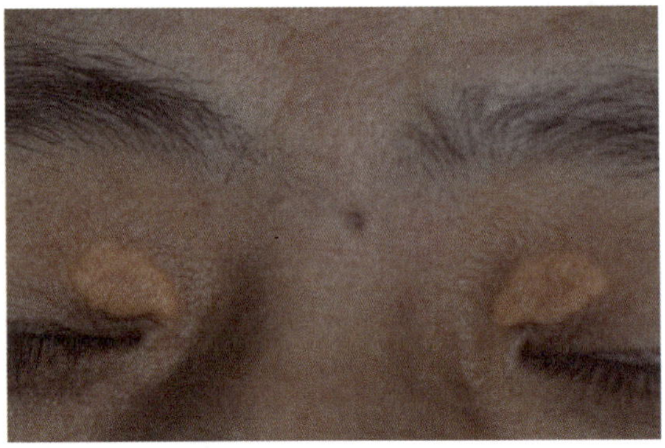

图20-5 睑黄瘤

三、诊断与鉴别诊断

依据皮疹的典型表现和分布可以做初步的临床诊断和亚型诊断，皮肤活检可发现与皮肤黄瘤相符的组织学特征，结合临床表现可确诊。

除疣状黄瘤患者外，对于所有黄瘤患者都应进行空腹血脂检查，以评估是否存在血脂异常及异常的原因。而对于弥漫性正常脂血性扁平黄瘤的患者，应进行血、尿常规，血、尿蛋白电泳和免疫固定电泳等明确是否合并单克隆γ-球蛋白病。

四、治　　疗

与高脂血症有关的黄瘤需要明确潜在的脂蛋白代谢性疾病和其他加重因素。治疗主要依靠饮食控制以及药物治疗。多数血脂异常相关的黄瘤都能在血脂改善后消退。

不伴血脂异常的黄瘤的治疗，主要考虑患者的美容需求，可采取手术切除或冷冻、化学剥蚀法，以及激光治疗等毁损性疗法。但上述治疗并不能防止皮损的复发或新发。

第 4 节　恶性肿瘤相关皮肤表现

很多皮肤病以特异或非特异性的方式与内脏恶性肿瘤联系在一起。Curth即提出评估两种疾病潜在关联性的标准（表20-2），对于评价皮损是否真正与内脏肿瘤相关起了很重要的作用。

表20-2 皮肤病和肿瘤相关的标准

Curth标准	定义
伴发	在皮肤病诊断或诊断后不久发现的肿瘤
平行发病	肿瘤的治疗导致皮损的消失；或肿瘤复发，随后皮损重新出现
相同部位或相同细胞类型的肿瘤	肿瘤发生在同一特定的器官或组织，具有相同的特定类型的细胞结构

一、病因与发病机制

内脏恶性肿瘤与皮肤表现的关系错综复杂，内脏肿瘤可直接或间接的引起皮肤表现。直接累及即由于肿瘤的直接侵犯或远处皮肤转移，皮肤中出现恶性肿瘤细胞。本节中主要介绍内脏恶性肿瘤对皮肤的间接作用，包括增殖性和炎症性皮肤病、激素分泌性肿瘤、与皮肤表现和系统性肿瘤风险升高相关的遗传综合征等三个类别。其中增殖性和炎症性皮肤病的发病机制复杂，可能涉及不同的生长因子或代谢异常，以及与肿瘤诱发的自身免疫相关。

二、临床表现

（一）增殖性和炎症性皮肤病

1. 恶性黑棘皮病 即恶性肿瘤相关的黑棘皮病，特征为迅速发病和进展的天鹅绒样或疣状的色素沉着性斑块。最常见于腋窝和间擦部位，也可发生于颈背部、唇部、眼睑、乳头、生殖器和口腔黏膜。同时可伴发皮赘、多发性脂溢性角化病或掌跖角化症（图20-6A）。

2. 副肿瘤性肢端角化症 亦称Bazex综合征，初始表现为境界不清的紫红色银屑病样斑块，好发于肢端，如耳、鼻、指（趾）远端，常伴有甲沟炎和甲营养不良。随后皮损逐渐向近端蔓延，可累及全身。皮损的进展与潜在肿瘤的局部生长和远处转移相平行。最常见于呼吸道和上消化道的鳞状细胞癌。

3. 匐行性回状红斑 特征为迅速发展的平行排列的同心环样红斑。可伴有掌跖角化过度。几乎所有的匐行性回状红斑均伴发恶性肿瘤，最常见的是肺癌，其次为乳腺癌、泌尿生殖系统和胃肠道肿瘤。

（二）激素分泌综合征

1. 异位促肾上腺皮质激素综合征 由于肿瘤细胞分泌ACTH引起一系列库欣综合征的临床表现，包括低钾性代谢性碱中毒、高血压、葡萄糖不耐症或糖尿病、体重减轻。同时常伴有明显的皮肤色素沉着。小细胞肺癌是最常伴发的恶性肿瘤。

2. 类癌综合征 由于肿瘤分泌5-羟色胺和其他血管活性胺所引起的，主要见于胃肠类癌出现肝脏转移后，肠外肿瘤也有发生。临床表现为皮肤潮红、腹泻、腹痛、喘息、呼吸急促等。

3. 坏死游走性红斑 与胰高血糖素瘤密切相关。皮损表现为腹股沟、生殖器或臀部区域的瘙痒性红斑，可伴有浅表糜烂、水疱、大疱。随后可融合并形成环状或多环状斑块，边缘有鳞屑、脓疱，中央消退遗留色素沉着。黏膜损害表现为唇炎、舌炎和外阴炎。其他症状包括新发糖尿病、贫血、体重减轻和腹泻。

（三）遗传综合征

多种遗传综合征可引起特征性的皮肤黏膜表现和内脏恶性肿瘤，皮肤相关的皮肤黏膜表现，见表20-3，帮助这类疾病的早期诊断、早期治疗。

表20-3 部分具有特征性皮损和内脏恶性肿瘤高发的遗传综合征

遗传综合征	皮肤黏膜表现	内脏恶性肿瘤
Cowden综合征（*PTEN*基因）	口腔乳头状瘤、面部外毛根鞘瘤、肢端角化、脂肪瘤、血管瘤、白癜风	甲状腺癌、乳腺癌和子宫内膜癌
I型神经纤维瘤病（*NF1*基因）	皮肤神经纤维瘤、咖啡牛奶斑、腋窝雀斑、口腔色素沉着、贫血痣	脊髓神经纤维瘤、听神经瘤和三叉神经瘤、视神经胶质瘤

续表

遗传综合征	皮肤黏膜表现	内脏恶性肿瘤
Gardner 综合征（家族性腺瘤性息肉病，*APC*基因、*MUTYH*基因）	表皮样囊肿、脂肪瘤	结肠癌
结节性硬化症（*TSC1*基因，*TSC2*基因）	鲨鱼斑、血管纤维瘤、甲周和甲下纤维瘤（Koenen 肿瘤）、牙龈增生	肾细胞癌
Howell-Evans 综合征（*RHBDF2*基因）	手足角化过度	食管癌
Muir-Torre 综合征（*MSH1*基因、*MSH2*基因）	皮脂腺肿瘤、基底细胞癌、角化棘皮瘤	结直肠癌、泌尿生殖系统癌和乳腺癌
Birt-Hogg-Dubé 综合征（*FLCN*基因）	纤维毛囊瘤	肾细胞癌、结肠癌
平滑肌瘤病（*FH*基因）	皮肤平滑肌瘤	肾细胞癌

第 5 节　其他系统性疾病的皮肤表现

一、内分泌和代谢性疾病皮肤表现

（一）糖尿病相关的皮肤表现

糖尿病的皮肤表现多种多样，发病机制尚未完全阐明，但可能与胰岛素样生长因子受体的激活、糖尿病微血管病变、糖胺聚糖等沉积与胶原改变、免疫复合物沉积等相关。以下介绍主要的糖尿病相关皮肤表现。

1. 黑棘皮病　表现为天鹅绒样或疣状增生的浅棕色至黑色的色素沉着斑块，主要见于间擦部位，如颈部、腋窝和乳房下区域（图 20-6B）。最常见于胰岛素抵抗，如肥胖、糖尿病等。治疗应积极通过饮食、运动和（或）药物改善胰岛素抵抗。局部角质剥脱剂，如水杨酸、维 A 酸可帮助缓解症状，改善表皮增生。

2. 糖尿病性皮肤病　也称胫前斑或胫前色素斑，最常见于有微血管并发症的患者。表现为胫前多个无症状的圆形暗红至粉红色丘疹或斑块，后演变为萎缩性褐色斑和斑片，常覆有细小鳞屑。

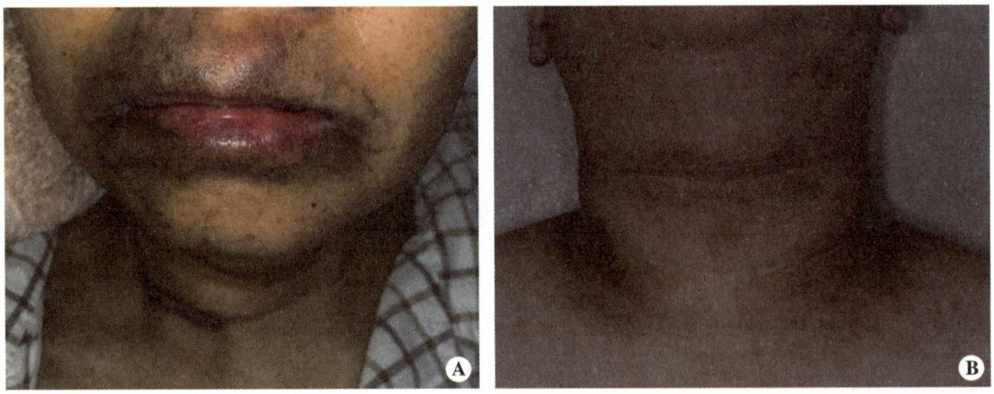

图 20-6　黑棘皮病

A. 胰岛素抵抗相关黑棘皮病；B. 结肠癌相关恶性黑棘皮病

3. 糖尿病大疱　在糖尿病患者外观正常的皮肤上突发的无痛、非炎性、无菌性、张力性大疱，最常见于足部或小腿。数周内可自行消退，多数不留瘢痕。

4. 糖尿病足　是糖尿病患者因糖尿病周围神经病变和（或）不同程度的血管病变导致的足部溃疡和（或）深层组织破坏。最常见于足部和踝关节的骨性凸起。感染和坏疽是潜在的严重并发症。

5. 硬肿病　糖尿病相关性硬肿症通常起病轻微，且进展缓慢，主要累及颈、肩部和背部，表现为皮肤弥漫性、对称性、非凹陷性硬化，偶伴有红斑。

类脂质渐进性坏死、获得性穿通性皮肤病、播散性环状肉芽肿也被报道与糖尿病有相关性。

（二）甲状腺疾病的皮肤表现

1. 甲状腺功能亢进的皮肤附属器表现 皮肤湿润而温暖；色素改变（局部或泛发性色素沉着，白癜风）；毛发变细、稀少、弥漫性脱发或斑秃；甲分离、反甲或杵状指等改变。Graves病的特征性体征还包括胫前黏液性水肿，即双侧不对称性斑块和结节。

2. 甲状腺功能减退的皮肤附属器表现 皮肤干燥、粗糙，广泛的黏液性水肿，胡萝卜素血症导致皮肤变黄，获得性鱼鳞病和掌跖角化过度，易挫伤，罕见发疹性结节性黄瘤；毛发干枯、粗糙、质脆、生长缓慢，眉毛外侧1/3脱发；甲变薄、脆性增加、生长缓慢等。

二、胃肠道疾病的皮肤表现

克罗恩病和溃疡性结肠炎与多种皮肤表现相关，常见的有结节性红斑、坏疽性脓皮病，较为罕见的还包括其他嗜中性皮病（痤疮样皮损、急性发热性嗜中性皮病）、皮肤血管炎、临近和转移性克罗恩病和获得性大疱性表皮松解症。

三、其　　他

结节病是一种肉芽肿性疾病，其组织学特征为非干酪样肉芽肿形成，可累及多个器官、系统，如皮肤、肺、淋巴结、关节、肾脏和心脏等。皮肤典型表现为红褐色或紫红色丘疹和斑块，一般无明显表皮受累，但偶有表皮改变成银屑病样外观的皮损（图20-7）。少见的皮肤表现有色素减退、皮下结节、鱼鳞病、秃发和溃疡。罕见可出现红皮病和多形红斑样损害。

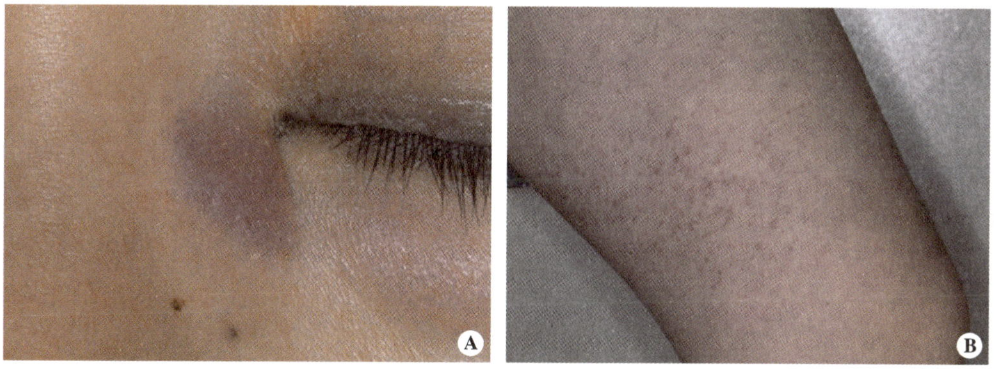

图20-7 结节病

A. 紫红色斑块；B. 紫红色丘疹

（陈　典）

参考文献

黄长征，2016. 皮肤性病学. 3版. 北京：科学出版社.

金曦，王临虹，2016. 预防艾滋病、梅毒和乙肝母婴传播培训教程. 北京：人民卫生出版社.

马蕾，白倩倩，谭元菊，2018. 治疗指南：皮肤病分册. 2版. 北京：化学工业出版社.

王春梅，王志虹，2019. 感染性疾病与皮肤病. 北京：中国医药科技出版社.

王雷，2021. 皮肤病理学. 南京：江苏凤凰科学技术出版社.

王千秋，刘全忠，徐金华，2020. 性传播疾病临床诊疗与防治指南. 2版. 上海：上海科学技术出版社.

魏志平，胡晓军，2018. 皮肤性病学. 8版. 北京：人民卫生出版社.

张锡宝，杨斌，2019. 系统性疾病皮肤表现. 5版. 北京：人民卫生出版社.

张学军，郑捷，2018. 皮肤性病学. 9版. 北京：人民卫生出版社.